1 H 수소 hydrogen 1.00794	원자 번호 원소 기호 원소 이름 원자량

- 금속 원소
- 비금속 원소
- 준금속 원소

족 / 주기	1	2	3	4	5	6	7	8	9
1	1 H 수소 hydrogen 1.00794								
2	3 Li 리튬 lithium 6.941	4 Be 베릴륨 beryllium 9.01218							
3	11 Na 나트륨 sodium 22.989770	12 Mg 마그네슘 magnesium 24.3050							
4	19 K 칼륨 potassium 39.0983	20 Ca 칼슘 calcium 40.078	21 Sc 스칸듐 scandium 44.9559	22 Ti 타이타늄 titanium 47.867	23 V 바나듐 vanadium 50.9415	24 Cr 크로뮴 chromium 51.9961	25 Mn 망가니즈 manganese 54.9380	26 Fe 철 iron 55.845	27 Co 코발트 cobalt 58.9332
5	37 Rb 루비듐 rubidium 85.4678	38 Sr 스트론튬 strontium 87.62	39 Y 이트륨 yttrium 88.9059	40 Zr 지르코늄 zirconium 91.224	41 Nb 나이오븀 niobium 92.9064	42 Mo 몰리브데넘 molybdenum 95.94	43 Tc 테크네튬 technetium (98)	44 Ru 루테늄 ruthenium 101.07	45 Rh 로듐 rhodium 102.906
6	55 Cs 세슘 caesium 132.905	56 Ba 바륨 barium 137.327	57 La* 란타넘 lanthanum 138.906	72 Hf 하프늄 hafnium 178.49	73 Ta 탄탈럼 tantalum 180.948	74 W 텅스텐 tungsten 183.84	75 Re 레늄 rhenium 186.207	76 Os 오스뮴 osmium 190.23	77 Ir 이리듐 iridium 192.22
7	87 Fr 프랑슘 francium (223)	88 Ra 라듐 radium (226)	89 Ac** 악티늄 actinium (227)	104 Rf 러더퍼듐 rutherfordium (261)	105 Db 더브늄 dubnium (262)	106 Sg 시보귬 seaborgium (266)	107 Bh 보륨 bohrium (264)	108 Hs 하슘 hassium (277)	109 Mt 마이트너륨 meitnerium (268)

란타넘족* lanthanoids	58 Ce 세륨 cerium 140.116	59 Pr 프라세오디뮴 praseodymium 140.908	60 Nd 네오디뮴 neodymium 144.24	61 Pm 프로메튬 promethium (145)	62 Sm 사마륨 samarium 150.36	63 Eu 유로퓸 europium 151.964
악티늄족** actinoids	90 Th 토륨 thorium 232.038	91 Pa 프로트악티늄 protactinium 231.036	92 U 우라늄 uranium 238.029	93 Np 넵투늄 neptunium (237)	94 Pu 플루토늄 plutonium (244)	95 Am 아메리슘 americium (243)

10	11	12	13	14	15	16	17	18	족 / 주기
								2 He 헬륨 helium 4.00260	1
			5 B 붕소 boron 10.811	6 C 탄소 carbon 12.011	7 N 질소 nitrogen 14.0067	8 O 산소 oxygen 15.9994	9 F 플루오린 fluorine 18.9984	10 Ne 네온 neon 20.1797	2
			13 Al 알루미늄 aluminium 26.9815	14 Si 규소 silicon 28.0855	15 P 인 phosphorus 30.9738	16 S 황 sulfur 32.066	17 Cl 염소 chlorine 35.453	18 Ar 아르곤 argon 39.948	3
28 Ni 니켈 nickel 58.6934	29 Cu 구리 copper 63.546	30 Zn 아연 zinc 65.409	31 Ga 갈륨 gallium 69.723	32 Ge 저마늄 germanium 72.64	33 As 비소 arsenic 74.9216	34 Se 셀레늄 selenium 78.96	35 Br 브로민 bromine 79.904	36 Kr 크립톤 krypton 83.798	4
46 Pd 팔라듐 palladium 106.42	47 Ag 은 silver 107.868	48 Cd 카드뮴 cadmium 112.411	49 In 인듐 indium 114.818	50 Sn 주석 tin 118.710	51 Sb 안티모니 antimony 121.760	52 Te 텔루륨 tellurium 127.60	53 I 아이오딘 iodine 126.904	54 Xe 제논 xenon 131.293	5
78 Pt 백금 platinum 195.078	79 Au 금 gold 196.967	80 Hg 수은 mercury 200.59	81 Tl 탈륨 thallium 204.383	82 Pb 납 lead 207.2	83 Bi 비스무트 bismuth 208.980	84 Po 폴로늄 polonium (209)	85 At 아스타틴 astatine (210)	86 Rn 라돈 radon (222)	6
110 Ds 다름슈타튬 darmstadtium (281)	111 Rg 뢴트게늄 roentgenium (272)								

64 Gd 가돌리늄 gadolinium 157.25	65 Tb 터븀 terbium 158.925	66 Dy 디스프로슘 dysprosium 162.50	67 Ho 홀뮴 holmium 164.930	68 Er 어븀 erbium 167.26	69 Tm 툴륨 thulium 168.934	70 Yb 이터븀 ytterbium 173.04	71 Lu 루테튬 lutetium 174.967
96 Cm 퀴륨 curium (247)	97 Bk 버클륨 berkelium (247)	98 Cf 캘리포늄 californium (251)	99 Es 아인슈타이늄 einsteinium (252)	100 Fm 페르뮴 fermium (257)	101 Md 멘델레븀 mendelevium (258)	102 No 노벨륨 nobelium (259)	103 Lr 로렌슘 lawrencium (262)

5th Edition

임상화학 I

Clinical Chemistry I

임상화학교재편찬위원회

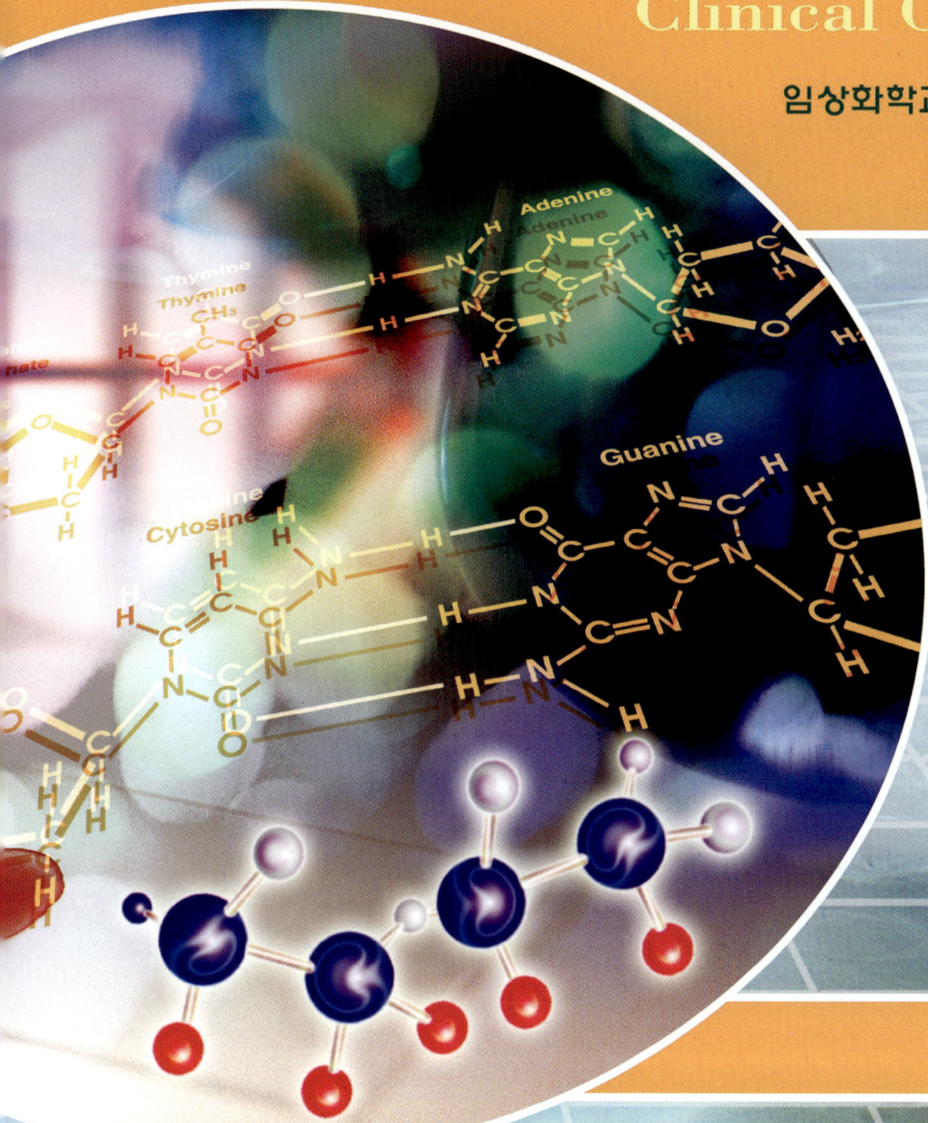

청구문화사

머리말

『임상화학Ⅰ』은 임상화학을 공부하는데 필요한 화학의 기본적인 지식과 다양한 최신의 분석방법을 포함하는 내용으로 구성되어 있다. 『임상화학Ⅰ』은 주로 임상병리학과 학생들의 교육을 위한 내용으로 구성하였지만, 임상검사 분야에 종사하는 임상병리사들에게도 실무에 반드시 필요한 새롭고 기본적인 지식을 제공하는데 도움을 주고자 하였다. 이번 제5판은 제4판에서의 부족한 부분을 보충하였고 현시점에서 시의성이 없는 불필요한 내용은 유수의 임상화학 신간서적과 비교, 검토한 후 삭제하였다.

최근에 이르러 모든 과학분야의 기술과 기법들이 눈부시게 빠른 속도로 발전하고 있으며 의학적인의 검사기술학 분석기법 분야 역시 매우 빠른 속도로 발전하고 있어 신속하게 학습하고 변화에 좇아가지 못하면 의료환경에서 낙오될 수밖에 없는 현실에 처해 있다. 이러한 냉정한 현실 앞에서 본 저자들은 빠르게 변화하고 있는 검사기법들을 학생들에게 교육해야 한다는 사명감과 책임감을 무겁게 느끼면서 발전하는 내용과 현장에서의 목소리를 충실하게 반영하여 개정판을 출판하게 되었다.

초판을 발행한 이후 교재편찬위원회에서는 부족한 부분을 계속해서 수정, 보완해 왔으나 늘 부족함과 아쉬운 마음을 금할 수 없다. 본 교재편찬위원회는 앞으로도 변함없이 무거운 책임감과 사명감을 갖고 임상화학검사의 기술변화를 신속하게 적용하여 내용을 보강하고 수정해 나갈 것을 다시 한 번 다짐하며 여러 선배제현들의 많은 성원과 지도편달을 기대하는 바이다.

본 개정판이 출간되기까지 여러분들이 수고를 마다하지 않으셨다. 특히 본서의 전신인 『현대 임상화학』(1998년)부터 『임상화학Ⅰ, Ⅱ』에 이르기까지 수십 년 동안 학생들에게 도움이 될 만한 좋은 임상화학 교과서가 출판될 수 있도록 많은 지원을 아끼지 않으신 청구문화사 이상태 사장님께 감사를 드리며 편집부 안상희 과장님을 비롯한 임직원들에게도 깊은 감사의 마음을 전한다.

2022년 가을

임상화학교재편찬위원회

목 차

1장. 임상화학 개론 9

1. 임상화학이란? ··· 11
2. 임상화학 검사의 역할 ··· 11
3. 측정 단위 ··· 12
4. 실험 계산 ··· 16
5. 용량 기구 ··· 28
6. 임상화학검사 기구 ··· 39

2장. 검체 채취 및 분석 전 오차 51

1. 검체 채취 ··· 53
2. 검체 채취 변동 요인 ··· 58
3. 검체 취급 ··· 61
4. 기타 분석 전 변동 요인 ··· 63

3장. 물과 시약 79

1. 화학약품과 기준 물질 ··· 81
   1) 시약급 물 ··· 81
   2) 시약급 물의 제조 ··· 82
   3) 시약급 물의 질, 용도 및 저장 ··· 87
   4) 물의 순도 검정 ··· 88
   5) 시약급 및 분석 시약급 화학약품 ··· 88
   6) 초순수 시약 ··· 89
   7) 기타 화학순도 ··· 89
   8) 기준 물질 ··· 89

4장. 광학 분석 91

1. 광도 분석법 및 분광광도 분석법 ··· 93
2. 형광 분석법 ··· 107
3. 원자 흡광 분석법 ··· 111

4. 반사율 광도 분석법 ······ 114
5. 탁도 측정법 ······ 116
6. 화학 발광 분석법 ······ 119
7. 염광 분석법 ······ 120

5장. 전기영동 121

1. 기본개념 ······ 123
2. 전기영동의 이론 ······ 124
3. 지지체 전기영동 ······ 127
4. 모세관 전기영동 ······ 133
5. 등전점 전기영동 ······ 139

6장. 크로마토그래피 141

1. 크로마토그래피 용어 ······ 143
2. 원리 ······ 145
3. 고속 액체 크로마토그래피 ······ 151
4. 액체 크로마토그래피-질량 분석법 ······ 154
5. 가스 크로마토그래피 ······ 155
6. 가스 크로마토그래피-질량 분석법 ······ 156

7장. 질량 분석법 157

1. 질량 분석법 ······ 159

8장. 전기화학 및 화학센서 167

1. 전위차 분석법과 이온 선택 전극 ······ 169
2. 전압전류 분석법 ······ 177
3. 전량 분석법 ······ 180
4. pH 미터 사용법 ······ 182
5. 혈액 가스 분석기 ······ 183

9장. 삼투압 측정 185

1. 오스몰랄농도 ······ 187

2. 어는점 삼투압계 ···· 189
3. 증기압 삼투압계 ···· 191
4. 삼투압 측정의 오차 요인 ···· 192

10장. 현장 검사(POCT) 195

1. POCT 개념 ···· 197
2. POCT 적용 장소와 장단점 ···· 199
3. POCT 검사의 발전 ···· 201
4. POCT 검사실 ···· 201
5. POCT 장비와 검사 현황 ···· 206

11장. 효소 215

1. 효소 반응과 활성 측정법 ···· 217
   1) 효소의 작용 ···· 217
   2) 효소의 명명법 ···· 218
   3) 효소의 분류 ···· 218
   4) 효소 반응 속도론 ···· 220
   5) 효소 단위 ···· 225
   6) 효소 활성을 구하는 방법 ···· 226
   7) 효소 활성과 온도 ···· 226
   8) 효소 저해(억제) ···· 227
   9) 조효소 ···· 229
2. 효소법과 효소 활성 측정 ···· 231
   1) 원리 ···· 231
   2) 특징 ···· 231
   3) 종말점 측정법과 초속도 측정법 ···· 231
   4) 검출 반응에 이용되는 효소계 ···· 236
   5) 고정화 효소의 응용 ···· 238

12장. 면역화학 239

1. 항체 생산 ···· 241
2. 항원-항체 결합 ···· 245
3. 경쟁법과 비경쟁법 ···· 247

4. 표지 항원항체 반응을 이용한 면역 측정법의 특징 ···· 250

13장. 질 관리 259

1. 질 관리 ···· 261
2. 정도관리 방법 ···· 275
3. 기준(참고)범위 ···· 299
4. 평가 및 검증 방법 ···· 312

14장. 자동 분석과 검사실 자동화 321

1. 자동 분석 ···· 323
2. 자동분석의 장점과 단점 ···· 331
3. 자동분석기의 종류 ···· 332
4. 단일항목 자동분석기 관찰 ···· 339
5. 다항목 자동분석기 관찰하기 ···· 340
6. 검사실 자동화 ···· 347

15장. 검사실 안전 353

1. 검사실의 잠재적 위험요소 ···· 356
   1) 생물학적 위험요소 ···· 356
   2) 예리한 물건 위험요소 ···· 361
   3) 화학적 위험요소 ···· 362
   4) 방사능 위험요소 ···· 365
   5) 전기적 위험요소 ···· 366
   6) 화재/폭발 위험요소 ···· 366
   7) 물리적 위험요소 ···· 367

찾아보기 368

Chapter 01

임상화학 개론

Introduction of Clinical Chemistry

■ 핵심용어

임상화학, SI단위, 완충 용액, 피펫, 원심분리기, 저울

■ 학습목표

임상화학 설명하기

국제 기본 단위 및 유도 단위 이해하기

용액 및 완충 용액 이해하기

용량기구의 용도 알아두기

원심분리기 및 저울의 사용법 알아두기

1. 임상화학이란?

임상화학(clinical chemistry)이란 어떤 학문일까? 많은 임상화학 교과서에 소개된 임상화학의 정의를 종합해보면 임상화학이란 "화학적인 분석 수단으로 생체 시료(혈액, 혈장, 혈청, 소변 및 기타 체액과 조직 등)를 정성 및 정량적으로 분석하여 병태의 파악에 유용한 정보(데이터)를 제공하는 학문 영역"으로 설명할 수 있다. 그리고 임상화학의 아버지로서 임상화학의 발전에 위대한 업적을 남긴 워싱턴대학 교수였고, 임상화학자들이나 동료들 사이에서 일명 "Kap"이라 불렸던 "Alex Kaplan (1910-2006)"은 임상화학을 다음과 같이 설명하였다.

> 임상화학은 정상 및 비정상 상태에서 일어나는 생리학적 및 생화학적 과정을 설명하는 기초과학(fundamental science)인 동시에 체액 및 조직 등의 시료를 분석하여 질병의 진단이나 치료에 대한 중요한 정보를 제공하는 응용과학(applied science)이다. 따라서 임상화학을 공부하는 사람은 신체에서 일어나는 생리학적 및 생화학적 과정뿐만 아니라 검사수행에 필요한 다양한 분석기법을 이해하고 익혀야 한다.

임상화학은 일반화학, 유기화학, 분석화학, 기기분석, 생화학 등의 화학영역과 병리학, 해부생리학, 혈액학, 면역학 등의 의학영역 외에도 의공학의 내용도 포함하고 있기 때문에 이해하기가 쉽지 않다. 따라서 임상화학을 정복하려면 위에 열거한 과목들을 함께 체계적으로 이해하는 것이 필요하다.

2. 임상화학 검사의 역할

임상화학 검사(생화학 검사라고도 부름)를 통해 알 수 있는 것은 시료 중에 존재하는 어떤 물질의 농도 증가나 감소에 대한 정보이다. 하지만 이러한 정보만으로는 세포 수준에서 일어나는 현상을 해석하는 것이 어렵다. 이러한 경우에는 추가 검사를 해야 한다. 임상화학 검사는 주로 혈청 중의 물질을 측정하는데 이때 물질의 증감은 보통 다음과 같은 원인에 의해 일어난다.

증가: 과다한 섭취, 과다한 체내 합성, 물질 사용 증가, 배설 감소, 심한 탈수
감소: 부족한 섭취, 부족한 체내 합성, 물질 사용 감소, 배설 증가, 심한 수화

질병이 많이 진행되어 악화된 경우에는 눈에 띄게 비정상적인 데이터가 나와 진단하는 데 큰 어려움이 없지만 질병 초기에는 증상이 애매하거나 값의 변동이 크지 않기 때문에 진단하는 데 어려움이 있다. 농도 변화가 작을 때는 검사의 타당도(validity)를 의심할 수도 있다. 이러한 이유 때문에 정도관리를 하는 것이다.

임상화학 검사는 다른 분야의 검사와 마찬가지로 질병의 진단과 치료 그리고 예후를 아는 데 필요하며, 또한 잠재적인 질병을 검출하는 선별 검사(screening test)로도 이용되고 있다.

3. 측정 단위

임상화학 검사는 대부분이 정량 검사(quantitative test)이다. 정량 검사란 일정한 시료 용적 안에 특정 성분이 얼마만큼 포함되어 있는 가를 나타내는 검사이다. 이러한 측정결과를 나타내는 척도와 기준이 단위(unit)이다.

국제순수응용화학연합(International Union of Pure & Applied Chemistry, IUPAC)과 국제임상화학연합(International Federation of Clinical Chemistry, IFCC)은 임상화학 단위를 모두 국제단위계(*Systéme Internationale d´Unités*, SI 단위)로 나타낼 것을 권고하고 있다.

국제단위에는 기본 단위(SI base unit, 표 1-1)와 두 개 혹은 그 이상의 기본단위로부터 수학적으로 유도된 유도 단위(SI derived unit, 표 1-2)가 있다. 그리고 SI 단위에 준하는 단위로 보조 단위(supplemental unit)가 있는데, 현재 사용하고 있는 보조 단위는 평면각을 나타내는 라디안(radian)과 입체각을 나타내는 스테라디안(steradian)뿐이다.

SI 단위가 너무 크거나 작을 때는 단위 앞에 표 1-3과 같은 접두어를 붙여 간단히 표현한다.

표 1-1 SI 기본 단위

물리량	명칭	기호
길이	미터(meter)	m
질량	킬로그램(kilogram)	kg
시간	초(second)	s
전류	암페어(ampere)	A
온도	켈빈(kelvin)	K
광도	칸델라(candela)	cd
물질량	몰(mole)	mol
촉매량	카탈(katal)	kat

표 1-2 SI 유도 단위

물리량	명칭	기호	SI 기본 단위에 의한 표현
힘	뉴턴(Newton)	N	$m \cdot kg \cdot s^{-2}$
주파수(진동수)	헤르츠(Hertz)	Hz	s^{-1}
압력	파스칼(Pascal)	Pa	$m^{-1} \cdot kg \cdot s^{-2}$
에너지	줄(Joule)	J	$m^2 \cdot kg \cdot s^{-2}$
용량	입방미터(cubic meter)	m^3	m^3
밀도	입방미터당 킬로그램 (kilogram per cubic meter)	kg/m^3	kg/m^3
전력(일률)	와트(Watt)	W	$m^2 \cdot kg \cdot s^{-3}$
전위, 전위차	볼트(Volt)	V	$m^2 \cdot kg \cdot s^{-3} \cdot A^{-1}$
전기저항	옴(Ohm)	Ω	$m^2 \cdot kg \cdot s^{-3} \cdot A^{-2}$

표 1-3 SI 단위에 사용되는 접두어

인자	접두어	기호	인자	접두어	기호
10^{24}	요타(yotta)	Y	10^{-1}	데시(deci)	d
10^{21}	제타(zetta)	Z	10^{-2}	센티(centi)	c
10^{18}	엑사(exa)	E	10^{-3}	밀리(milli)	m
10^{15}	페타(peta)	P	10^{-6}	마이크로(micro)	μ
10^{12}	테라(tera)	T	10^{-9}	나노(nano)	n
10^{9}	기가(giga)	G	10^{-12}	피코(pico)	p
10^{6}	메가(mega)	M	10^{-15}	펨토(femto)	f
10^{3}	킬로(kilo)	k	10^{-18}	아토(atto)	a
10^{2}	헥토(hecto)	h	10^{-21}	젭토(zepto)	z

SI 단위와 함께 사용하는 병용 단위는 부피(용량) 표현에 리터(L, $10^{-3}m^3$)와 시간 표현에 분(min), 시(h), 일(d) 그리고 각도의 표현 등이 있다.

현재 우리나라에서는 미터 단위를 표준으로 사용하고 있지만, 영국이나 미국, 호주 등과 같은 영어권 나라에서는 영국식 단위를 사용하고 있다. 우리나라에서도 특정 분야에서는 영국식 단위를 관용적으로 사용하고 있다. 따라서 미터 단위와 영국식 단위의 상호 관계를 알아둘 필요가 있다(표 1-4).

과거에 많이 사용된 적이 있는 단위들 중 현재까지도 간혹 사용되고 있는 관용 단위들이 몇 가지 있다. 대표적인 것으로 빛의 파장을 나타내는 데 사용되었던 옹스트룀(Ångström, Å; 1Å = 0.1 nm)과 부피를 나타냈던 람다(lambda, λ; 1 λ = 1 μL)가 있다.

표 1-4 미터 단위와 영국식 단위의 상호 관계

	영국식 단위	미터 단위
길이	1 마일(mile, mi)	1.6 km
	1 야드(yard, yd)	0.9 m
	1 인치(inch, in)	2.54 cm
질량	1 파운드(pound, lb)	0.454 kg
	1 온스(ounce, oz)	28 g
용량	1 쿼트(quart, qt)	0.95 L
	1 티스푼(teaspoon, tsp)	5 mL

1) 온도

우리나라에서는 온도 단위로 섭씨(celsius, ℃)를 사용하고 있지만, 미국과 유럽에서는 화씨(fahrenheit, ℉)를 사용한다. 그렇지만 온도를 나타내는 SI 단위는 켈빈(K)이다. 이들 사이의 상호 관계는 다음과 같다.

$$K = ℃ + 273$$

$$℃ = \frac{5}{9}(℉ - 32)$$

$$℉ = \frac{9}{5}℃ + 32$$

2) 밀도

밀도(density, D)는 질량(M)을 부피(V)로 나눈 값이다. 비중(specific gravity)은 일정한 온도에서 물의 밀도와 비교한 물질의 밀도 비율이다. 밀도의 단위는 밀리리터당 그램(g/mL)이다.

$$\text{밀도(D)} = \frac{\text{질량(M)}}{\text{부피(V)}}$$

4. 실험 계산

1) 용액의 부피당 용질의 중량

가장 단순한 시약 조제 과정은 다음과 같다.

1. 저울로 원하는 시약의 양을 정확히 칭량하여 용량플라스크에 넣는다.
2. 적당량의 용매로 시약을 용해한다.
3. 플라스크의 눈금까지 용매를 채운다.

용액 1 L에 황산나트륨(Na_2SO_4) 5 g이 포함되어 있으면 5 g/L, 0.5 g/dL, 500 mg/dL 또는 5 mg/mL로 표현할 수 있다.

2) 퍼센트 용액

전체 용액을 100으로 하고 그 속에 포함된 용질의 양을 퍼센트(%)로서 나타내는 농도 표현법으로 다음과 같은 세 종류가 있다.

① 중량(W)/부피(V)

용액 100 mL 내에 포함된 용질의 g수이다. 물에 Na_2SO_4 5 g을 넣고 용해한 후 물을 첨가하여 용액의 최종 용량이 100 mL가 되게 했을 때, 이것이 5%(W/V) 용액이다. 임상화학에서 가장 많이 사용되는 % 농도 표현법이다. 0.9% 생리식염수에는 용액 100 mL에 0.9 g의 염화나트륨이 포함되어 있는 용액이다. % 용액에서 주의해야 할 점은 용매 100 mL에 일정량의 용질을 녹이는 것이 아니라 용매와 용질을 합하여 용액의 최종 부피가 100 mL가 되게 한다는 것이다.

② 부피(V)/부피(V)

용액 100 mL 중에 포함된 용질의 mL수이다. 황산 원액(비중 1.84, 순도 95%) 5 mL를 물로 희석하여 총량이 100 mL가 되게 했을 때, 이것이 5%(V/V) 용액이다.

③ 중량(W)/중량(W)

용액 100 g 내에 포함된 용질의 g수이다. Na_2SO_4 5 g을 용해하여 용액의 최종 중량이 100 g이 되게 했을 때 5%(W/W) 용액이지만 임상화학에서는 거의 사용하지 않는 농도 표현법이다. 시판되는 황산(H_2SO_4, 순도 95.0%, 비중 1.84)은 중량(W)/중량(W) 표현으로서, 황산 원액 100 g 내에 포함된 순수한 황산은 95 g이다. 이를 이론적으로 계산하면 174.8%(W/V)가 된다. [100 mL × 1.84 × 0.95]

3) Parts per Million(ppm)

농도가 낮을 때는 milligram per liter(mg/L)라는 단위를 사용하기도 한다. 1 mg/L는 1 part per million(ppm, 백만분의 일)에 해당한다. 따라서 어떤 물질의 농도가 40 mg/L이면 40 ppm으로 표현해도 된다. 임상화학 검사에서 많이 사용하는 단위인 mg/dL는 십만분의 일에 해당한다. 따라서 이것을 mg%라고 부르는 것은 옳지 않다.

4) 몰, 몰농도, 몰 용액

순수한 화합물의 1 몰(mole)은 그 화합물의 분자량(molecular weight, MW)을 그램으로 나타낸 것이다. 예를 들어, 글루코스($C_6H_{12}O_6$, 분자량=180) 1 몰은 180 g이며, 칼슘(분자량=40) 1 몰은 40 g이다. 어떤 화합물이든지 1 몰 안에는 분자 수가 똑같이 6.02×10^{23}개(아보가드로 수)가 들어있다.

용액 1 L에 용질이 몇 몰 포함되어 있는가를 나타낸 것이 몰농도(molarity)이며 단위는 mol/L로 표현한다. 몰 용액(molar solution, M)이란 용액 1 L 안에 용질 1 몰(그램분자량)을 포함하고 있는 용액을 가리킨다. 글루코스 1 M 용액은 용액 1 L 안에 글루코스 180 g을 포함하고 있는 용액이다.

예 1-1. Na_2SO_4(MW=142) 5 g은 몇 몰(mole)인가?

5/142 = 0.035 (mol) = 35 mmol
1 mol = 1000 mmol

예 1-2. NaCl(MW=58.5) 87 g/L 용액은 몇 몰농도인가?

$$\frac{87\ g}{1\ L} \times \frac{1\ mol}{58.5\ g} = \frac{1.49\ mol}{L} = 1.49\ \text{mol/L} = 1.49\ \text{M}$$

예 1-3. 2.0 M 글루코스(MW=180) 용액 0.5 L에는 글루코스 몇 g이 포함되어 있는가?

$$0.5\ \mathrm{L} \times \frac{2.0\ \text{몰 글루코스}}{1\ L} = 1\text{몰 글루코스}$$

$$1\text{몰 글루코스} \times \frac{180\ g\ \text{글루코스}}{1\ \text{몰 글루코스}} = 180\ \mathrm{g}\ \text{글루코스}$$

5) 몰랄농도

몰랄농도(molality)는 용매 1 kg당 용질의 몰 수로 나타낸 농도 단위이다. 임상화학 검사에서는 사용하지 않는 단위이다.

예 1-4. NaCl(MW=58.5) 127 g을 증류수 1000 g에 용해하였다. 몇 몰랄농도인가?

$$\frac{\text{몰}}{1000\ g} = \frac{127\ g}{1000\ g} \times \frac{1\text{몰}}{58.5\ g\ NaCl} = \frac{2.17\ \text{몰}}{1000\ g\ H_2O}$$

6) 노르말농도

노르말농도(normality)란 용액 리터(L) 당 존재하는 용질의 당량(equivalent weight) 수로 정의한다. 노르말농도의 단위는 Eq/L이다. 1 노르말(N) 용액은 용액 1 L 안에 용질 1 그램당량을 포함하고 있다. 당량은 원자량이나 분자량을 원자가로 나눈 값이다.

$$\text{당량} = \frac{\text{원자량 또는 분자량}}{\text{원자가}}$$

원자가가 1인 성분(염산, 수산화나트륨 등)은 몰농도와 노르말농도가 같지만, 원자가가 2 이상인 성분(황산, 칼슘, 인산 등)은 다음의 관계가 성립한다.

$$\text{노르말농도(N)} = \text{몰농도(M)} \times \text{원자가}$$

노르말농도는 중화 반응을 풀 때나 임상화학 검사의 전해질 단위로서 널리 사용되고 있다.

예 1-5. 2 mol/L H_2SO_4 10 mL를 중화하는 데 1.5 mol/L NaOH 몇 mL가 필요한가?

1. 먼저 몰농도를 노르말농도로 전환시킨다.
   1.5 M NaOH = 1.5 N NaOH, 2 M H_2SO_4 = 4 N H_2SO_4

2. NV=N'V'
   $1.5 \times V = 4 \times 10$
   V = 26.67 mL NaOH

7) 오스몰농도와 오스몰랄농도

오스몰농도(osmolarity)는 용액 1 L에 포함되어 있는 입자 수를 나타내는 삼투압 표현법이며, 단위는 Osm/L를 사용한다. 글루코스처럼 해리하지 않는 물질 1 mol/L는 1 Osm/L이다. 오스몰랄농도(osmolality)는 용매 1 kg에 포함되어 있는 입자 수를 나타내는 삼투압 표현법이며, 단위는 Osm/kg이다. 혈청이나 소변의 삼투압 측정은 온도 변화를 측정하기 때문에 삼투압의 단위로 Osm/L보다는 온도의 영향을 받지 않는 Osm/kg을 사용하고 있다. 예를 들어 Na_2SO_4는 용액에서 해리하여 입자 수가 3개(Na^+ 2개, SO_4^{2-} 1개)가 되므로 이것의 1 mol/L는 3 Osm/L가 된다.

해리성 물질의 오스몰농도(Osm/L) = 몰농도(mol/L) × 해리 후 생기는 입자 수

예 1-6. 0.85% Nacl 용액의 오스몰농도를 구하라. 단 Na = 23, Cl = 35

0.85 g/dL을 몰농도로 전환하면 $\frac{0.85 \times 10}{5g}$ = 0.146 mol/L

Nacl은 해리 후 2개의 입자가 생기므로 0.146 × 2 = 0.292 Osm/L = 292 mOsm/L

8) 단위 전환

임상화학 검사에서는 SI 단위와 함께 전통적으로 사용해온 관용 단위를 사용하고 있는 경우도 있다. 예를 들어 혈당은 mg/dL로 나타내며, 마그네슘이나 칼슘은 mg/dL 또는 mEq/L로 나타낸다. 하지만 이러한 단위들은 SI 단위가 아니므로 SI 단위인 mmol/L로 전환하여 함께 표시하는 것이 바람직하다.

예 1-7. 혈청 칼슘 농도가 10 mg/dL이다. 이것을 mEq/L로 나타내라. Ca의 원자량은 40이고, 당량은 20이다.

$$10 \text{ mg/dL} \times \frac{10\ dL}{1L} \times \frac{1\ mEq}{20\ mg} = 5 \text{ mEq/L } (2.5 \text{ mmol/L})$$

예 1-8. 마그네슘 2 mEq/L를 mg/dL로 나타내라. Mg의 원자량은 24이고, 당량은 12이다.

$$2 \text{ mEq/L} \times \frac{1\ L}{10\ dL} \times \frac{12\ mg}{1\ mEq} = 2.4 \text{ mg/dL}$$

예 1-9. 혈청 글루코스(MW=180)의 기준 범위는 70~105 mg/dL이다. 이것을 SI 단위로 나타내라.

$$70 \text{ mg/dL} \times \frac{10\ dL}{1\ L} \times \frac{1\ g}{1000\ mg} \times \frac{1\ mol}{180\ g} = 0.00388 \text{ mol/L} = 3.88 \text{ mmol/L}$$

$$105 \text{ mg/dL} \times \frac{10\ dL}{1\ L} \times \frac{1\ mmol}{180\ mg} = 5.83 \text{ mmol/L}$$

예 1-10. 나트륨(MW=23) 농도가 250 mg/dL이다. 이것을 mEq/L로 나타내라.

$$\frac{250 \times 10}{23} = 109 \text{ mEq/L}$$

9) 농축 시약의 몰농도

황산(H_2SO_4), 염산(HCl), 질산(HNO_3) 같은 산과 수산화암모늄(NH_4OH) 같은 염기는 진한 시약으로 공급된다. 따라서 특정 농도의 용액을 사용하려면 진한 시약의 몰농도를 구한 후 희석해야 한다.

예 1-11. 1M H_2SO_4 100 mL를 만들어라. 비중 1.84, 순도 95%, 황산분자량 98

1. 먼저 진한 황산(농황산)의 몰농도를 구한다.

1) 비중으로부터 g/L의 밀도를 구한다.

$1.84\ g/mL \times 1000\ mL/L = 1840\ g/L$

2) 순수한 황산의 양을 구한다.

$1840\ g/L \times 0.95 = 1748\ g\ H_2SO_4/L$

3) 몰농도로 전환시킨다.

$$1748\ g/L \times \frac{1\ mol}{98\ g} = 17.8\ mol/L$$

2. 진한 황산을 희석하여 원하는 농도를 다음 식을 이용하여 만든다.

$V_1 \times C_1 = V_2 \times C_2$

V_1 = 진한 황산 양, C_1 = 진한 황산 농도, V_2 = 묽은 황산 양, C_2 = 묽은 황산 농도

$X \times 17.8 = 100 \times 1$

$17.8X = 100$

$X = 5.6$

3. 진한 황산 5.6 mL에 물을 첨가하여 100 mL가 되게 하면 1 M 용액이 된다.

10) 희석

저장 표준 용액(stock standard solution)으로 사용 표준 용액(working standard solution)을 만들 때나 혈청이나 소변 등의 시료에 특정 성분의 농도가 너무 높아 측정이 부정확할 때 물이나 특정 용매를 첨가하여 묽게 만드는데, 이를 희석(dilution)이라고 한다. 예를 들어 혈청 1 mL에 증류수 4 mL를 첨가하여 총량이 5 mL가 되었을 때 희석 비율은 1 : 5가 된다. 이렇게 희석 비율은 원액의 용량 대 총 용량의 비율이다. 원액의 결과는 희석 후 얻은 값에 희석 배수를 곱하여 산출한다.

원액의 농도 = 희석 후 농도 × 희석 배수

예 1-12. 심한 당뇨병 환자의 혈청 1 mL에 증류수 4 mL를 첨가한 후 혈당을 측정하였더니 100 mg/dL가 나왔다. 희석 전의 원액 혈당치는?

100 mg/dL × 5 = 500 mg/dL

예 1-13. 4 mol/L 저장 염산 2 L로 0.8 mol/L 염산 몇 L를 만들 수 있는가?

$V_1C_1 = V_2C_2$
(V_1 = 희석 전 용량, C_1 = 희석 전 농도, V_2 = 희석 후 용량, C_2 = 희석 후 농도)
2 L × 4 mol/L = V_2 × 0.8 mol/L

$$V_2 = \frac{2 \times 4}{0.8} = 10 \text{ L}$$

11) 수화염

염(salt)이 결정을 형성할 때 물 분자가 결정과 결합한다. 이렇게 어떤 분자에 물이 결합하는 현상을 수화(hydration)라고 한다. 예를 들어, 황산나트륨(Na_2SO_4) 결정은 세 가지 형태로 존재한다.

1. 무수물(Na_2SO_4): 분자량 142
2. 칠수화물($Na_2SO_4 \cdot 7H_2O$): 분자량 268
3. 십수화물($Na_2SO_4 \cdot 10H_2O$): 분자량 322

예 1-14. 시약을 조제하는 데 Na_2SO_4 8.0 g이 필요하다. 그러나 검사실에는 $Na_2SO_4 \cdot 10H_2O$만 있다. Na_2SO_4 8 g을 맞추기 위해 $Na_2SO_4 \cdot 10H_2O$ 몇 g이 필요한가?

$$\frac{x\ g}{8\ g} = \frac{322\ g}{142\ g}$$

x = 18.1 g

12) 수소 이온 농도

① 산(acid)

산-염기 반응에서 양성자는 산에서 염기로 이동한다. Brφnsted-Lowry의 산염기 모델은 산과 염기의 성질을 이들 사이에 일어나는 반응에 초점을 맞추어 설명하였다. 산은 양성자(수소 이온, H^+) 주개(proton donor)이고 염기는 양성자 받개(proton acceptor)이다. 양성자를 형성하기 위해 해리할 수 있는 물질, 즉 양성자 주개 또는 공여체를 산(acid)이라고 한다.

$$H_2CO_3 \rightleftharpoons H^+ + HCO_3^-$$

산은 강산(strong acid)과 약산(weak acid)으로 분류한다. 친화성이 약하여 수용액에서 거의 대부분이 해리하는 산을 강산이라 하고(예, HCl, H_2SO_4, HNO_3), 친화성이 강하여 아주 조금만 해리하는(보통 10^{-4} 이하) 산을 약산이라고 한다(예, H_2CO_3, CH_3COOH). H_2CO_3의 해리 상수는 4.3×10^{-7}이다.

② 염기(base)

양성자를 받을 수 있는 물질, 즉 양성자 받개 또는 수용체를 염기(base)라고 한다. 염기도 수용액에서 대부분이 해리하는 염기를 강염기라 하고, 암모니아와 같이 일부분만 해리하는 염기를 약염기라고 한다.

$$NH_3 + H^+ \rightleftharpoons NH_4^+$$

③ pH

혈장의 수소 이온 농도는 약 0.00000004 mol/L[4×10^{-8}]이다. 수소 이온 농도를 이렇게 소수점으로 표현하면 복잡하고 난해하다. 따라서 1909년 Sörensen은 수소 이온 농도를 음의 대수를 취하여 간단히 나타냈다. 이 지수가 pH이다.

$$pH = \log\frac{1}{[H^+]} = -\log[H^+]$$

어떤 용액의 수소 이온 농도 $[H^+]$가 10^{-4}이면,

$$pH = -\log[H^+] = -\log 10^{-4} = -(-4) = 4$$

불순물이 전혀 섞이지 않은 순수한 물(pure water)의 수소 이온 농도는 10^{-7} mol/L이므로 pH는 7.0이다. pH 단위 1의 차이는 수소 이온 농도 10배의 차이이

다. pH가 5에서 3으로 감소하면 수소 이온 농도가 100배 증가한 것이며, pH가 5에서 8로 증가하면 수소 이온 농도가 1,000배 감소한 것을 가리킨다.

예 1-15. pH 5.2인 용액의 수소 이온 농도는?

$pH = -\log[H^+] = 5.2$ 또는 $\log[H^+] = -5.2$
$[H^+] = \text{antilog}(-5.2) = \text{antilog}(-6 + 0.8)$
log 표에서 0.800의 antilog는 6.31, -6의 antilog는 10^{-6}이므로
$[H^+] = [6.31 \times 10^{-6}]$

예 1-16. $[H^+]$이 0.0005 mol/L인 용액의 pH는?

$[H^+] = 0.0005 \text{ mol/L} = [5 \times 10^{-4}]$
$pH = -\log[5 \times 10^{-4}] = -\log 5 - (-4) = 4 - \log 5$
$\log 5 = 0.6999$이므로
$pH = 4 - 0.6999 = 3.3$

13) 산-염기 적정

산과 염기가 반응하여 염과 물을 생성하는 반응을 중화(neutralization)라고 한다. 중화 반응은 적정(titration)을 통해 이루어진다. 적정에는 뷰렛(buret)과 삼각 플라스크 또는 비커가 사용된다. 뷰렛에는 농도를 알고 있는 표준 용액이 들어가고, 플라스크에는 농도를 모르는 제조 용액과 지시약(indicator)이 들어간다.

뷰렛의 적정 시약이 플라스크의 용액과 반응하여 적정되고 해당 당량점에서 지시약의 색이 변한다. 이것이 적정의 종말점(end point)으로 중화가 이루어졌음을 가리키고, 그 소비량으로부터 용액의 농도를 계산한다.

① 중화 반응

산과 염기가 반응하여 염과 물을 형성한다.

$$NaOH + HCl \rightarrow NaCl + H_2O$$
$$H_2SO_4 + 2NaOH \rightarrow Na_2SO_4 + 2H_2O$$

② 적정 목적

미지의 산이나 염기 농도를 구하는 것이다.

N_1V_1(산) = N_2V_2(염기)
N: 농도, V: 부피

14) 완충 용액

효소를 포함한 많은 화학 반응은 수소 이온 농도에 의존한다. 대부분 효소의 최적 작용은 좁은 pH 범위 내에서 일어난다. 이 범위를 벗어나면 효소 반응이 급격히 감소한다. 따라서 최적의 화학 반응이 일어나려면 일정한 pH를 유지하는 것이 필요하다. 용액의 pH가 감소하거나 증가하는 것을 방지하기 위해 프로톤(H^+)을 받거나 주는 물질을 완충제염(buffer salt)이라고 한다. 이러한 완충제를 포함하고 있는 용액이 완충 용액(buffer solution)이다.

완충 용액의 종류는 pH 범위에 따라서 시트르산 또는 아세트산 완충 용액, 인산 완충 용액, 바비탈 또는 트리스 및 탄산 완충 용액 등이 있다. pH 표준 용액은 수산염 또는 프탈산염 표준 용액, 중성인산염 표준 용액, 붕산염 또는 탄산염 표준 용액 등이 판매되고 있다.

완충제는 약산(예, 아세트산 CH_3COOH)과 그것과 강염기($CH_3COOH + NaOH \rightarrow CH_3COONa + H_2O$)의 중화 반응에 의해 형성된 염($CH_3COONa$, 이것이 해리되면 CH_3COO^-가 생성되는데 이를 짝염기; conjugated base라고 한다) 또는 약염기와 그것과 강산의 중화 반응에 의해 형성된 염의 혼합물로 구성된다.

완충제는 산이나 염기가 첨가될 때 약산이나 약염기를 형성함으로써 pH가 변화하는 것을 막는다. 아세트산(CH_3COOH)-아세트산나트륨(CH_3COONa) 완충 용액에 염산(HCl)을 첨가하면, 약산과 중성의 염화나트륨(NaCl)을 생성하고, 수산화나트륨(NaOH)을 첨가하면 CH_3COONa와 H_2O를 생성한다.

체액의 pH는 완충계의 작용에 의해 좁은 범위 내에서 유지된다.

약산(HA)의 가역적인 해리 식은 다음과 같다.

$$\text{식 1. } HA \rightleftharpoons H^+ + A^-$$

이를 수학적으로 표현하면 다음과 같다.

$$\text{식 2. } K_a = \frac{[H^+][A^-]}{[HA]}$$

K_a는 해리 상수이다. 만일 HA의 K_a가 10^{-5}이고, 산 농도가 0.1 mol/L이면,

$$10^{-5} = \frac{[H^+][A^-]}{10^{-1}}$$

$$10^{-6} = [H^+][A^-]$$

$$[H^+] = [A^-]\text{이면 } [H^+]^2 = 10^{-6}$$

$$[H^+] = 10^{-3} \text{ mol/L}$$

0.1 mol/L 약산 HA의 pH는 3이며, 그리고 $[H^+] = 10^{-3}$ mol/L이다. HA의 농도는 0.1 mol/L이기 때문에, 이온화한 것은 1%이다($10^{-3}/0.1 \times 100 = 1\%$).

식 2에 따르면, 해리 상수 K_a는 수소 이온과 음이온(A^-)의 농도를 결정한다. 해리상수 K_a는 HA에 대하여 일정하기 때문에 수소 이온 농도는 음이온의 농도 변화에 따라 변동될 수 있다. 다시 말하면 수소 이온 농도는 약산 염의 변화에 따라 같이 변한다. 이것은 식 2를 재배열하여 설명할 수 있다.

$$\text{식 3. } [H^+] = K_a \frac{[HA]}{[A^-]}$$

0.1 mol/L HA 나트륨염이 0.1 mol/L HA에 첨가되면 $[A^-]$가 증가하여 $[H^+]$의 변화를 일으킨다. A^-의 총 농도는 완전히 이온화한 염에 의해 공급된 $[A^-]$와 HA의 해리에 의해 생성된 $[A^-]$로 구성된다. 보통은 HA의 해리가 너무 적어 실제로 A^-의 최종 농도는 NaA의 초기 농도와 같다.

같은 이유로 평형 상태에 있는 [HA]는 H^+와 A^-로 해리된 양을 빼고 초기의 산 농도와 같다. 여기서 가상적인 산은 약산($K_a = 10^{-5}$)이기 때문에, 해리에 의해 상실되는 [HA]는 초기의 [HA]와 비교했을 때 매우 적으며, 평형 상태에서의 HA 농도는 HA의 초기 농도와 동일하다.

$$[H^+] = (10^{-5})\frac{10^{-1}}{10^{-1}} = 10^{-5} \text{ 그리고 pH} = 5$$

따라서 HA의 농도가 10^{-3} mol/L에서 10^{-5} mol/L로 100배 감소할 수 있다.

강산(HCl)을 첨가하면 HCl로부터 생긴 H^+이 약산을 형성하기 위해 완충제 염의 음이온과 결합하므로 반응은 식1($HA \rightleftharpoons H^+ + A^-$)에서 왼쪽으로 진행된다. 염화($Cl^-$) 이온이 용액의 A 이온을 대체한다. 반대로 NaOH와 같은 강염기가 첨가되면 수산화 이온(OH^-)의 중화를 위해 더 많은 수소 이온을 방출하기 때문에 반응이 오른쪽으로 진행된다. 다시 이 반응은 완충제 염과 물을 생성한다. 따라서 완충 용액에 강산이나 강염기를 첨가하면 약산이나 약염기를 형성하면서 수소 이온 농도는 비교적 작은 변화를 일으킨다.

헨더슨-하셀바하(Henderson-Hasselbalch)식: 식 3으로부터 pH와 이온화 상수 사이의 유용한 관계를 발전시킨 것이다.

$$[H^+] = K_a \frac{[HA]}{[A^-]}$$

$$\log[H^+] = \log K_a + \log \frac{[HA]}{[A^-]}$$

$$-\log [H^+] = -\log K_a - \log \frac{[HA]}{[A^-]}$$

그러나 $pH = -\log[H^+]$이고, $pK_a = -\log K_a$이므로 앞의 식을 다시 정리하면,

$$pH = pK_a - \log \frac{[HA]}{[A^-]}$$

이 식을 다시 정리하면,

식 4. $pH = pK_a + \log \frac{[A^-]}{[HA]}$ (Henderson-Hasselbalch식)

약산과 그것의 나트륨 염 혼합물에서 음이온의 농도는 완전히 이온화할 경우 염의 농도에 의존한다.

식 5. $pH = pK_a + \log \frac{[\text{짝염기}]}{[\text{산}]}$ (Henderson-Hasselbalch식)

예 1-17. pK_a가 5.0인 HA와 NaA의 농도가 둘 다 0.1 mol/L일 때 pH는?

$$pH = 5 + \log \frac{0.1}{0.1} = 5 + \log 1 = 5 + 0 = 5$$

예 1-18. pK_a가 5.0인 HA의 농도가 0.01 mol/L이고, NaA의 농도는 0.1 mol/L일 때 pH는?

$$pH = 5 + \log \frac{0.1}{0.01} = 5 + \log 10 = 5 + 1 = 6$$

예 1-19. pK_a가 5.0인 HA의 농도가 0.1 mol/L이고, 염의 농도가 0.01 mol/L일 때 pH는?

$$pH = 5 + \log \frac{0.01}{0.1} = 5 + \log 10^{-1} = 5 - 1 = 4$$

예 1-20. pK_a가 4.7인 아세트산-아세트산나트륨으로 pH 5.0의 완충 용액을 만들려면?

$$5.0 = 4.7 + \log \frac{[Ac^-]}{[HAc]}$$

$$\log \frac{[Ac^-]}{[HAc]} = 0.3$$

$$\frac{[Ac^-]}{[HAc]} = \text{antilog } 0.3 = 2$$

아세트산나트륨의 농도를 아세트산의 2배가 되게 하면 pH 5.0의 완충 용액이 된다.

5. 용량 기구

임상화학 검사에서 타당하고 유용한 결과를 얻으려면 검체나 시약의 양을 정확히 측정해야 한다. 이를 위해서는 사용하는 모든 장비와 기구가 정확하고 신뢰성이 있어야 한다. 정확한 임상화학 검사를 수행하는 첫 걸음은 용량 기구를 정확히 사용하는 것이므로 사용 방법과 검정 방법을 정확히 익혀야 한다. 용량 기구는 용액의 부피를 계측하는 기구이며, 삼각플라스크와 비커의 눈금은 부정확하기 때문에 눈금실린더를 사용하는 것이 좋다. 실험실에서는 클래스 A(class A)의 용량 기구를 사용하고, 전자저울을 이용하여 정기적으로 점검하여야 한다.

1) 피펫

피펫(pipet 또는 pipette)은 하나의 용기에서 다른 용기로 일정량의 액체를 옮기는 데 사용된다. 피펫은 일정량의 액체를 담고 있거나(to contain, TC, Einguss/Internal volume, E/In), 일정량을 옮기도록(to deliver, TD, Ausguss/External volume, A/Ex) 고안되어 있다. 과거에는 입으로 피펫팅(pipetting, 피펫 안으로 액체를 흡입하고 배출하는 과정)을 한 적도 있었지만 현재는 여러 위험요소와 감염 위험 때문에 절대 입으로 하지 못하도록 규정되어 있다. 피펫에 다양한 종류의 필러(filler)를 부착하여 흡입하고 배출한다. 전통적으로 피펫의 상단 쪽(필러를 끼우는 가는 부분)에 1개 혹은 2개의 동그라미 표시된 식각 환(etched ring) 표시가 있거나 "TD" 마크가 있는 것은 배출 시 마지막 방울을 불어내라(blow out)는 표시이다.

최근에는 흡입과 배출을 디지털로 조정하는 전자 피펫팅 장치들의 사용이 많이 늘어나고 있다.

2) 트랜스퍼 피펫

트랜스퍼 피펫(transfer pipet)에는 용량 피펫(volumetric pipet)과 오스트발트-폴린 피펫(Ostwald-Folin pipet)이 있다. 이들은 공통적으로 긴 유리관에 길쭉하거나 둥근 팽대부를 갖고 있다. 부피를 가리키는 눈금은 팽대부 위쪽에 한 개가 그려져 있다.

(1) 용량 피펫

용량 피펫(volumetric pipet)은 동결 관리혈청에 희석 용액을 넣거나 표준 용액 및 시약을 측정하는 등 큰 정확도와 정밀도가 요구될 때 사용한다. 이 피펫의 형태를 보면, 길고 좁은 관의 중앙에 길쭉한 팽대부가 있으며, 일정한 시간에 정확한 양이 배출되도록 고안되어 있다. 피펫 끝은 천천히 배출되도록 뾰족하다.

피펫에 담긴 액체는 피펫을 수직으로 유지하고 피펫 끝이 비스듬히 기울인 용기에 피펫 끝을 살짝 대고 배출하는데, 흐름이 멈추어도 2초 동안 그 상태를 그대로 유지하고 있어야 한다. 용량 피펫은 1~10 mL 그리고 25 mL 용량이 있다. 용량 피펫은 TD/no blow out 피펫이다. 따라서 피펫 끝에 남아있는 것을 불어내면 안 된다.

특정한 용량의 피펫에 표시된 “Ex+15s”는 용액을 배출(Ex)하는 속도(15초)이며, “±0.01”은 부피에 대한 class A의 허용 범위이다.

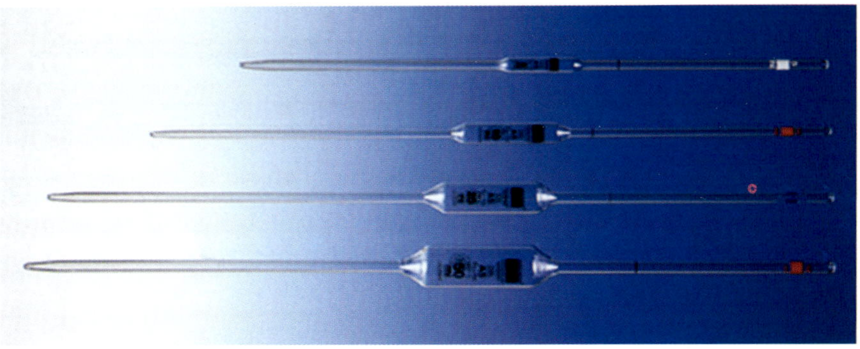

그림 1-1 용량 피펫

(2) 오스트발트-폴린 피펫

오스트발트-폴린 피펫은 TD/blow out 피펫이다. 이 피펫은 전혈이나 혈청 같은 점성 액체를 배출할 때 오류를 최소화하도록 고안되었다. 피펫은 용량 피펫에 비해 짧으며, 팽대부도 팁쪽 가까이에 있다. 마지막 방울은 불어내야 한다. 용량은 0.1 mL에서 10 mL까지 다양하다.

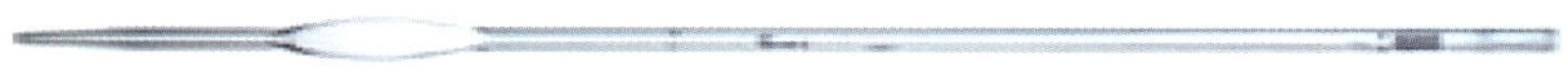

그림 1-2 오스트발트-폴린 피펫

3) 계량 피펫(눈금 피펫)

계량 피펫(graduated or measuring pipet)은 눈금이 원통 부분에만 있는 Mohr 피펫과 눈금이 피펫 팁의 하단까지 있는 혈청학적 피펫(serological pipet), 두 종류가 있다. 혈청학적 피펫은 모두 TD/blow out 피펫이다.

Mohr 피펫은 두 눈금 사이의 일정한 용량을 배출할 때 사용한다. 이들 계량 피펫은 주로 시약을 측정하는 데 사용되며, 시료나 표준 용액의 측정에는 정확하지 않기 때문에 사용하지 않는다. 피펫에 표시된 "10 In 1/10 mL(1 In 1/100)"은 10 mL의 총 용량과 mL당 1/10 눈금 단위로서 한 눈금이 0.1 mL라는 것을 가리킨다.

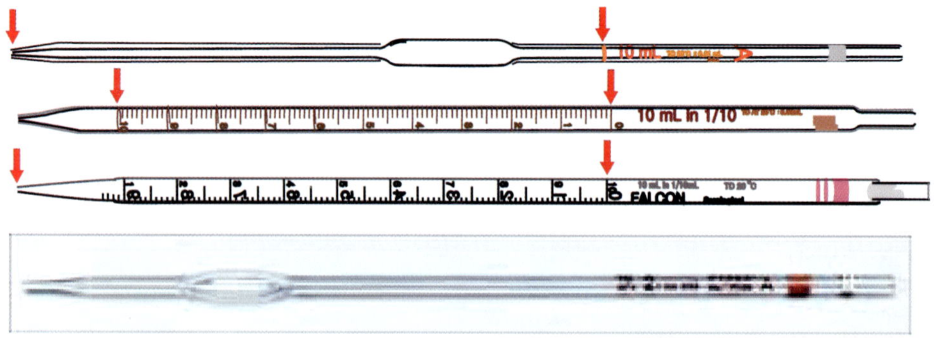

그림 1-3 피펫의 종류

위로부터 용량 피펫, 모아형 계량 피펫, 혈청학적 계량 피펫, 오스트발트-폴린 피펫

(1) 피펫 필러

피펫팅은 절대 입으로 할 수 없기 때문에 흡입을 위해 다양한 보조 기구를 사용한다. 이렇게 흡입과 배출을 도와주는 기구를 필러(filler)라고 한다. 그림 1-4에서 보듯이 필러는 모양과 사용 방법이 다양한 종류가 있다. 필러가 부착된 피펫을 안전 피펫이라고 한다.

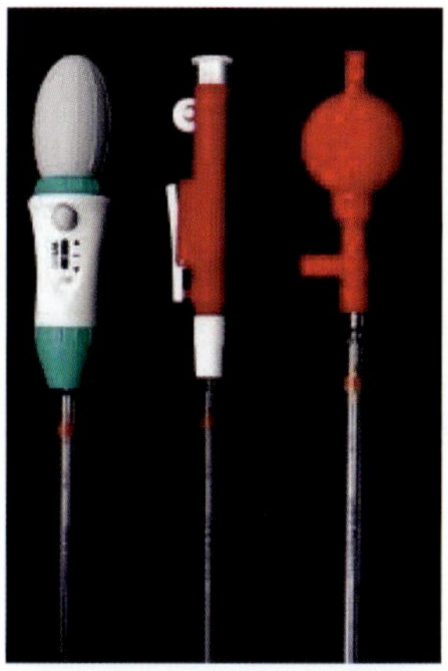

그림 1-4 피펫 필러

[피펫팅 시 주의사항]

피펫팅 시 피펫은 수직을 유지해야 하고 부피 눈금에 메니스커스를 정확히 맞춘다. 메니스커스는 눈높이와 평행선을 이루어야 한다.

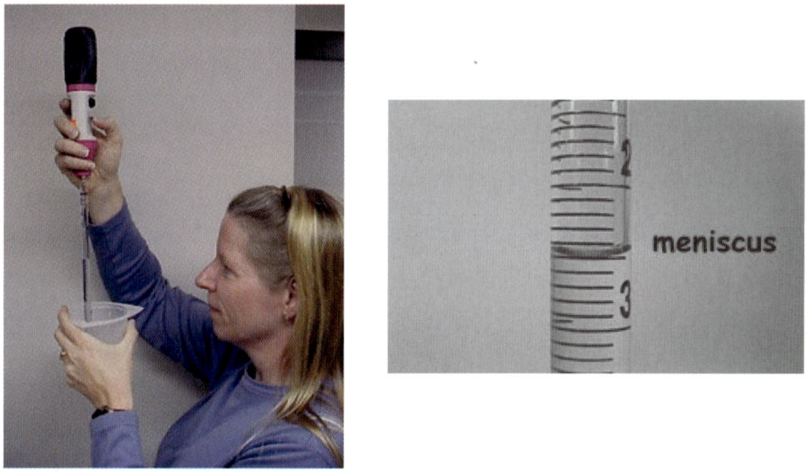

그림 1-5 올바른 피펫팅 자세와 메니스커스

4) 마이크로 피펫

마이크로 피펫(micro pipet)은 소량의 액체(μL)를 측정하는 데 사용된다. 측정 범위는 대개 1~500 μL이며 0.2 μL 정도의 아주 적은 양을 측정할 수 있는 마이크로 피펫도 있다. 지금은 재활용이 가능한 유리 마이크로 피펫은 검사실에서 전혀 사용하지 않고 있다.

마이크로 피펫은 "to contain"(TC) 피펫이다. 따라서 흡입한 용액을 배출할 때는 작은 피펫 필러(pipet filler)를 사용하여 피펫 내부에 있는 액체를 완전하게 배출시키고, 피펫 내부 벽에 묻어있는 것은 시험관에 들어있는 액체를 이용하여 수차례 씻어낸다.

1마이크로 리터(μL)는 1람다(lambda, λ)와 같다(1 λ = 1 μL = 0.001 mL). 그래서 과거에는 마이크로 피펫을 람다 피펫(lambda pipet)이라고도 불렀지만 현재는 사용하지 않는다.

5) 반자동 및 자동 마이크로 피펫

검사실에서 가장 많이 사용하는 피펫 중의 하나가 반자동 마이크로 피펫이다. 검사실에서는 이것을 보통 마이크로 피펫이라고 부른다. 이 피펫은 편리하고 효율성이 높다. 반자동 마이크로 피펫은 피펫 본체(pipettor)와 그것에 부착하는 팁(tip)으로 구성된다. 반자동 피펫은 용량 고정식과 용량 가변식이 있다. 용량 가변식은 제품마다 용량을 조정하는 방법이 조금씩 다를 수 있다. 용량을 조정하려면 제품에 첨부되어 있는 매뉴얼을 잘 참조해야 한다. 자동 피펫은 용량설정을 디지털로 하고, 액체의 흡인과 배출을 모터로 자동화한 것이다.

반자동 마이크로 피펫은 TC 피펫으로 피펫에 표시되어 있는 양은 옮긴 양이 아니라 담겨있는 양을 가리킨다. 따라서 피펫 팁의 내벽에 묻어있는 것은 최대한 배출하거나 용기에 담겨있는 용액으로 씻어낸다(rinse out 또는 wash out).

반자동 피펫은 한 개의 팁을 부착하는 단일채널 피펫(single channel pipet)과 여러 개의 팁을 부착하는 다채널 피펫(multichannel pipet)이 있다.

피펫에 부착하는 팁은 용량에 따라 색깔이 다르며, 대략적으로 황색 팁은 100 μL 이하, 청색 팁은 100~1,000 μL, 그리고 백색 팁은 0~10 μL 용이다.

[반자동 마이크로 피펫 사용하기]

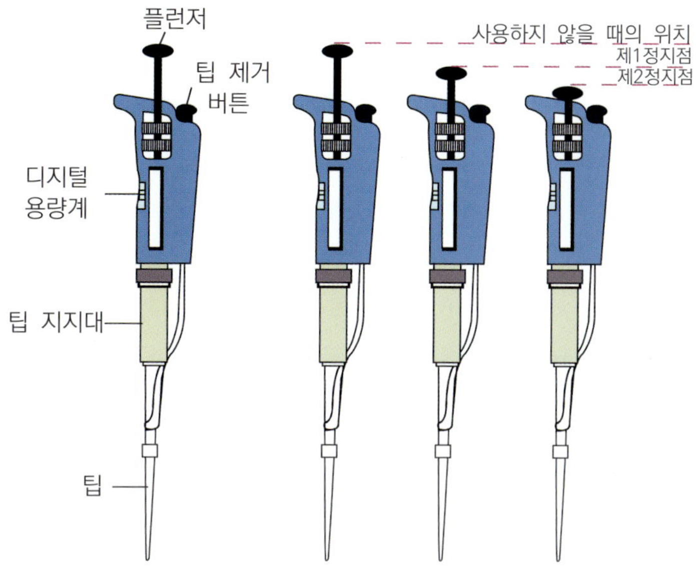

그림 1-6 반자동 마이크로 피펫

A. 용량 설정

1. 디지털이든 아날로그이든 사용설명서에 따라 용량을 설정한다.

B. 팁 부착

2. 팁 받침대(rack)에 끼워져 있는 팁에 피펫 본체를 맞추고, 살짝 누른 후 돌리면서 팁을 부착한다. 팁을 손으로 잡고 끼우면 안 된다.

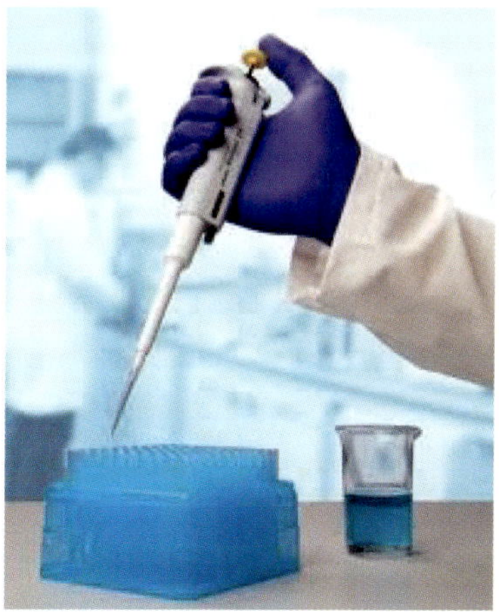

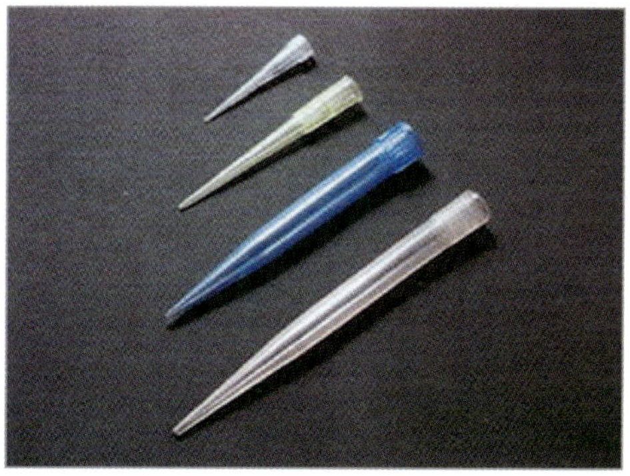

그림 1-7 마이크로 피펫과 팁

C. 피펫팅: 시료 흡입

3. 피펫을 잡고 엄지손가락을 플런저 위에 올려놓는다.
4. 플런저를 제1정지점(1st stop)까지 누른 후 그대로 피펫 팁을 시료 속에 2~3 mm 정도 담근다.
5. 눌렀던 엄지손가락을 천천히 풀면 액체가 흡입된다. 이후 다시 배출하고 또 흡입한다. 이러한 과정을 3~4회 반복하여 팁 내부를 고르게 한 후 최종 흡인한다. 만일 눌렀던 플런저를 갑자기 놓으면 액체가 튀어 본체에 묻을 수 있으므로 조심해야 한다.
6. 팁 겉에 묻어있는 액체를 거즈나 티슈로 닦는데, 이때 거즈나 티슈가 팁 구멍에 닿으면 안 된다.

D. 피펫 시료 배출

7. 피펫을 수직으로 세우고 흡입한 액체를 빈 용기에 넣을 때는 팁을 용기의 바닥 근처까지 넣은 후 플런저를 제1정지점까지 눌러 배출하고, 수초 동안 그대로 있다가 제2정지점(2nd stop)까지 눌러 잔액을 배출한다. 만일 용기에 액체가 들어있으면 액체의 2~3 mm 깊이까지 피펫 팁을 담그고 플런저를 제1정지점까지 누른다. 그 다음 용기에 있는 액체를 다시 흡입하고 배출한다. 이 조작을 2~3회 반복한다.
8. 피펫 팁을 다 헹구었으면 제2정지점까지 플런저를 누르고, 팁의 끝을 용기의 내벽에 살짝 대면 마지막 방울이 배출된다.
9. 팁 제거 버튼을 누르면 피펫 팁이 제거된다. 대부분의 다른 제품들은 손잡이 위에 팁 제거 버튼이 별도로 있다.

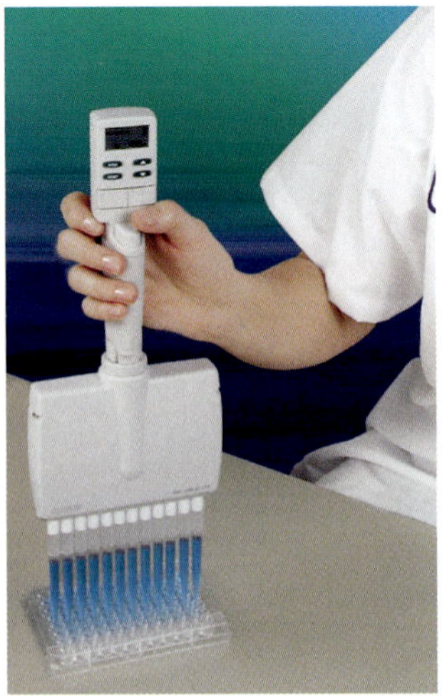

그림 1-8 다채널 피펫

6) 분주기

분주기(dispenser)란 일정량의 액체를 배출하는 장치이다(그림 1-9). 시약병에 부착하여 분주용으로만 사용하는 분주기가 있고, 액체의 양을 미리 설정하여 자동으로 흡입하고 분주하는 PC-조절용 희석-분주 장치가 있다.

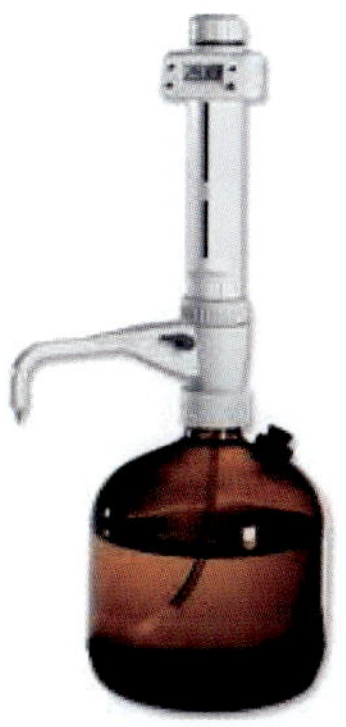

그림 1-9 분주기

7) 용량 플라스크

표준 용액이나 규정 용액과 같은 많은 검사시약을 만들 때는 Class A 용량 플라스크(volumetric flask)를 사용한다(그림 1-10). 용량 플라스크는 "TC"이다. 유리기구나 플라스틱 용량기구는 20℃에서 눈금이 그려지기 때문에 용량 플라스크의 용량은 온도의 영향을 받는다. 따라서 이 기구를 사용할 때는 기구뿐만 아니라 시약 용액도 실온에 두어야 한다.

고체시약을 용해할 때는 먼저 일정량의 희석 용액을 용량 플라스크에 넣고, 그 다음 고체시약을 넣고, 용해시킨 후 눈금까지 희석을 채운다. 용량은 1 mL부터 4,000 mL까지 다양하다.

용량 플라스크에 시약을 저장해두면 안 된다.

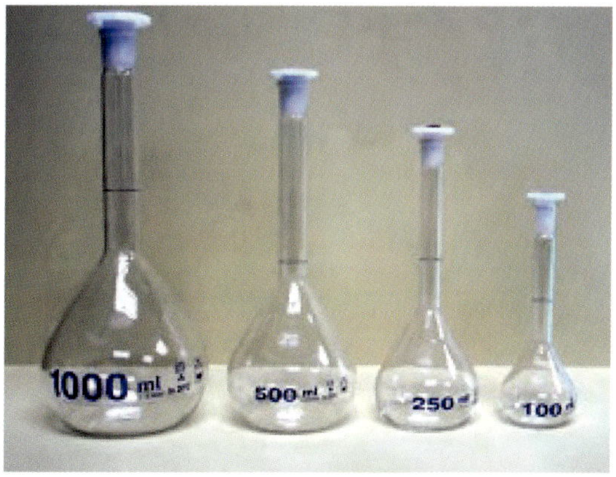

그림 1-10 용량 플라스크

8) 뷰렛

뷰렛(buret)은 적정(titration)이나 일정량의 액체를 분주할 때 사용한다(그림 1-11). 용량은 1 mL에서 100 mL까지 다양하다. 용량이 10 mL 이하이면 마이크로 뷰렛이라고 한다.

어떤 마이크로 뷰렛의 끝에는 정교한 금속 팁이 붙어있다. 이 팁에서 떨어지는 한 방울의 양은 0.01 mL(10 μL)이다. 작은 양을 측정할 때는 주사기형 마이크로 뷰렛이 사용된다.

유리제품의 뷰렛은 테플론(teflon)으로 만든 조절 꼭지(stopcock)를 사용하는 것이 좋다. 그 이유는 테플론이 알칼리나 동결 등에 내성이 있기 때문이다.

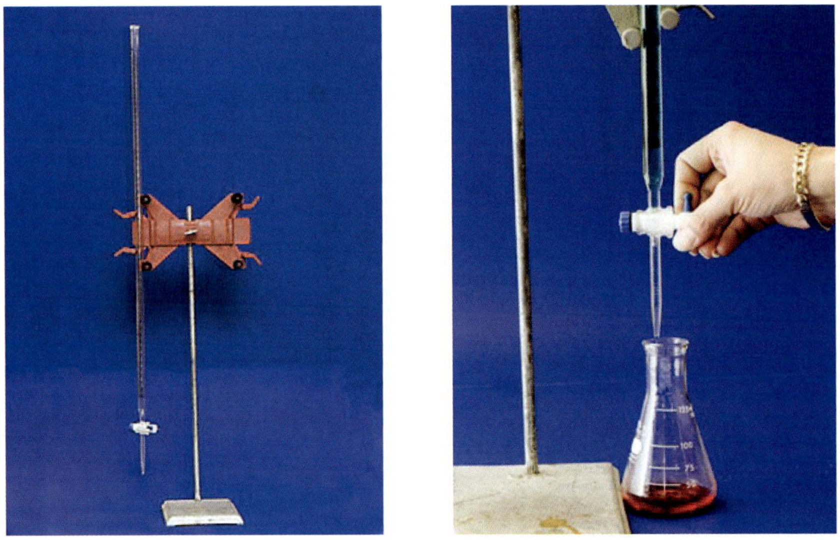

(A) (B)

그림 1-11 뷰렛(A)과 적정하기(B)

9) 눈금 실린더

눈금 실린더(graduated cylinder or mess cylinder)는 폴리에틸렌이나 다른 종류의 플라스틱 또는 유리로 만든다. 부피의 크기는 10 mL부터 1 L까지 있다(그림 1-12). 눈금 실린더는 고도의 정확도를 필요로 하지 않는 경우에 액체의 양을 측정하는 데 사용한다. 예를 들어, 24시간 소변의 측정에는 눈금 실린더를 사용한다. 눈금 실린더는 TC(E, In)와 TD(A, Ex) 두 종류가 있다.

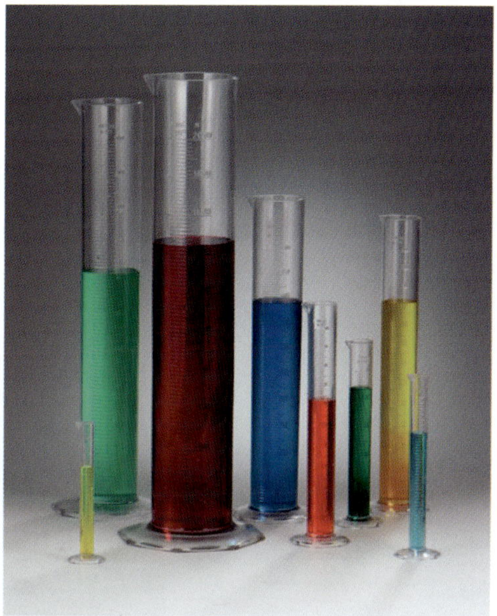

그림 1-12 눈금 실린더

10) 삼각 플라스크

검사실에서 삼각 플라스크(Erlenmeyer flask, conical flask)는 시약을 섞어 조제하는 데 사용한다(그림 1-13). 용량 크기는 10 mL부터 수 L까지 있다.

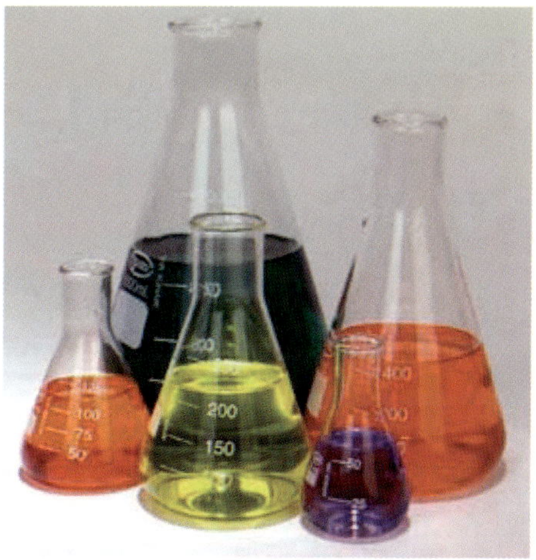

그림 1-13 삼각 플라스크

11) 비커

비커(beaker)는 유리와 플라스틱 제품이 있으며 용량 크기는 5 mL부터 수 L까지 다양하다(그림 1-14). 이것은 서로 다른 용액을 혼합하거나 시약을 조제할 때 사용한다.

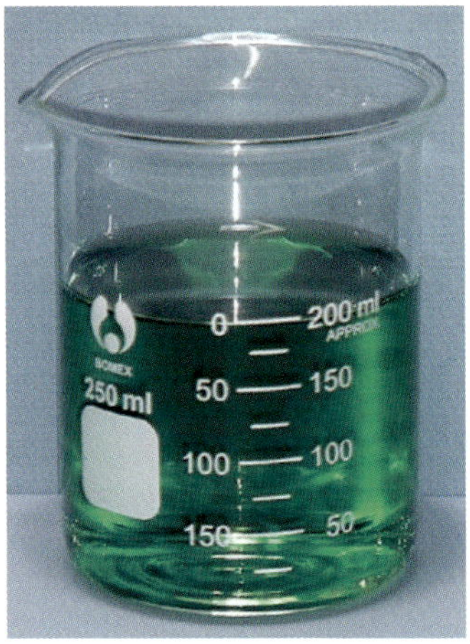

그림 1-14 비커

12) 실험 유리기구의 세척

실험 유리기구는 깨끗해야 하고 담고 있던 용액으로부터 유래한 어떤 물질도 남아있으면 안 된다. 유리기구는 수돗물에 헹군 후 광범위하게 사용하는 실험 세제에 담근다. 자동세척기를 사용하면, 먼저 사전 헹굼을 거치고 그 다음은 따뜻한 세제로 세척하며 그 다음은 수돗물로 철저히 헹구고 마지막은 증류수로 헹구는 과정을 거친다. 현재는 고온에 열변성이 없는 초음파세척기를 사용한다.

어떤 유리기구는 특별한 처리를 해야 한다. 피펫은 세척하기 전에 세제 용액이나 중크로뮴산칼륨 용액(13 g/dL $K_2Cr_2O_7$ 100 mL와 conc. H_2SO_4 85 mL를 혼합한 액으로 짙은 오렌지색을 띠며 녹색으로 변하면 산화력을 잃은 것이기 때문에 사용하지 않는다)에 담갔다가 세척한다.

미량 금속 분석에 사용할 유리기구는 50%(V/V) 질산 용액(HNO_3)에 최소한 2시간 동안 담갔다가 증류수로 철저히 헹군다.

6. 임상화학검사 기구

1) 원심분리기

원심분리(centrifugation)는 원심력을 이용하여 밀도가 다른 액체와 액체 또는 고체와 액체를 분리하는 기법이다. 다시 말하면 혼합물을 고속으로 회전시켜 비중에 따라 분획별로 분리하는 방법이다. 이러한 원심분리 장치를 원심분리기(centrifuge)라고 한다.

검사실에서 원심분리는 다음과 같은 경우에 이용된다.

1. 혈액의 세포 성분과 혈청 또는 혈장의 분리
2. 소변 및 체액의 침사에 대한 현미경 검사
3. 검체에서의 단백질 제거
4. 면역화학적인 측정에서 결합형과 유리형의 분리
5. 유기용매에 의한 체액 중의 물질 추출
6. 혈장이나 혈청의 지질단백질 분리

(1) 원심분리의 원리

원심분리기에서 두 가지 상을 분리하는 데 필요한 힘의 정확한 용어는 상대적 원심력(relative centrifugal force, RCF)이다. 단위는 원심력이 중력(gravity, g)보다 몇 배가 더 큰가를 중력가속도(g)의 수치로 나타낸 ×g를 사용한다(예, 500 ×g).

RCF는 다음과 같이 계산한다.

$$RCF = 1.12 \times 10^{-5} \times r \times rpm^2$$

여기서

1.12×10^{-5} = 각속도(angular velocity)에서 정해진 상수

r = 원심분리기 로터에 있는 시험관의 바닥에서 로터 중심까지의 회전반경(cm)

rpm = 1분당 회전수(revolution per minute)

채혈한 혈액 검체에서 혈청을 분리할 때는 채혈 후 응고가 될 때까지 20~30분을 기다린 후 1,000~2,000 ×g에서 5~10분 동안 원심분리를 한다.

원심분리의 기준을 RCF로 하는 이유는 rpm으로 할 경우 원심분리기의 크기에 따라 원심력이 다르기 때문이다. 그런데 검사실에서 사용하고 있는 원심분리기는 자주 rpm으로 표시되기 때문에 사용자는 원심분리기의 로터 반경을 구한 후 정해진 RCF(×g)에 해당하는 rpm이 얼마인지를 노모그램에서 구한 다음 원심분리를 해야 한다. 최근의 원심분리기는 원하는 RCF를 직접 맞출 수 있다.

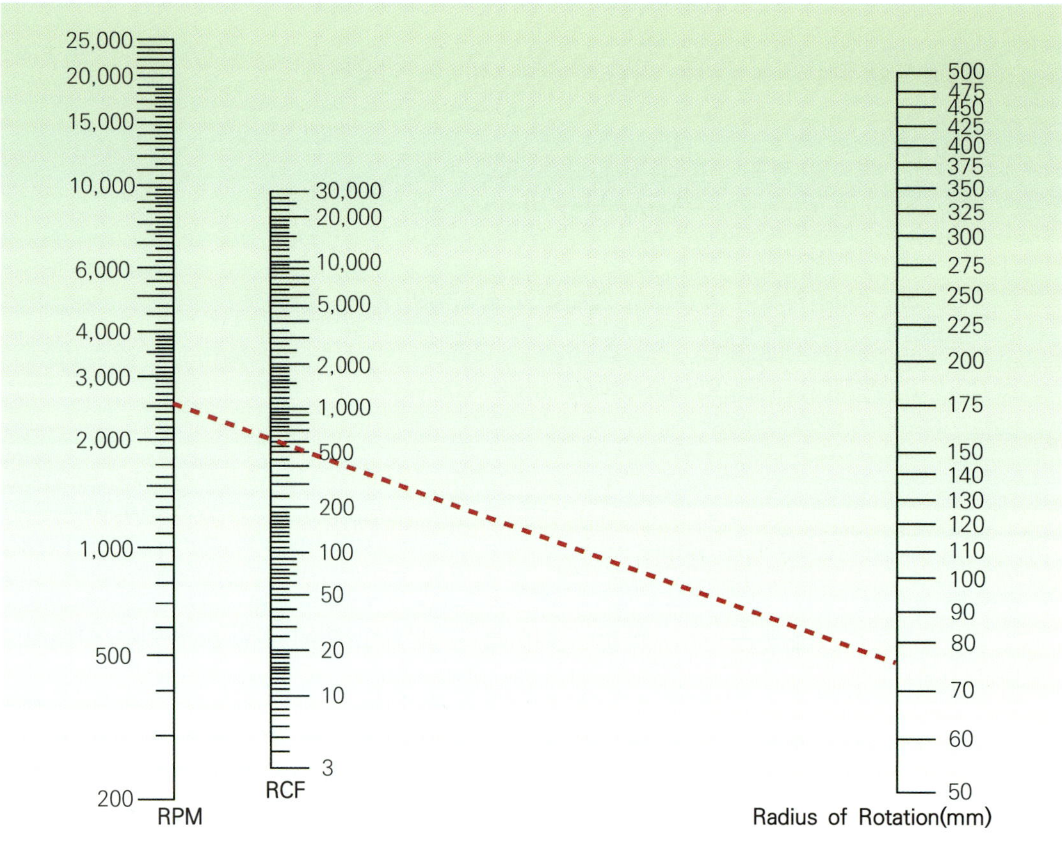

그림 1-15 원심분리기에서 RCF(×g)를 구하는 데 사용하는 노모그램

rpm과 로터 헤드의 반경으로부터 RCF(×g)를 구한다.

(2) 원심분리기의 종류

수평형 원심분리기(horizontal head or swinging-bucket centrifuge)는 원심관을 담는 통인 버킷(bucket)이 정지 상태에서는 회전자(rotor)에 수직으로 매달려 있다가 회전 상태에서는 수평으로 이동하는 원심분리기이다. 수평형 원심분리기는 3,200 ×g 및 4,000 rpm까지 가능하다.

각고정형(각형) 원심분리기(fixed-angle or angle-head centrifuge)는 원심관을 담는 버킷이 회전자의 헤드에 일정한 각(25°~50°)을 이루고 고정되어 있기 때문에 회전자가 회전하더라도 원심관은 수평으로 이동하지 못한다. 각고정형 원심분리기는 수평형보다 열과 마찰이 덜하기 때문에 5,600 ×g 및 7,000 rpm까지도 가능하다.

초고속원심분리기(ultracentrifuge)가 임상화학검사에서 사용되는 것은 혼탁혈청이나 지단백질을 분리할 때이다. 초고속원심분리기는 100,000 rpm까지 회전할 수 있고, RCF는 175,000 ×g 또는 그 이상도 가능하다.

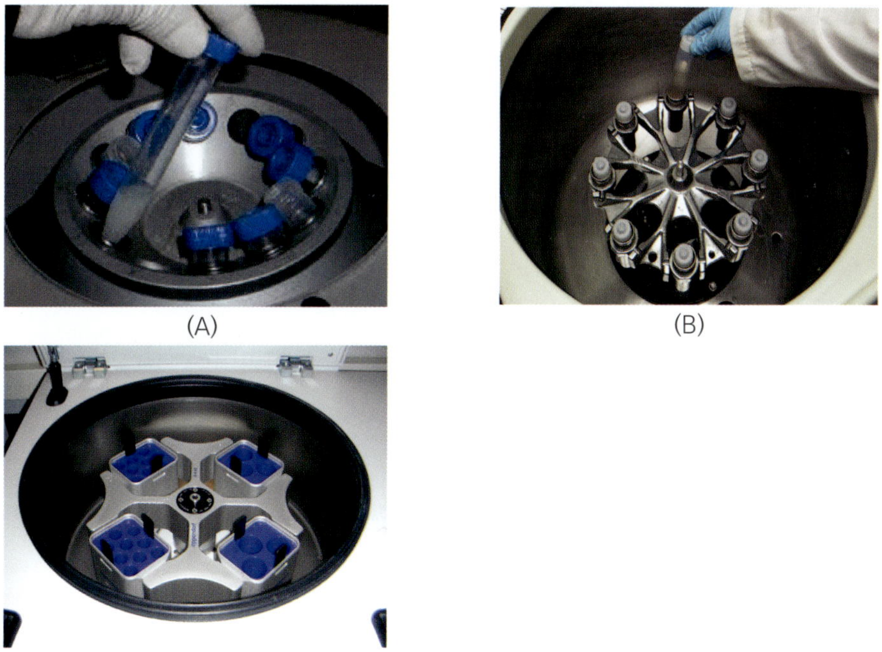

(A) (B) (C)

그림 1-16 고정형 원심분리기(A)와 수평형 원심분리기(B, C)

(3) 원심분리기 사용 시 주의사항

1. 원심분리기 사용 시 가장 중요한 것은 로터의 버킷에 원심관을 배치할 때 좌우의 무게 균형이 정확히 맞아야 하는 것이다. 이를 위해 윗접시 저울로 두 개의 원심관 무게를 동일하게 맞춘 다음(만일 맞는 게 없으면 한 쪽은 물로 맞춘다), 그림과 같이 대각선으로 배치한다. 만일 균형이 맞지 않으면 기기가 손상될 수 있고, 원심관이 파손될 수 있고, 진동이 커지고 원심력에도 영향을 미친다. 현재는 자동 조절장치가 내장된 원심분리기를 사용하고 있다.

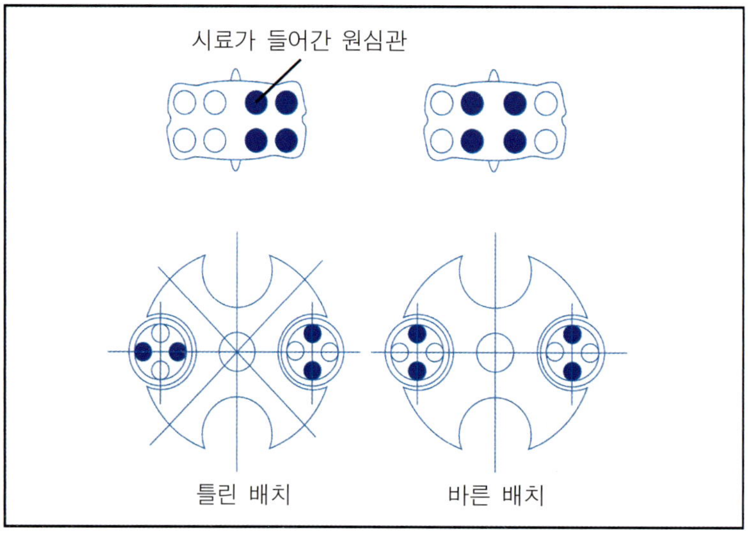

그림 1-17 원심분리기의 균형 맞추기

2. 원심분리 시 원심분리기가 자연히 멈출 때까지 기다려야 한다. 만일 강제로 정지시키면 침전물이 다시 부유할 뿐만 아니라 손을 다칠 위험성도 크다.

3. 원심 시간이란 목적하는 rpm에 도달한 후부터의 시간을 가리킨다. 회전 속도는 서서히 올린다.

4. 원심분리기는 속도측정기(tachometer)를 사용하여 정기적으로 점검하여야 한다.

2) 저울

(1) 중량 측정

질량(mass)은 물질의 불변적인 성질이다. 중량 측정(gravimetry)은 물질의 질량을 측정하는 데 사용되는 과정이다. 중량과 질량은 다음의 관계가 성립한다.

$$\text{중량} = \text{질량} \times \text{중력}$$

미지의 질량은 저울을 사용하여 이미 알고 있는 질량과의 비교를 통해 측정한다. 이러한 비교를 저울질 또는 칭량(weighing)이라고 하며, 비교에 사용되는 표준 질량을 분동(weights)이라고 한다.

(2) 저울질의 원리

저울질은 두 가지 모드를 통해 한다. 첫째는 저울질할 물건과 같은 무게가 나가는 분동을 통해 무게를 측정하는 방법이 있고, 둘째는 접시에 놓은 물질이 미리 설정된 중량과 평형을 이루는 것을 통해 무게를 측정하는 방법이 있다. 임상 검사실에서 주로 사용하는 저울질의 원리는 두 번째 것이다.

(3) 저울의 종류

임상검사실에서는 주로 이중 또는 단일 접시 저울(double-pan balance or single-pan balance)과 전자저울(electronic balance)을 사용하고 있다.

① 이중-접시 저울(double-pan balance)

단일 저울대의 양쪽 동일한 길이에 접시가 있고 양쪽 무게가 같으면 가운데 있는 바늘이 0을 가리킨다. 만일 바늘이 0에 있지 않으면 조정하여 0에 맞춘다. 표준 분동을 오른쪽 접시에 올려놓고 왼쪽 접시에 저울질할 물건을 올려놓는다.

② 단일-접시 저울(single-pan balance)

임상검사실에서 일반적으로 사용되는 저울이다. 이 저울은 컴퓨터나 기록장치에 연결하여 사용할 수도 있다. 전자 단일-접시 저울의 경우, 접시에 하중이 가해지면 저울대가 아래쪽으로 기운다. 영위(0) 검출기(null detector)가 저울대의 위치를 감지하는데, 이것은 저울대가 평형점에서 벗어났음을 가리킨다.

③ 전자 저울

전자 저울의 원리는 하중에 의해 변형된 저울대(balance beam)를 영위위치(null position)로 되돌리는데 소요되는 전자기력(electromagnetic force)을 측정하는 영위방법(zero method)과 탄성체 블록에 스트레인 게이지(strain gage)를 부착하여 하중에 의해 탄성체가 변형되면서 스트레인 게이지의 도선이 가늘어지는데 그에 따라 저항이 증가하고 전압의 변화가 생기는 것을 측정하는 로드셀 방법(load cell method)이 있다.

전자분석 저울(analytical balance)이란 0.01 mg(감량)을 잴 수 있는 저울이고(그림 1-18) 마이크로 저울(microbalance)이란 0.1 μg(감량)을 잴 수 있는 저울이다. 분석 저울의 칭량 범위는 0.001 mg ~ 160 g이다.

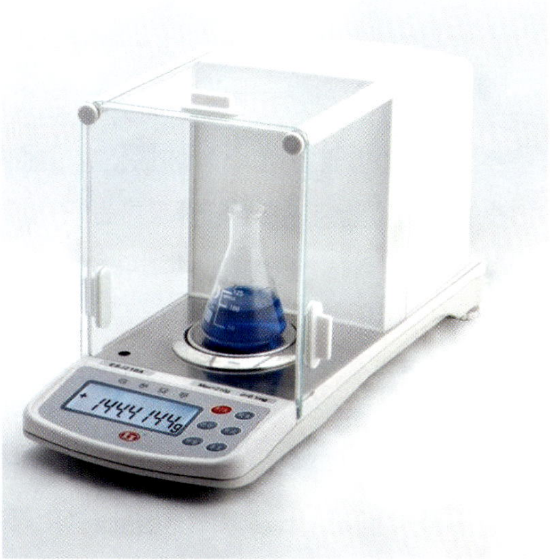

그림 1-18 전자분석 저울

전자분석 저울 사용하기

1. 사용 15분 전에 전원을 켠다.
2. 접시 위에 기름종이나 비커 등과 같은 빈 용기를 올려놓는다.
3. 용기중량(tare) 버튼을 눌러 기름종이나 빈 용기의 중량을 0으로 맞춘다.
4. 저울질할 물건을 올려놓는다.

저울 사용 시 주의사항

1. 실온(24~25℃)에 보관하고 습도는 60±10% 이내가 좋다.
2. 청결하게 유지하고 사용 시에는 부드럽게 다루어야 한다.
3. 진동이 없는 평평한 장소에 놓는다.
4. 시약을 접시에 직접 놓으면 안 되고 칭량병이나 기름종이에 놓는다.
5. 햇빛이 직접 닿지 않는 곳에 놓는다.
6. 부식성 기체가 발생하지 않는 곳에 놓는다.
7. 검정용 분동(calibration weights)을 사용하여 정기적으로 점검해야 한다.

실습: 에펜도프형 마이크로 피펫 사용하기

1) 부피(용량) 설정

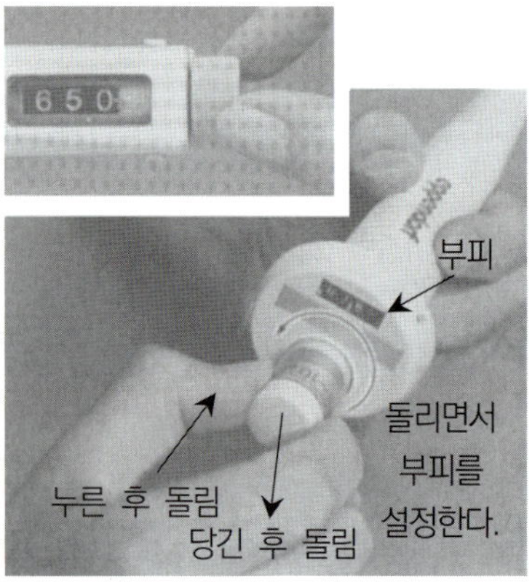

그림 1-19 부피 설정

부피를 설정하는 방법은 제품에 따라 다를 수 있다(그림 1-19).

2) 팁 부착

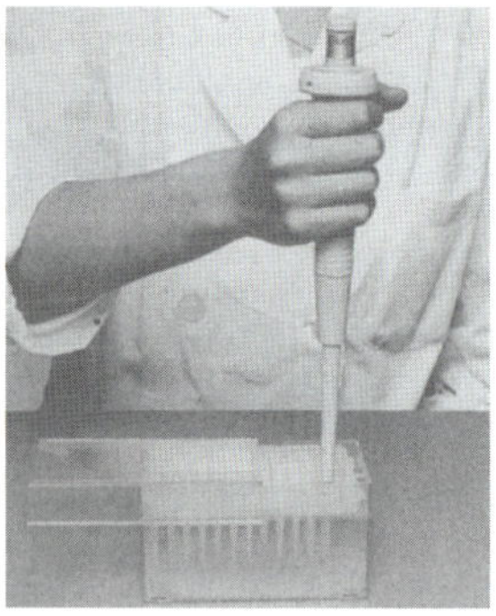

그림 1-20 팁 부착법

피펫 본체에 팁을 끼운다(그림 1-20). 에펜도프와 브랜드(BRAND)에 사용되는 피펫 팁의 종류에는 황색 팁(2~200 μL), 청색 팁(50~1,000 μL), 백색 팁(0.5~10 μL)이 있다. 피펫 본체를 팁 고정대에 놓여있는 팁에 맞추어 가볍게 누르고 돌리면서 팁을 끼운다. 손으로 피펫 팁을 끼우면 오염될 수 있으므로 절대 피해야 한다.

3) 피펫팅: 시료 흡인

① 피펫을 안전하게 잡은 후 플런저나 푸시버튼(push button) 위에 엄지손가락을 올려놓는다(그림 1-21).

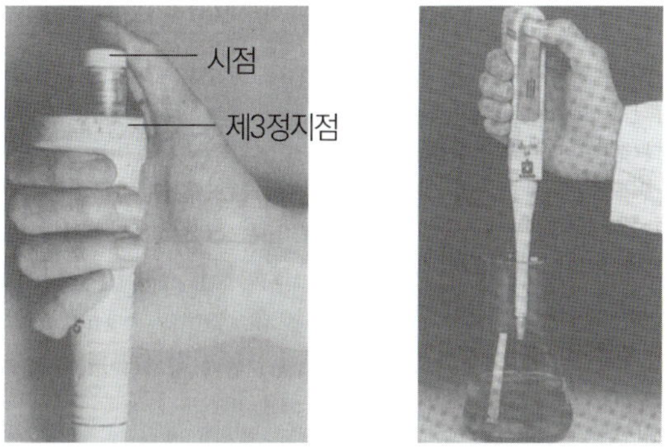

그림 1-21 피펫 잡는 방법

② 플런저를 제1정지점(first stop)까지 누른 후 피펫 팁의 끝 2~3 mm 정도를 시료 속에 담근다(그림 1-22).

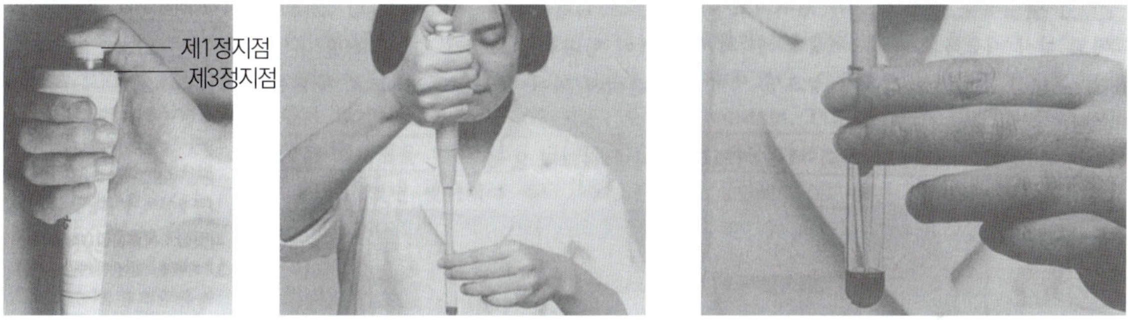

A. 제1정지점 B. 시료에 팁을 담근다. C. 시료에 팁을 담근다.

그림 1-22 흡인 전 조작

③ 눌렀던 플런저를 천천히 놓아 원위치로 되돌아가게 하면 액체가 흡인된다(그림 1-23). 그대로 다시 배출하고 흡입·배출을 수 회 반복하여 팁 내부를 고르게 한 후 최종 흡인한다. 흡인 시 눌렀던 플런저를 갑자기 놓으면 액체가 튀어 피펫 본체에 묻을 수 있으므로 주의해야 한다.

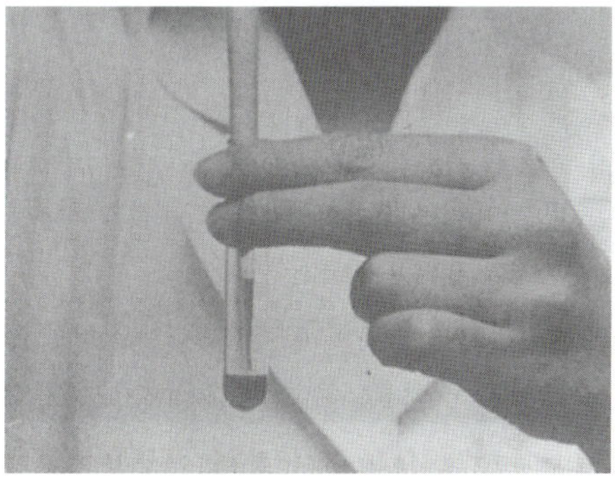

그림 1-23 시료 흡인

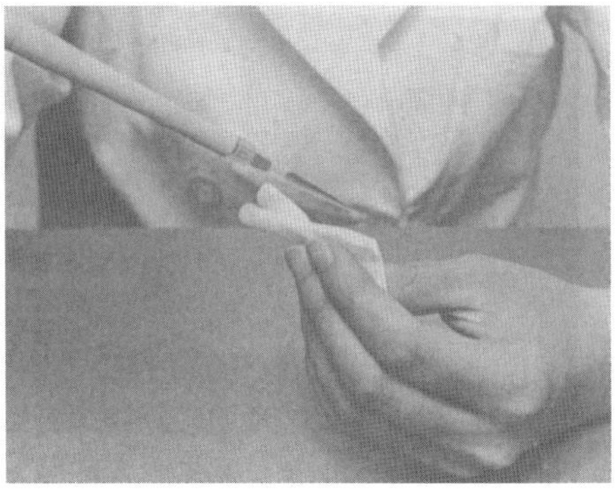

그림 1-24 팁 표면에 묻어있는 액체를 닦는다.

④ 피펫팁의 겉에 묻어있는 액체를 거즈로 닦는다. 닦을 때 거즈가 팁 끝의 구멍에 닿지 않도록 주의한다(그림 1-24).

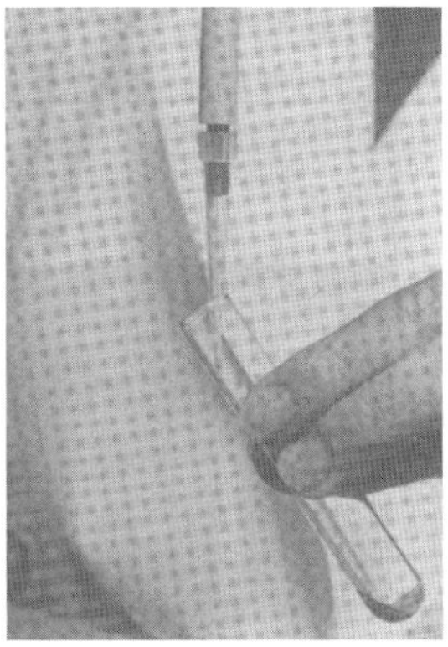

그림 1-25
잔액 배출(빈 용기)

⑤ 피펫을 수직으로 세우고 채취한 액체를 빈 용기에 넣을 때는 용기의 바닥 부근까지 피펫 팁을 유지하고 플런저를 제1정지점까지 눌러 배출하고(채액 배출), 수초 동안 그대로 유지하다가 제2정지점까지 눌러 잔액을 배출한다(잔액 배출, 그림 1-25). 용기에 다른 액체가 들어 있을 경우에는 액면 2~3 mm까지 피펫 팁을 담그고, 플런저를 제1정지점까지 천천히 누른다.

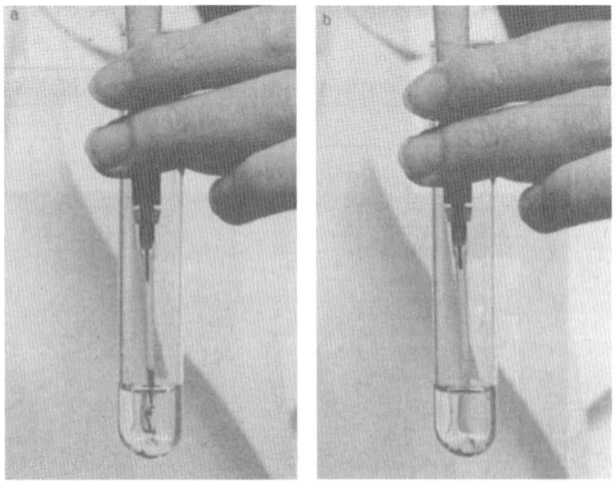

그림 1-26 채액의 배출과 헹구기 (액체가 있는 용기)

피펫 팁을 액체 중에 그대로 유지한 채 플런저를 놓으면 시료가 포함된 액체가 다시 흡인되고 플런저를 다시 누르면 액체가 배출되면서 내벽에 묻어 있던 시료가 씻겨 나온다(rinse out 또는 wash out). 이러한 조작을 2회 이상 반복한다(그림 1-26).

⑥ 피펫 팁을 헹구는 작업이 끝나면 제2정지점(second stop)까지 플런저를 누르고(그림 1-27), 피펫 팁의 선단을 용기의 내벽에 살짝 대면 마지막 방울이 배출된다.

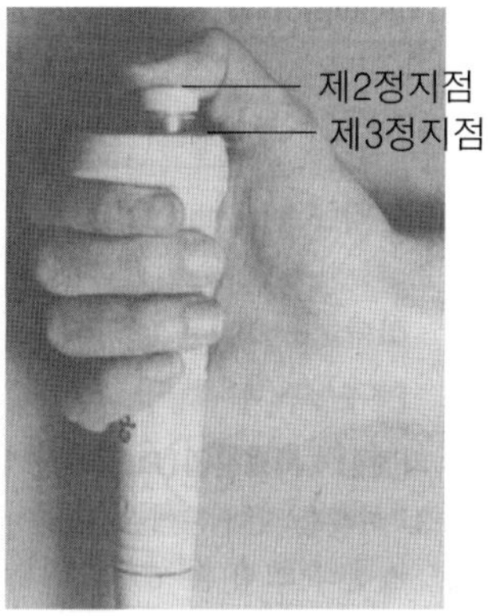

그림 1-27 제2정지점

⑦ 플런저를 제3정지점(third stop)까지 눌러 피펫 팁을 제거한다. 회사에 따라 별도로 팁 제거 버튼이 붙어있는 것이 있다(그림 1-28).
에펜도프형을 제외한 대부분의 다른 피펫은 제3정지점이 없고 팁 제거 버튼이 별도로 붙어있다.

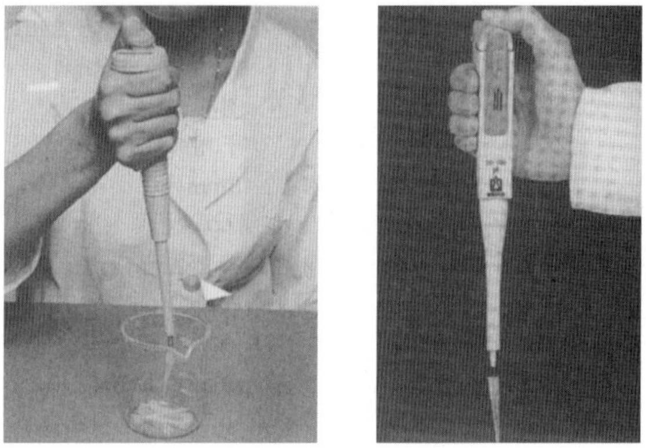

그림 1-28 피펫 팁 제거

Chapter 02

검체 채취 및 분석 전 오차

Specimen collection and Preanalytical error

■ 핵심용어

검체 채취, 진공 채혈관, 분석 전 변동 요인

■ 학습목표

채혈 방법 익히기

검체 처리 및 항응고제 알아두기

진공 채혈관의 용도 알아두기

결과에 영향을 미치는 다양한 분석 전 변동 요인 알아두기

1. 검체 채취

검체 채취와 취급, 그리고 검체 처리 과정은 임상 검사에서 중요한 단계로 분석 조건에 맞지 않은 손상된 검체는 유용한 결과를 얻을 수 없다.

임상 검사에서 분석되는 생물학적 검체는 (1) 전혈, (2) 혈청, (3) 혈장, (4) 소변, (5) 대변, (6) 타액, (7) 수액, 윤활액, 양수, 가슴막액(흉수), 심장막액, 복수, 정액, (8) 특정 세포를 포함한 고형조직 등이다.

실제 일상 검사의 검체는 혈액과 소변이 주를 이루며 그밖에 특수 검사에 사용되는 검체는 많지 않다. 이는 혈액과 소변의 채취가 상대적으로 쉽고 그들의 분석을 통하여 많은 유용한 정보를 얻을 수 있기 때문이다.

1) 혈액

혈액은 체내 모든 조직을 순환하면서 영양분을 공급하고 대사산물을 수집함과 동시에 조직과 세포의 생존을 유지시켜 준다. 임상화학 검사의 주요 검체인 혈액은 "항상성의 개념인 체액의 화학조성은 정상 시에는 거의 일정한 값을 유지하나 질병이 있을 때 농도의 변동이 생긴다."라는 원리에 근거를 둔다.

혈액은 정맥, 동맥 및 모세혈관에서 얻는다. 보통 화학 검사에서 가장 많이 사용되는 검체는 정맥혈이며, 이것을 얻는 방법을 정맥천자(venipuncture)라고 한다. 영아나 POCT(point-of-care, 환자가 케어를 받고 있는 장소나 근처에서 수행하는 의학적 검사)에서는 피부 천자(skin puncture)를 통해 얻은 모세혈관 혈액이 자주 사용된다.

혈액 검체를 채취하는 과정을 정맥절개술(phlebotomy)이라 하고, 이는 잘 훈련된 정맥절개 시술자(phlebotomist)에 의해 수행된다. 정맥절개술은 관습적으로 채혈이라 부르고 있으며, 정맥절개 시술자는 채혈자라 부르고 있다.

채취된 혈액은 전혈(whole blood)이나 혈장(plasma, 항응고제를 포함하고 있는 시험관에 채취한 혈액을 원심분리하여 세포 성분을 제거한 후 남는 노란색 액체)이나 또는 혈청(serum, 응고된 혈액으로부터 분리된 투명하고 노란색 액체)으로 사용된다.

2) 정맥천자

정맥천자란 환자의 정맥에서 적합한 혈액검체를 얻는데 포함된 모든 과정으로 정의된다.

(1) 준비 단계

채혈을 담당하는 임상병리사(이하 채혈자라 함)는 채혈 대상자의 신원(이름, 환자 번호, 생년월일)을 확인한다. 외래 환자의 경우는 환자 자신이 직접 자기 이름을 부르게 하고, 입원 환자는 손목에 찬 밴드를 보고 검사 의뢰서와 환자가 동일한지 확인한다. 소아는 보호자를 통해 확인한다. 채혈자는 가운과 장갑과 안면마스크, 보안경을 착용한다.

채혈에 필요한 주사기(주사바늘은 성인의 경우 21~23 게이지를 사용하고, 30~50 mL의 많은 양을 채혈할 때는 18 게이지의 바늘을 사용한다. 게이지 크기와 주사침 직경은 반비례하여 게이지가 커질수록 주사바늘의 직경은 작아진다)나 진공채혈기, 시험관, 지혈대, 소독용 알코올 솜(70% 이소프로판올), 받침대 등의 기구를 준비한다.

안정되고 편안한 상태로 환자를 앉게 하거나 반듯이 눕게 한다. 서있는 상태에서 정맥천자를 하면 안 된다.

(2) 천자 부위 결정

채혈 부위를 결정한다. 성인의 채혈 부위로는 팔오금중간정맥(정중주와정맥), 손등정맥 및 발등정맥이 있으나 팔오금중간정맥이 가장 많이 이용되고, 신생아를 비롯한 영아의 채혈 부위로는 발뒤꿈치(천자 후 모세혈관에서 채취함)가 가장 많이 이용된다.

수액 주사 중이면 검체 채취 3분 전에 수액 주입을 정지 시킨 후 반대 팔에서 채혈하고, 불가피한 경우 수액 주사중인 팔의 주사부위 아래에서 채혈한다. 처음 채혈한 5~10 mL는 주입한 수액의 오염 가능성이 있기 때문에 버린다.

(3) 천자 부위 준비

천자할 부위 주위를 기관에서 사용이 승인된 소독약으로 소독한다. 소독은 검체 오염을 방지하고 환자의 피부 표면에 세균이 체내로 이동되는 것을 방지하기 위해서 실시한다. 일반적으로 사용되는 소독약은 (1) 미리 봉입되어 있는 알코올 면봉이나, (2) 70% 이소프로판올에 적신 거즈나, (3) 염화벤잘코늄(benzalkonium chloride) 용액, 염화제피란(zephiran chloride, 1:750)이다. 염화벤잘코늄은 에탄올을 측정하기 위해 채혈할 때 사용한다. 포비돈-아이오딘(povidone-iodine)은 몇 가지 화학 검사를 간섭하므로 사용하지 말아야 한다.

소독은 채혈 부위로부터 바깥쪽으로 동심원을 넓혀 나가면서 한다. 알코올이나 다른 소독약이 마르지 않은 상태에서 천자하면 미세한 용혈이 일어나 결과에 이상을 초래할 수 있다. 일단 소독을 했으면 정맥 천자가 끝날 때까지 그 부위를 만지면 안 된다.

(4) 천자 시간

일내변동(circadian rhythm)이 큰 성분(예, 코르티솔과 철은 밤에 제일 낮고 점차 증가하여 오전 중 최고치가 되고 다시 낮아진다)의 측정과 약물요법을 감시할 때는 언제 채혈하느냐가 매우 중요하다. 법의학적으로 알코올이나 약물을 측정할 때도 검체 채취 시간이 매우 중요하다.

(5) 정맥 차단

피부를 소독한 후 지혈대(tourniquet)를 천자 부위의 10~15 cm 위쪽에 맨다. 이렇게 되면 정맥혈액이 심장으로 되돌아가지 못하고 고여서 혈관이 팽창하여 정맥을 쉽게 찾을 수 있으며 혈관벽이 늘어나고 얇아져서 쉽게 천자할 수 있게 한다.

혈관 압박을 위해 혈압 측정용 압박 띠(cuff)를 사용할 때는 약 60 mmHg로 압박한다. 지혈대는 1분 이상 매고 있으면 안 된다. 1분 이내에는 혈액 성분의 변화가 적지만, 3분 후에는 유의한 변화가 나타나기 때문이다.

울혈이 일어나면 물과 작은 분자들이 세포 속으로 들어가고 단백질이나 단백질-결합 성분 같은 비용해성 물질은 농축된다. 따라서 울혈 시간이 길수록 이러한 물질의 농도가 더 많이 증가한다.

(6) 반복 정맥천자 시도

첫 번째 시도에서 검체 얻기에 실패한 경우 첫 번째 위치 바로 아래나, 반대편 팔, 손 또는 손목 정맥에서 채혈한다. 두 번째 시도에서도 실패할 경우 다른 사람이 대신한다.

정맥 천자가 실패하면 환자뿐만 아니라 채혈자도 실망하게 된다. 두 번째 채혈자도 실패할 경우, 급하지 않을 경우 환자에게 쉴 수 있는 시간을 주고 나중에 다시 시도한다.

만약 검체를 채취하지 못 할 경우는 병원 내 규정에 따라 의사나 간호사에게 알린다.

(7) 진공 채혈관

진공 채혈관(vacutainer phlebotomy tube, evacuated blood tube, vacuum tube)은 경제적이고 편리하며 이용하기가 쉽다. 또한 진공관채혈 방법은 혈액이 정맥에서 바로 진공관으로 채취되므로 검체의 오염과 공기 노출을 최소화 할 수 있다. 진공 채혈관은 소다석회(soda lime)나 붕규산염 유리 또는 플라스틱으로 만들어진다. 진공채혈기는 진공 채혈관과 주사바늘 그리고 홀더(주사바늘과 진공 채혈관을 연결하는 장치)로 구성된다. 진공 채혈관 사용 시 규정량 이하로 채혈하면 진공 채혈관내 혈액은 음압 조건에 노출되어 혈구가 파괴되고 혈구 성분이 유출될 수 있다.

진공채혈기 사용법

1. 주사바늘을 홀더에 끼운다.
2. 정맥천자를 한다.
3. 진공 채혈관을 홀더 안쪽으로 민다.

진공 채혈관은 검사 종류에 적합한 검체를 얻을 수 있도록 여러 종류가 구비되어 있다. 진공 채혈관의 종류는 마개의 색깔로 구분하며, 이것의 색채는 제조사에 따라 약간씩 다르지만 기본적인 색깔은 전 세계적으로 공통적이다(표 2-1, 그림 2-1).

표 2-1 진공 채혈관의 마개 색깔과 내용물표

채혈관 종류	첨가물	마개 색깔	대체 색깔
겔 분리관	폴리머 겔/실리카 촉진제	**황금색**	**황금색**
	폴리머 겔/실리카 촉진제/헤파린 리튬	녹색/회색	옅은 회색
혈청관(첨가물 없음)	내부가 실리콘으로 코팅됨	**적색**	적색
	내부가 코팅되지 않음	적색	핑크색
혈청관(첨가물 있음)	트롬빈(건조 첨가물)	회색/황색	오렌지색
	특별한 응고 촉진제	황색/적색	적색
전혈/혈장관	K_2EDTA(건조 첨가물)	**옅은 자주색**	옅은 자주색
	K_3EDTA(액체 첨가물)	옅은 자주색	옅은 자주색
	Na_2EDTA(건조 첨가물)	옅은 자주색	옅은 자주색
	시트르산나트륨(응고)	**밝은 청색**	밝은 청색
	시트르산나트륨(적혈구 침강율)	**흑색**	흑색
	플루오린화나트륨(항해당제)	**회색**	옅은 회색
	헤파린리튬(건조 또는 액체)	**녹색**	녹색
	옥살산칼륨/플루오린화나트륨	옅은 회색	옅은 회색
	헤파린리튬/아이오딘화아세트산염	옅은 회색	옅은 회색
혈액 배양관	폴리아네톨 설폰산나트륨(SPS)	담황색	담황색
납 측정관	헤파린칼륨(액체 첨가물)	황갈색	황갈색
	헤파린나트륨(건조 첨가물)	감청색	감청색
미량 원소 측정관	내부가 실리콘으로 코팅됨(혈청관)	감청색	감청색
분자 연구 및 세포 배양관	ACD(acid citrate dextrose)	황색	황색

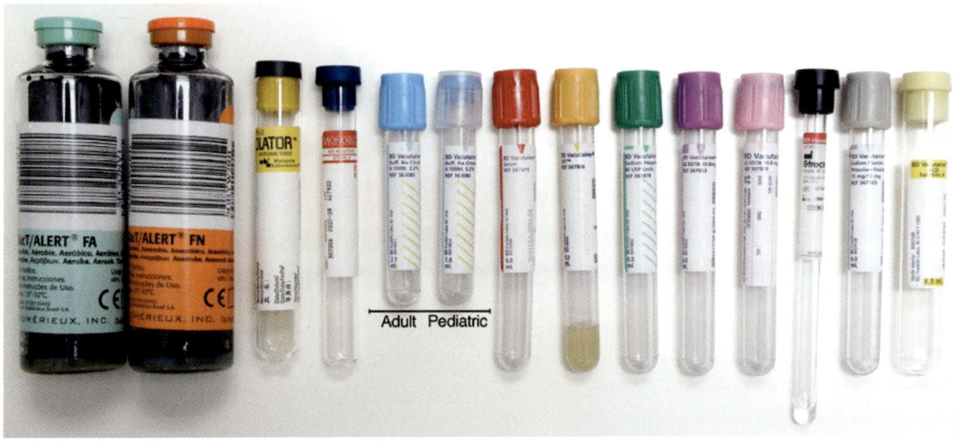

그림 2-1 진공 채혈관(vacuum tube)

2. 검체 채취 변동 요인

검체 채취 시에 발생할 수 있는 변동 요인에는 검사의뢰서 실수, 환자확인 실수, 지혈시간 초과, 부적절한 소독약 사용, 부적절한 채취 시간, 정맥주사나 치료약물의 간섭, 부적절한 채혈 부위 등이 있다.

1) 지혈대 부착 시간

지혈대를 3분 이상 매고 있으면 총 단백질, 철, 아스파르트산 아미노기 전이 효소(aspartate aminotransferase, AST), 빌리루빈(bilirubin) 및 총 지질이 증가한다. 총 콜레스테롤은 2분 지연 시에 5% 그리고 5분 지연 시에 15%가 증가한다.

주먹을 반복해서 쥐었다 폈다 하면 칼륨이 1~2 mmol/L 증가할 수 있다.

2) 정맥주사 부위

정맥주사를 실시하고 있는 부위 상부에서 채혈하면 안 된다. 채혈은 정맥주사 부위 아래쪽에서 하되 적어도 채혈 2~5분 전에 정지시킨다. 그리고 처음 채혈한 5 mL는 버리는 것이 좋다.

검사실에 따라서는 정맥주사를 채혈 10분 전에 정지시키면 주사 부위 상부에서 채혈하기도 한다.

3) 소독약

포비돈-아이오딘(povidone-iodine), 베타딘(Betadine)은 인, 요산 및 칼륨의 위양성을 유발한다. 의학적이나 법적으로 에탄올을 측정해야 할 때는 70% 이소프로필 알코올(isopropyl alcohol)을 사용하면 안 된다.

알코올을 측정할 때는 소독약으로 염화벤잘코늄(benzalkonium chloride) 용액을 사용한다.

4) 부적절한 채혈 부위

문제가 되는 채혈 부위로 화상, 흉터, 문신 부위는 채혈을 피한다. 이곳은 정맥 촉지가 힘들고 최근에 입은 화상 또는 문신 부위는 감염에 취약하기 때문이다.

딱딱하게 경화된 정맥이나 부종 부위도 채혈을 피하고 가능하다면 다른 채혈 부위를 찾는다.

5) 검체 종류

검체의 종류가 모세관혈 혈청인가 아니면 정맥 혈청인가에 따라서, 또는 혈청인가 아니면 혈장인가에 따라 피분석물의 측정치가 다를 수 있다. 모세관혈 혈청의 혈당치는 정맥 혈청의 혈당치보다 1.4%가 더 높고, 칼륨은 모세관혈이 정맥보다 0.9%가 더 높다. 빌리루빈, 칼슘, 염화물, 나트륨 및 총 단백질은 모세관혈 혈청이 정맥혈 혈청보다 더 낮다.

칼륨, 무기 인산염 및 글루코스는 혈장이 혈청보다 더 낮고, 이와는 반대로 총 단백질, 젖산 탈수소 효소(lactate dehydrogenase, LD 또는 LDH) 및 칼슘은 혈장이 혈청보다 더 높다. EDTA 혈장으로 측정한 콜레스테롤, 중성 지방 및 고밀도 지질단백질-콜레스테롤(high density lipoprotein-cholesterol, HDL-C)을 혈청 값으로 전환시키려면 1.03을 곱한다.

6) 항응고제

대부분의 임상화학 검사는 검체로 혈청이나 헤파린으로 처리한 혈장을 사용한다. 어떤 항응고제는 특정한 검사에 사용할 수 없다. 플루오린을 포함하고 있는 항응고제는 글루코스 측정에 사용하지만 적혈구 막의 투과성을 변화시켜 전해질 분석을 간섭한다.

전립선 특이 항원(prostate specific antigen, PSA)과 철을 측정할 때는 혈장을 사용하면 안 된다.

현재 많이 사용하고 있는 항응고제와 그들의 작용 원리 및 간섭에 대해 표 2-2에 열거하였다.

표 2-2 항응고제 및 보존제의 사용 지침

검체	항응고제 또는 보존제의 종류	항응고제 또는 보존제의 작용 원리와 간섭	응용
전혈	EDTA(Na 또는 K 염) 헤파린나트륨	칼슘 결합 무연(lead-free)	혈액학 납
혈장	시트르산나트륨 헤파린(Na, Li 또는 NH_4 염) 옥살산염	칼슘 결합 트롬빈 억제 칼슘 결합	응고 화학 응고
혈청	없음 없음 혈청 분리 겔 트롬빈	없음 오염-없음 겔 벽 형성 응고 속도 증가	화학 미량 원소 화학 화학
항해당 인자			
혈청	아이오딘화아세트산염	글리세르알데히드-3-인산 탈수소 효소	글루코스, 젖산
부분 혈장	플루오린/옥살산염	에놀레이스 억제	글루코스

7) 겔 함유 채혈관과 일반 채혈관

분리 겔(separator gel)을 포함하고 있는 채혈관으로 얻은 혈청이나 혈장은 겔이 약물을 흡수하여 낮은 결과를 나타낼 수 있으므로 치료약물의 분석에 적합하지 않다. 또한 겔이 면역 반응을 방해할 수 있으므로 혈액은행 검사나 면역 검사를 위해서는 겔이 없는 채혈관을 사용한다.

분리 겔의 사용이 부적절한 검사

피분석물이 겔에 흡착하는 것

플레케이나이드(flecainide), 삼환계 항우울제(tricyclic antidepressant), 할로페리돌(haloperidol)

전혈을 필요로 하는 것

적혈구 효소, 헤모글로빈 A_{1c}, 납, 사이클로스포린 A(cyclosporin A)

겔로 인해 오염 가능성이 있는 것

미량 원소

보존제를 필요로 하는 것

대부분의 펩티드 호르몬, 레닌, 카테콜아민

3. 검체 취급

1) 빛과 온도

빌리루빈, 비타민 B_{12}, 비타민 A 및 카로틴(carotene)은 빛의 영향을 받는다. 따라서 이러한 물질을 측정할 검체는 빛에 노출되는 것을 방지하기 위해 빛을 차단할 수 있는 호일로 감싸고 빛을 막을 수 있는 운반 용기에 담아 수송한다.

암모니아, 혈액 가스, 젖산염, 피루브산염, 가스트린(gastrin), 레닌(renin) 및 부갑상선 호르몬(parathyroid hormone, PTH)은 온도에 불안정하다. 따라서 이러한 물질을 측정할 검체는 얼음물에 넣어서 냉각시킬 수 있다.

만일 혈액 가스를 측정할 검체(동맥혈액)를 액체 헤파린이 들어있는 플라스틱 주사기로 채취하고 20분 이내에 검사한다면, 검체는 냉각시킬 필요가 없다. 혈액 가스 측정 시 검체 취급으로 인해 발생하는 변동 요인에 의한 영향을 정리하면 표 2-3과 같다.

표 2-3 혈액 가스 측정에 대한 검체 취급 변동 요인의 영향

조절되지 않은 요인	pH	pO_2	pCO_2
얼음물에 검체를 담그지 않았음	10분에 0.01까지 감소함	10분에 5%까지 감소함	최소로 변함
공기를 제거하지 않았음	검체를 심하게 흔들면 증가함	약간 증가함. 처음에 높은 pO_2를 가진 환자에서는 감소함	감소함
액체 헤파린을 과다하게 첨가하였음	보통 영향이 없음	약간 증가함. 처음에 높은 pO_2를 가진 환자에서는 감소함	감소함

2) 검체 처리

검사실에서는 검체 수송에 걸린 시간, 채취 시간과 날짜, 검체의 종류, 채취자의 이름, 그리고 검체 채취를 거절한 경우 그 이유 등을 문서화하여 비치해야 한다.

검체는 검사실에서 정한 가이드라인에 따라 처리한다. 만일 항응고제가 들어있는 검체에서 혈장을 분리할 필요가 있을 경우에는 1시간 이내에 분리해야 한다. 응고 시험관의 검체는 충분히 응고가 되도록 30~60분 동안 방치하되 2시간을 넘기지 말고 원심분리를 하여 혈청을 분리한다. 응고촉진제를 포함하고 있는 시험관에 채취하면 더 빨리 검체를 처리할 수 있다. 이때 적당한 응고시간은 제품 설명서를 참고한다.

응고시험관은 1,200 ×g의 상대원심력(RCF, relative centrifugal force)으로 10~15분 동안 원심분리를 한다. 혈청을 분리하지 않고 방치하면 크레아틴 카이네이스(creatine kinase, CK), 젖산염, LD, 인산염 및 암모니아는 증가하는 반면 글루코스와 중탄산염은 감소한다. 글루코스의 경우는 해당에 의해 1시간 당 5~7%씩 감소하는데, 그 비율은 백혈구 증가(leukocytosis)에서 더 높아진다.

용혈이 일어나지 않고 균에 오염되지 않은 혈청은 25℃에서 8시간 동안 안정하다. 아이오딘아세트산나트륨(sodium iodoacetate)과 플루오린화나트륨(sodium fluoride)이 첨가되어 있는 시험관에 채취된 검체를 채취하면 글루코스는 해당이 억제되어 실온에서 3일 동안 안정하다.

채혈이나 검체 처리 중 용혈이 일어나면 혈청보다 적혈구 안의 농도가 더 높은 성분들이 거짓으로 증가하거나(위양성) 감소하기(위음성) 때문에 그러한 항목을 측정할 때는 검체를 다시 채취해야 한다.

헤모글로빈 농도가 200 mg/dL를 넘으면 용혈 혈청을 육안으로 식별하는 것이 가능하다.

화학 검사에 대한 용혈의 영향

적혈구로부터의 방출에 의한 증가

칼륨, 마그네슘, 젖산 탈수소 효소(LD), 아스파르트산 아미노기 전이 효소(AST), 총 단백질, 철, 인산염, 암모늄

측정 시 간섭에 의한 증가

콜레스테롤, 트리글리세리드(triglyceride, TG), 크레아틴 카이네이스(CK), CK-MB(면역억제)

측정 시 간섭에 의한 감소

빌리루빈(직접 분광광도계법), 카로틴, 인슐린, 알부민

4. 기타 분석 전 변동 요인

분석 전 변동 요인(preanalytical variables)은 조절 가능한 것과 조절 불가능한 것으로 분류한다.

1) 조절할 수 있는 변동 요인

검체 채취와 관련된 많은 분석 전 변동 요인은 조절이 가능한 것들이다. 그밖에도 조절이 가능한 분석 전 변동 요인에는 생리적 변동 요인과 식이, 생활-습관(life-style), 자극제, 약물, 약초 조제(herbal preparation) 및 기분전환용 약물 섭취 등과 관련된 것들이 있다.

(1) 생리적 변동 요인

분석 결과에 영향을 미치는 조절 가능한 인적 변동 요인(personal variables)에는 (1) 자세, (2) 장기간 침상에 누워있는 것, (3) 운동, (4) 신체 훈련, (5) 일내 변동, (6) 월경주기 등이 있다.

① 자세(체위)

누워있다가 서 있게 되면 정수압(hydrostatic pressure)이 증가하여 성인의 경우 혈액량이 약 600~700 mL가 감소한다. 이는 단백질을 제외한 혈장이 모세혈관에서 조직으로 이동하기 때문이며 혈장이 감소하고 단백질 농도가 증가하여, 혈장 단백질 농도가 약 8~10% 증가한다. 이러한 변화는 10분 이내에 완결된다. 반대로 서 있다가 눕는 경우에는 변화가 완결되기까지 30분 정도의 시간이 소요된다. 결과적으로 30분 동안 서 있은 후에는 칼륨이 약 0.2~0.3 mmol/L 정도 유의하게 증가한다.

장기간 침상에 누워있는 환자는 카테콜아민(catecholamine)의 소변 배설이 1/3 정도 감소한다. 혈청 칼륨도 뼈대근육의 감소로 인하여 0.5 mmol/L까지 감소할 수 있다. 2~3주 후에는 바닐릴만델산(vanillylmandelic acid, VMA)이 1/4까지 감소한다. 헤모글로빈도 처음 입원할 때와 비교하면 감소하여 마치 출혈이나 용혈 등이 있는 것으로 잘못 오인할 수 있다.

미국 국립보건원(National Institute of Health, NIH)에서는 콜레스테롤과 지질단백질을 측정할 검체를 채취할 때는 자세에 의한 변화를 최소화하기 위해 약 5분 동안 의자에 앉아 있게 한 후 채혈하도록 권고하고 있다.

서 있던 상태에서 누운 상태로 체위를 바꾸었을 때 감소하는 성분

알도스테론(aldosterone), 항이뇨 호르몬(antidiuretic hormone, ADH), 카테콜아민(catecholamine), 바닐릴만델산(vanillylmandelic acid, VMA), 레닌, **알부민**, 총 단백질, **알칼리성 포스파테이스(alkaline phosphatase, ALP)**, **알라닌 아미노기 전이 효소(alanine aminotransferase, ALT)**, 빌리루빈, 칼슘, **콜레스테롤**, 칼륨, 트리글리세리드(TG), 아밀레이스, **티록신**

② 운동과 신체 훈련

운동은 일시적 혹은 지속적으로 검사 결과에 영향을 미치는데 운동을 멈추면 일반적으로 운동 전 상태로 되돌아간다. 운동에 의해서도 많은 피분석물의 농도가 변동하는데, 그것은 운동의 종류나 강도에 따라 다양하게 변동한다. 운동을 하면 에너지를 얻기 위한 대사활동의 증가로 (1) 혈관에서 간질로 액체가 이동하고, (2) 활동의 변화가 자극을 주어 호르몬 농도의 변화가 일어나고, (3) 땀으로 수분을 상실하기 때문에 피분석물질의 변동이 일어난다.

적당한 중등도 운동에서는 유발 스트레스 반응으로 인해 혈당이 증가하고, 이것은 다시 인슐린의 분비를 자극한다. 운동에서는 뼈대근육의 물질대사 활동이 증가하여 혈장에 피루브산염과 젖산염이 증가한다. 동맥혈의 pH와 pCO_2는 운동에 의해 감소한다. 세포의 ATP 사용 증가로 세포의 투과성이 증가하고 이로 인해 뼈대근육에서 유래하는 효소 활성이 혈청에 증가한다. 중등도 운동에서 혈청 콜레스테롤과 트리글리세리드(TG)가 수 일 동안 약간 감소한 채로 지속된다. 매주 4시간 동안 걷기 운동을 한 사람은 운동을 하지 않은 사람보다 콜레스테롤의 평균 농도가 5% 더 낮았으며, 고밀도 지질단백질(high density lipoprotein, HDL)은 3.4% 더 높았다.

심한 운동에서는 저혈당과 당 내성이 나타날 수도 있다. 혈장 젖산염은 10배까지 증가할 수도 있다. 그리고 사이질 공간에서 단백질의 유입으로 인해 혈장 단백질의 농도가 증가한다.

신체 훈련은 단기간에 나타나는 운동에 의한 영향을 최소화 해준다. 일반적으로 운동선수들은 비운동선수보다 뼈대근육에서 유래하는 효소의 혈청 활성이 더 높다. 크레아틴 카이네이스(CK)의 아이소엔자임인 CK-MB는 훈련을 받은 사람이 훈련을 받지 않은 사람보다 훨씬 더 높다. 요소, 요산, 크레아티닌, 티록신도 운동선수가 훈련을 받지 않은 사람보다 더 높다. 크레아티닌의 소변 배설도 신체훈련에서 증가한다. 이러한 변화는 근육량의 증가 및 근육량의 큰 변화(turnover)와 관련이 있다.

혈청 총 지질 농도는 신체 조건에 따라 감소한다. 예를 들어, 혈청 콜레스테롤은 25%가 감소할 수 있다. 그렇지만 HDL-콜레스테롤(HDL-C)은 증가한다. 따라서 총 콜레스테롤이 감소는 저밀도 지질단백질(low density lipoprotein, LDL)-콜레스테롤(LDL-C)의 감소에 기인하는 것이다.

운동에 의해 증가하는 성분

빌리루빈(bilirubin), 크레아틴 카이네이스(CK), 아스파르트산 아미노기 전이 효소(AST), 고밀도 지질단백질-콜레스테롤(HDL-C), 젖산염, 젖산 탈수소 효소(LD), 요산

운동에 의해 감소하는 성분

총 콜레스테롤, 저밀도 지질단백질-콜레스테롤(low density lipoprotein-cholesterol, LDL-C), 트리글리세리드(TG)

③ 일내 변동(일주기 변동)

일내 변동(diurnal variation) 또는 일주기 변동(circadian variation)이란 매일 24시간 동안 일어나는 피분석물의 생성, 배설 및 농축의 패턴을 의미한다. 일내 변동을 일으키는 요인에는 자세, 활동, 음식물 섭취, 스트레스, 햇빛이나 어두움, 수면이나 각성 등이 있다.

혈청 철은 오전에 높고 오후에 낮은데, 오전 8시와 오후 2시의 값 차이가 50%에 달할 수도 있다. 코르티솔(cortisol)도 오전 8시와 오후 4시의 값 차이가 철과 같이 크다. 혈청 칼륨은 오전 8시에는 5.4 mmol/L인데 오후 2시에는 4.3 mmol/L로 감소한다는 보고가 있다.

당부하 시험(glucose tolerance test)을 오후에 받으면 오전 일찍 받을 때보다 혈당이 높게 나온다. 이때는 인슐린 반응이 큼에도 불구하고 혈당이 높게 나온다. 성장 호르몬(growth hormone, GH)은 밤중 수면 중에 높고 낮에 낮다. 카테콜아민은 낮에 높고 밤에 낮다. 갑상선 자극 호르몬(thyroid stimulating hormone, TSH)은 밤에 높고 낮에 낮다. 일내 변동이 있는 검사는 항상 일정한 시간에 검체를 채취하여 검사하는 것이 중요하다.

일내 변동이 있는 성분	
오전에 높은 것:	부신 피질 자극 호르몬(adrenocorticotropic hormone, ACTH), 코르티솔, Fe, 알도스테론, 레닌
오후에 높은 것:	산성 포스파테이스(ACP), 성장 호르몬(GH), 부갑상선 호르몬(PTH), 갑상선 자극호르몬(thyroid stimulating hormone, TSH)

④ 월경주기

월경주기(menstrual cycle)에 따라 많은 여성 호르몬과 기타 호르몬이 영향을 받는다. 배란 전날의 알도스테론 농도는 여포기 초기 농도의 두 배에 달한다. 소변으로 배설되는 카테콜아민은 주기 중간부터 증가하여 황체기 내내 높은 값을 유지한다.

콜레스테롤의 주기적 변동은 배란이 수반되지 않는 주기에서는 관찰되지 않지만, 혈장 콜레스테롤과 TG는 에스트로겐(estrogen)이 가장 높은 시기인 주기 중간에 가장 높다. 혈장 피브리노겐(fibrinogen)과 혈청 인산염 농도는 월경 중에 크게 감소하고, 크레아티닌과 요산 농도는 이때 가장 높고 월경 간기의 끝으로 가면서 낮아진다.

혈장 철은 월경 시작할 때 매우 낮아질 수 있고, 마그네슘은 월경 중에 가장 낮다. 혈장 나트륨과 염화물은 월경 시작까지 증가하고, 월경 후에는 이뇨작용으로 2 mmol/L까지 떨어질 수 있다.

(2) 여행

장거리를 여행하면 정상적인 일주기 리듬이 영향을 받는다. 비행기로 10시간 이상 되는 거리를 여행하면 정상적인 리듬을 되찾는데 약 5일 정도가 소요된다. 이러한 장거리 여행은 뇌하수체와 부신에 영향을 미친다. 특히 카테콜아민(catecholamine)의 소변 배설은 보통 2일 동안 증가한다. 혈청 코르티솔은 감소한다.

비행 중에는 글루코코르티코이드(glucocorticoid)가 분비되어 혈당과 TG가 증가한다. 장시간 비행기를 타면 액체와 나트륨의 저류가 나타나며, 이것은 약 2일 후에 정상으로 돌아온다.

(3) 식이(다이어트)

식이(diet)는 혈장 성분의 구성에 상당한 영향을 미친다. 정상적인 식이에서 고단백질 식이로 전환한 후 4일이 지나면 혈장 요소 농도가 배로 증가하며 소변배설량도 증가한다. 또한 혈청 콜레스테롤, 인산염, 요산 및 암모니아의 농도도 증가한다.

반면에 고지방 식이를 하면 TG 농도가 증가하고 혈청 요산 농도가 감소한다. 지방 섭취가 감소하면 혈청 젖산 탈수소 효소(LD)의 활성이 감소한다. 콜레스테롤은 섭취량과 상관없이 혈청 콜레스테롤 농도에 거의 영향을 미치지 않는다. 포화 지방 대신 단일불포화 지방(monounsaturated fat)을 섭취하면 콜레스테롤과 LDL-C 농도가 감소한다. 포화 지방 대신 다불포화 지방(polysaturated fat)을 섭취하면 TG와 HDL-C의 농도가 감소한다.

탄수화물 식이가 다른 당보다 주로 녹말이나 수크로스(설탕, sucrose)로 구성되면, 알칼리성 포스파테이스(ALP)와 LD의 혈청 활성이 증가한다. 반대로 수크로스 섭취를 줄이면 혈장 TG 농도가 감소한다. 고탄수화물 식이는 초저밀도 지질단백질(very low density lipoprotein, VLDL)-콜레스테롤, TG, 총 콜레스테롤 및 단백질의 혈청 농도를 감소시킨다. 소식을 하는 사람은 규칙적으로 하루 세끼를 먹는 사람보다 LDL-C와 HDL-C의 농도가 낮다.

카페인을 다량 섭취하면 유리지방산, 가스트린이 증가하고 강력한 이뇨 작용을 일으켜 소변 내에 적혈구, 칼슘, 마그네슘, 나트륨, 칼륨 농도가 증가한다.

(4) 식사

어떤 혈장 성분은 식사의 영향을 받는다. 예를 들어, 10~14시간 동안 금식을 하면 많은 분석물질의 변화성이 뚜렷하게 감소한다. 식후에 많이 증가하는 성분은 글루코스, 철, 총 지질, 알칼리성 포스파테이스(ALP)이다. 금식을 하면 혈당은 감소하고 빌리루빈은 증가한다. ALP의 증가는 주로 소장 아이소엔자임(intestinal isoenzyme)의 증가에 기인하며, 이것은 지방이 풍부한 음식을 섭취했을 때 더 크게 증가한다. 이러한 변화는 개인의 혈액형과 효소 측정에 사용된 기질의 영향을 받는다. 헴(heme)을 검사하는 대변 잠혈 검사는 육류, 어류, 철분제제, 서양고추냉이 등을 섭취했을 경우 위양성을 보일 수 있으므로 검사 시 2일간 육류 섭취를 제한한다. 그러나 사람 혈액만 검출하는 인형 혈색소 검사법은 육류 섭취와 관계없이 검사한다. 지방 식사로 인하여 생긴 지질혈증(lipemia)은 혼탁하여 다른 혈청 성분을 분석하는데 간섭을 일으키므로 초원심분리로 지질을 제거한 후 측정하거나 혈청을 맹검(blank)으로 사용하여 측정한다.

저녁에 단백질이 풍부한 음식을 섭취하면 12시간 뒤까지 혈청 요소 질소, 무기인산염 및 요산염의 농도가 증가한다. 점심이나 저녁 식사 때 대량의 단백질을 섭취하면 식후 1시간 뒤에 혈청 콜레스테롤과 성장 호르몬 농도가 증가한다. 탄수화물 식사는 단백질 식사보다 혈액 성분에 영향을 덜 미친다. 단백질 식사는 글루카곤과 인슐린의 분비를 자극하며 탄수화물 식사도 또한 인슐린의 분비를 자극한다. 식후에 칼륨과 인산염이 감소하는 것은 이들이 인슐린의 작용에 의해 혈장에서 혈구 속으로 이동하기 때문이다.

식사에 의해 변동하는 혈청 성분
증가: 글루코스, 인슐린, 가스트린, 글루카곤, 성장 호르몬(GH), 트리글리세리드(TG), LDL-C, 철, ALP, Ca^{2+}
감소: 유리지방산, 인산염, 칼륨, 염화물

(5) 채식주의

오랫동안 채식주의자(vegetarian)로 살아온 사람의 혈청 LDL-C 및 HDL-C 농도는 비채식주의자에 비해 각각 37%와 12%까지 감소한 것으로 보고되었다. 아울러 총 지질 및 인지질의 농도도 감소하였으며, 콜레스테롤과 TG의 농도는 비채식주의자의 2/3 정도로 낮다.

(6) 영양실조

영양실조(malnutrition)에서는 혈청 총 단백질, 알부민 및 β-글로불린 농도가 감소한다. 영양실조의 시작과 함께 보체 C3, 레티놀-결합 글로불린(retinol-binding globulin), 트랜스페린(transferrin), 그리고 프리알부민(prealbumin)이 빠르게 감소한다. 이러한 단백질은 영양 상태의 심각성을 결정하기 위해 측정된다.

영양실조(malnutrition)에서는 혈장 지질단백질의 농도가 감소하며, 혈청 콜레스테롤과 TG는 건강한 사람의 약 50% 정도에 그칠 수 있다. 영양실조가 심한데도 불구하고 글루코스의 농도는 건강한 사람과 비슷하다. 그렇지만 혈청 요소 질소와 크레아티닌(creatinine)이 뼈대근육량의 감소로 인하여 상당히 감소한다. 이로 인해 크레아티닌 클리어런스(CCr)도 감소한다.

T_3, T_4 및 갑상선 자극 호르몬(thyroid stimulating hormone, TSH)의 혈장 농도는 상당히 감소한다. 이것은 티록신-결합 글로불린(thyroxine-binding globulin)과 프리알부민의 농도가 감소하기 때문이다. 그러나 코르티솔 농도는 증가한다.

(7) 금식 및 기아

24시간 이상 계속 금식을 하거나 기아상태에 있으면 신체는 지방과 같은 에너지원을 사용하고 단백질을 보존하려고 한다. 혈당은 금식 3일 이내에 18 mg/dL(1 mmol/L) 정도가 감소한다. 이렇게 되면 인슐린의 분비가 감소하고 혈당치를 정상으로 유지시키기 위해 글루카곤의 분비가 증가한다. 그리고 지방 분해(lipolysis)와 간에서 케톤체 생성(ketogenesis)이 일어난다.

케톤산(ketoacid)과 지방산은 근육의 주요 에너지원이 된다. 이렇게 케톤산과 지방산이 증가하면 혈액 pH와 $_pCO_2$ 그리고 혈장 중탄산염 농도가 감소하여 대사성 산증(metabolic acidosis)을 초래한다. 이와 더불어 케톤체(아세토아세트산 acetoacetic acid과 β-하이드록시부티르산 β-hydroxybutyric acid), 지방산 및 글리세롤이 많이 증가한다. 간혹 혈액 $_pO_2$도 또한 감소한다.

6일 동안 금식을 하면 혈장 콜레스테롤 및 TG의 농도는 증가하지만, HDL-C의 농도는 감소한다. 더 장기간 금식을 하면 콜레스테롤과 TG의 농도가 감소한다. 그리고 뼈대근육에서 아미노산이 방출된다. 가지사슬 아미노산(branched-chain amino acid)은 금식 하루만에 100%까지 증가할 수 있다.

금식이나 기아 상태에서의 혈청 성분 변화
증가: 글루카곤, 글리코젠, 지방 및 단백질 가수분해, 당신생, 케톤체
감소: 글루코스, 인슐린

(8) 생활양식(라이프스타일)

일반적인 피분석물질의 농도에 영향을 미치는 생활 양식 요인은 흡연과 음주이다.

① 흡연

흡연(smoking)에 의해 생기는 니코틴(nicotene)은 몇 가지 검사에 영향을 미친다. 효과의 정도는 담배 몇 대를 피고 얼마만큼 깊이 들이마시는가에 따라 다르다.

니코틴은 부신 속질을 자극하여 혈장 에피네프린 농도와 카테콜아민의 소변 배설을 증가시킨다. 담배를 피우면 혈당이 10분 이내에 10 mg/dL(0.56 mmol/L)까지 증가할 수도 있다. 혈장 젖산염이 증가하고 피루브산염이 감소하여 젖산염-피루브산염 비율이 증가한다. 혈당 증가에 대한 인슐린 반응이 흡연자가 비흡연자에 비해 느리다. 혈당은 전형적으로 흡연자가 비흡연자보다 더 높다. 그리고 흡연자의 글루코스 내성은 약하게 손상되기 쉽다. 특히 혈장의 성장 호르몬 농도는 흡연에 매우 민감하여 담배를 피운 후 30분 이내에 10배까지 증가할 수 있다.

흡연자의 혈장 콜레스테롤, TG, LDL-C는 비흡연자에 비해 각각 3%, 9.1%, 1.7%가 더 높고, HDL-C는 흡연자가 더 낮다. 코르티솔 농도는 흡연 후 5분 이내에 40%까지 증가할 수 있다. 흡연자는 비흡연자에 비해 5-하이드록시인돌아세트산(5-hydroxyindoleacetic acid)을 더 많이 배설한다.

적혈구 수는 흡연자에서 증가한다. 그 이유는 흡연에 의해 손상된 적혈구의 산소 운반 능력을 보상하기 위해 적혈구 수가 증가하기 때문이다. 흡연자의 $_{p}O_2$는 비흡연자보다 5 mmHg가 더 낮지만, $_{p}CO_2$는 영향을 받지 않는다. 흡연자에서 백혈구 수는 30%까지 증가하지만, 백혈구의 아스코르브산 농도는(ascorbic acid) 크게 감소한다. 백혈구 수의 증가는 림프구 증가에 기인 한다.

니코틴은 위액 분비를 촉진하여 흡연 후 1시간 이내 위액량과 산도를 증가시킨다.

흡연은 신체의 면역 반응에도 영향을 미친다. 혈청 IgA, IgG, IgM의 농도는 대체로 비흡연자보다 흡연자가 낮고, IgE 농도는 더 높다. 간혹 남성 흡연자의 정자 수는 비흡연자보다 적고, 기형은 더 많으며, 정자 운동성은 감소한다.

② 음주

적당량의 알코올을 한 번 마시는 것은 검사에 영향을 미치지 않는다. 그러나 약간 취할 정도로 충분한 양의 알코올을 마시면(급성 알코올 섭취) 탄수화물 대사에 대한 알코올의 효과(코르티솔 증가)로 인하여 혈당이 20~50%까지 증가할 수도 있다. 이러한 증가는 당뇨병에서 더 높게 나온다.

저혈당증이 간혹 알코올 중독자에서 나타나는데, 이는 간에 저장된 글리코젠의 고갈에 기인한다. 알코올은 간에서의 글루코스 생성(당신생, gluconeogenesis)을 억제한다. 따라서 저혈당과 케톤혈증(ketonemia)이 생긴다.

술을 마시면 젖산염이 축적된다. 이것은 신장에서 요산 배설과 경쟁하는데, 이로 인해 혈청 요산이 증가한다. 젖산염과 아세트산염은 혈장 중탄산염을 감소시켜 대사성 산증을 초래한다. 적당량의 알코올을 1주일 동안 섭취하면, 혈청 TG 농도가 20 mg/dL(0.23 mmol/L) 이상까지 증가한다. 장기간 적당량의 알코올을 섭취하면 콜레스테롤 에스터 전이 단백질(cholesterol ester transfer protein, CETP : HDL은 CETP인 아포지질단백질 D의 매개에 의해 자신의 에스테르형 콜레스테롤을 VLDL에 전달한다)의 감소로 인하여 혈장 HDL-C가 증가한다. 강력한 항산화 작용을 갖는 와인 속의 페놀은 LDL-C의 산화를 감소시키는 것으로 알려져 있다.

취할 정도로 알코올을 섭취하면 코르티솔이 방출된다. 갑작스럽게 알코올을 섭취하면 교감 신경성 부신 겉질의 활성이 증가하는데, 혈장 에피네프린의 농도는 눈에 띄는 변화가 없으나 노르에피네프린은 가벼운 효과를 나타낸다. 알코올에 취하면 혈장 카테콜아민의 농도가 실질적으로 증가한다. 알코올을 갑자기 섭취하면 황체형성 호르몬의 증가와 함께 남성에서는 혈장 테스토스테론의 급격한 감소를 초래한다.

만성적으로 알코올을 섭취하면 많은 혈청 효소의 활성이 영향을 받는다. 예를 들어, 감마-글루타밀기 전이 효소(gamma-glutamyl transferase, GGT)는 장기 음주의 표지자로 이용된다. 만성 알코올 중독(chronic alcoholism)은 뇌하수체와 부신 겉질 및 속질의 비정상적인 기능과 관련된 많은 생화학적 변화를 일으킨다.

탄수화물-결핍 트랜스페린(carbohydrate deficient transferrin, CDT)의 측정은 습관적인 알코올 섭취를 밝히는 데 이용된다. 또한 평균 적혈구 용적(mean cell volume, MCV)의 증가도 습관적인 알코올 섭취의 증거가 된다.

만성 알코올중독에 따른 혈청 성분 변화
증가: TG, 감마-글루타밀기 전이 효소(GGT), HDL-C, IgA, IgG, CDT, ALP, AST, ALT
감소: 글루코스, IgM

2) 조절할 수 없는 변동 요인

조절할 수 없는 변동 요인으로는 생물학적 요인(나이, 성, 인종), 환경적 요인, 의학적 조건(비만, 시각 상실, 임신, 스트레스, 열, 쇼크와 외상, 수혈과 주입) 등이 있다.

(1) 생물학적 요인

환자의 나이, 성, 인종은 개인의 검사 결과에 영향을 미친다.

① 나이

나이는 크게 생애주기에 따라 신생아, 소아기 및 사춘기, 성인, 노인으로 구별한다.

가. 신생아

빌리루빈은 출생 3~5일째에 최고치를 나타낸다. 신생아의 간은 아직 미숙하여 결합형 빌리루빈(conjugated bilirubin)을 충분히 생성하지 못하므로 그 양이 상대적으로 적다. 주된 빌리루빈은 간접 빌리루빈[indirect bilirubin, 이를 비결합형 빌리루빈(unconjugated bilirubin)이라고도 부른다]이다. 정상적인 신생아의 3~5일째 빌리루빈 농도는 4.0~8.0 mg/dL이며, 미숙아는 10~14.0 mg/dL이다. 신생아 황달은 빌리루빈 농도가 10 mg/dL 이상일 때 자주 나타나지만, 약 5 mg/dL 이상에서도 드물게 나타난다. 신생아의 빌리루빈 농도가 20 mg/dL 이상이면 매우 위험한 극단치(panic value)이다.

신생아의 혈당은 낮다. 그 이유는 부신의 발달이 미숙하고 저장되어 있는 글리코겐의 양이 적기 때문이다. 지질 농도도 낮지만 2주 후에는 성인치의 80%에 도달한다. 칼륨은 출생 시에 7 mmol/L이지만 급격히 감소한다. 칼슘은 초기에 높다가 첫날 1.4 mg/dL까지 감소한다. 요소 질소 및 요산은 출생 시에 높다가 감소한다.

나. 소아기 및 사춘기

혈장 단백질은 영아기 이후에 증가하기 시작하여 10세 정도에 성인 값에 도달한다. 혈청 ALP 활성은 영아기에 증가하고 소아기에 감소했다가 사춘기 전에 성장과 함께 다시 증가한다. 크레아티닌 농도도 영아기에서 사춘기로 가는 동안 증가하는데, 이것은 골격근의 발달에 맞추어 변한다. 요산은 출생 시에 높으나 7~10세까지 감소하고 그 후 16세까지 증가한다.

다. 성인

남성의 혈청 인산염은 20세 이후에 크게 감소하고, 여성에서는 폐경기까지 감소하다 그 후 급격히 증가한다. 중년기에는 혈청 총 단백질 및 알부민 농도가 약간 감소한다. 혈청 칼슘은 남성과 여성 모두 약간 감소한다. 여성에서 ALP는 폐경기에 증가하기 시작하며 남성보다 높다. 요산은 남성의 경우는 20대에, 여성의 경우는 중년에 최고치에 도달한다.

혈청 총 콜레스테롤과 트리글리세리드(TG)는 남성과 여성 모두 50~60세 사이에서 최고치에 도달할 때까지 매년 2 mg/dL(0.02 mmol/L)씩 증가한다. 대부분의 효소 활성은 육체적 활동이 왕성한 시기인 사춘기에 증가한다.

라. 노인

구십대의 크레아티닌 농도는 삼십대보다 50%가 감소한다. 요소 질소는 나이와 함께 증가한다. 혈청 IgG와 IgM의 중앙값은 감소하며 남성에서 IgA의 농도는 노년기에 약간 증가한다. T_3는 40세 이상에서 40%까지 감소하며 T_4의 분비는 감소하나 분해가 감소하기 때문에 농도는 변함이 없다. 부갑상선 호르몬(PTH)의 농도는 나이가 들어감에 따라 감소한다. 노년에는 17-케토스테로이드(17-KS)와 17-하이드록시 코르티코스테로이드(17-OHCS)의 소변 배설이 감소한다. 남성의 테스토스테론은 50세 이후에 감소하며, 여성의 뇌하수체 성선 자극 호르몬인 여포 자극 호르몬(FSH)은 혈액과 소변에서 증가한다.

여성에서 에스트로겐 분비는 폐경기 전에 감소하기 시작하여 폐경기 이후에도 큰 비율로 감소한다. 에스트로겐의 혈청 농도는 70%까지 감소한다.

② 성

사춘기까지는 남성과 여성 사이에 큰 차이는 없다. 사춘기 이후에는 프로락틴을 포함한 성 호르몬의 농도변화가 뚜렷하다. 사춘기 이후에 뼈대근육에서 유래하는 효소 활성의 증가는 근육량의 증가와 관련이 있다. 여성의 ALP 활성은 폐경기 이후에 증가하며 남성보다 더 높다. 총 LD 활성은 남성과 여성이 비슷하지만, LD_1과 LD_3 아이소엔자임의 활성은 남성보다 젊은 여성이 더 높고, LD_2는 남성이 더 높다. 이러한 차이는 폐경기 이후에 없어진다.

알부민, 칼슘, 마그네슘은 여성보다 남성이 더 높지만 γ-글로불린은 남성이 더 낮다. 혈액 헤모글로빈은 여성이 남성보다 더 낮다. 혈청 빌리루빈도 여성이 남성보다 약간 더 낮다. 혈청 철은 가임기간 동안 낮으며, 혈장 페리틴 농도는 남성의 1/3 정도이다. 혈청 구리는 남성보다 여성이 더 높다. 콜레스테롤과 LDL-C 농도는 전형적으로 여성보다 남성이 더 높지만, α-지질 단백질과 아포단백질 A-I(Apo

A-I) 및 HDL-C 농도는 남성보다 여성이 더 높다. 혈장 아미노산, 크레아티닌, 요소, 요산 농도는 여성보다 남성이 더 높다.

혈청 성분의 성차
남성이 높은 것: 알부민, 칼슘, 마그네슘, 아미노산, 요소, 요산, 헤모글로빈, 철
여성이 높은 것: α-지질단백질(HDL), HDL-C, 아포단백질 A-I

③ 인종

피분석물질의 인종 간 차이는 미국의 백인과 흑인 간의 차이가 잘 연구되어 있다. 흑인보다 백인이 더 높은 것은 혈청 알부민, 글루코스 내성, 40세 이후의 혈청 총 콜레스테롤과 TG, 헤모글로빈(약 1 g/dL가 높음), 백혈구 수 등이다. 반면에 백인보다 흑인이 더 높은 것은 혈청 총 단백질(이는 α_1- 및 β-글로불린이 높은 것도 한 원인이지만 주된 것은 γ-글로불린의 증가 때문이다), IgG(약 40%가 더 높음), IgA(약 20%가 더 높음), 크레아틴 카이네이스(CK), 젖산 탈수소 효소(LD), 알칼리성 포스파테이스(ALP), 지질단백질(a)[Lp(a)] 등이다. 특히 Lp(a)는 흑인이 백인보다 두 배나 더 높다.

3) 의학적 상태

몇 가지 의학적 상태는 체액의 성분에 효과를 갖고 있다. 이러한 것에는 비만, 열, 쇼크 및 외상, 임신, 수혈과 주입 등이 있다.

(1) 비만

콜레스테롤, TG, β-지질단백질(LDL)은 비만(obesity)과 정(+)상관을 한다. 비만에서 HDL-C는 전형적으로 감소하기 때문에 콜레스테롤의 증가는 LDL-C의 증가로 인한 것이다. 체중 80 kg 이상에서는 요산 농도와 체중이 상관한다. 남성과 여성 모두에서 혈청 글루코스와 LD 활성은 체중의 증가에 따라서 증가한다. 남성에서 혈청 AST, 크레아티닌, 총 단백질 및 헤모글로빈 농도는 체중의 증가에 따라서 증가한다. 여성에서는 칼슘이 체중의 증가에 따라 증가한다. 혈청 인산염은 신체 질량이 증가하더라도 감소한다.

비만에서는 코르티솔과 인슐린이 증가하고 성장 호르몬은 감소하며 글루코스 내성은 손상된다. T_4는 영향을 받지 않지만 T_3는 체중과 유의하게 상관한다. 비만 남성에서는 혈청 테스토스테론이 감소한다.

피루브산염, 젖산염, 시트르산염, 유리지방산은 정상인 보다 비만인 사람이 더 높다. 반대로 혈청 철과 트랜스페린 농도는 더 낮다.

(2) 스트레스

육체적 및 정신적 스트레스는 많은 혈장 농도에 영향을 미친다. 불안은 알도스테론, 안지오텐신(angiotensin), 카테콜아민, 코르티솔, 프로락틴, 레닌, 소마토트로핀(somatotropin), TSH 및 바소프레신(vasopressin)의 분비를 자극한다. 스트레스는 지방 대사에 영향을 미쳐 총 콜레스테롤은 증가하고 HDL-C는 감소한다. 또한 알부민, 피브리노겐, 글루코스, 인슐린, 젖산염의 혈장 농도는 증가한다.

(3) 열

몸에 열이 나면 많은 호르몬 반응을 유발한다. 열이 오르면 초기에 고혈당이 나타나며, 이것은 인슐린 분비를 자극한다. 그런데 이때 성장 호르몬 및 글루카곤도 같이 증가하기 때문에 인슐린이 분비된다고 해서 반드시 혈당치가 저하하는 것은 아니다.

코르티솔, 항이뇨 호르몬(antidiuretic hormone, ADH), 알도스테론도 열이 날 때 증가한다. 열이 나면 과다 환기에 의해 호흡성 알칼리증이 되는데, 이러한 pH의 증가는 혈장 인산염의 감소로 인해 일어난다.

(4) 쇼크 및 외상

쇼크(shock)나 외상(trauma)에서는 원인과 무관하게 많은 생화학적 변화가 일어난다. 부신 겉질 자극 호르몬(corticotropin)은 혈청 코르티솔의 농도를 3~5배 증가시킨다. 17-OHCS의 소변 배설도 크게 증가한다. 쇼크나 외상에서는 알도스테론의 분비와 레닌 활성, 그리고 성장 호르몬, 글루카곤 및 인슐린의 분비가 증가한다. 불안과 스트레스는 카테콜아민의 배설을 증가시킨다. 수술 스트레스는 갑상선 질환이 없는데도 혈청 T_3를 50%까지 감소시키는 것으로 나타났다.

화상 환자에서 혈청 총 단백질 농도가 0.8 g/dL만큼 감소했는데, 이것은 단백질의 혈관 외 유출과 붕괴 때문이다. 이때 α_1-, α_2-, 및 β-글로불린 농도는 증가하며 알부민 농도는 감소한다. 혈장 피브리노겐은 외상에 급격하게 반응하며 수술 2~8일 후에는 두 배로 증가할 수 있다. 동시에 C-반응성 단백질도 증가한다.

(5) 임신

임신 동안 피분석물질의 농도에 많은 변화가 일어난다. 따라서 이러한 변화를 잘 알아야 검사 결과에 대해 적절한 해석을 내릴 수 있다.

프로게스테론의 작용은 멘스를 막아 임신이 지속되도록 한다. 임신 초기에 프로게스테론은 사람 융모 생식샘 자극 호르몬(human chorionic gonadotropin, HCG)의 반응 하에 모체 난소의 황체에서 생성된다.

혈장 부갑상선 호르몬(PTH)은 약 40%까지 증가하지만 칼시토닌(calcitonin)은 증가하지 않는다. 장에서 칼슘 흡수를 촉진하는 1,25-디하이드록시비타민 D_3(1,25-dihydroxyvitamin D_3)는 임신 동안에 증가한다. 이러한 변화는 태아에 많은 칼슘을 공급하기 위한 것이다.

에스트로겐 농도의 상승은 간에서 코르티솔-결합 글로불린(CBG)의 생성을 자극한다. 그래서 간에서의 코르티솔 처리가 감소한다. 이로 인해 임신 중에는 결합형 및 유리형 코르티솔의 혈청 농도가 몇 배 증가한다. 알도스테론 및 디옥시코르티코스테론(deoxycorticosterone) 농도도 증가한다.

에스트로겐 농도는 임신 기간 내내 증가하며 이로 인해 프로락틴의 분비가 10배까지 증가한다. 반대로 임신 기간 내내 유지되는 고농도의 에스트로겐은 황체 형성 호르몬(LH) 및 여포 자극 호르몬(FSH) 분비를 검출 한계 이하로 억제시킨다.

임신에서 나타나는 성분 변화(임신하지 않은 여성과의 비교)

임신 중 증가하는 것: 트랜스페린, 콜레스테롤, TG, 코르티솔, TBG, 피브리노겐, 백혈구 수, TSH, ALP, 1,25-디하이드록시비타민 D_3(말기), HDL-C, 알도스테론(말기), 프로락틴(말기)

임신 중 감소하는 것: 철(초기↑, 중기 이후↓), 페리틴, 크레아티닌, 비결합형 빌리루빈, 요소 질소, 총 단백질, 알부민 임신 중에는 혈액량이 크게 증가한다. 임신 초기에는 혈액량이 약 2,600 mL 정도가 증가하지만, 임신 35주까지 3,500 mL가 증가한다. 이러한 혈액 희석으로 인해 단백질 농도는 낮아진다. 임신 동안에는 세룰로플라스민(ceruloplasmin)과 티록신-결합 글로불린(TBG) 같은 수송 단백질의 농도가 증가하여 구리 및 T_4의 농도도 증가한다. 또한 콜레스테롤 및 TG도 눈에 띄게 증가한다. 반면에 철과 페리틴은 상대적인 결핍을 일으킨다.

임신 3기(28주-분만)에는 임신하지 않은 여성에 비해 소변량이 25% 이상 증가한다. 토리(사구체) 여과율은 임신 3기에 50%까지 증가한다. 급성기 반응(acute phase reactant) 단백질도 증가한다. 적혈구 침강율은 5배나 증가한다.

[약어]

ACP: acid phosphatase
ACTH: adrenocorticotropic hormone
ADH: antidiuretic hormone
ALD: aldolase
ALP: alkaline phosphatase
ALT: alanine aminotransferase
AST: aspartate aminotransferase
CE: cholesteryl ester
ChE: cholinesterase
CK: creatine kinase
CRP: C-reactive protein
HDL-C: high density lipoprotein-cholesterol
GGT: γ-glutamyl transferase
LD: lactate dehydrogenase
LDL-C: low density lipoprotein-cholesterol
TC: total cholesterol
TG: triglyceride

Chapter 03

물과 시약

Water and Reagents

■ 핵심용어

순수, 전도수, 탈이온수, 비전기전도도, 표준물질

■ 학습목표

물의 정제법과 순도의 개념 설명하기

시약의 등급과 규격에 대하여 설명하기

1. 화학약품과 기준 물질

검사 결과의 정확도와 정밀도를 좌우하는 중요한 요인들 가운데 하나는 시약으로, 사용하기 전에 순도를 비롯한 시약의 특성에 대해 완벽하게 이해하는 것이 필요하다. 시약이란 화학분석과 임상검사 등의 이화학적 시험에 사용되는 특정 순도의 약품류를 가리키는 용어이다. 시약은 분석시약, 임상검사시약, 임상진단시약, 의약품 및 의약부외품 등 사용 목적에 따라 명칭이 결정되고 있다.

분석에 사용되는 용질과 용매는 시약급 화학약품(reagent grade chemicals)이며, 이중에서 물이 가장 중요한 용매이다. 미국 국제순수응용화학연합(The International Union of Pure and Applied Chemistry, IUPAC)은 1차 표준 기준 물질(standard reference materials, SRMs) 항목을 설정하였으며 미국 국립표준기술연구소(National Institute of Standards and Technology, NIST)는 임상화학검사에 이용할 수 있는 표준 기준 물질(Standard Reference Materials, SRMs)을 개발하였다. 미국의 임상검사표준화협회(Clinical and Laboratory Standards Institute, CLSI)는 임상검사의학에서 사용되는 기준 물질의 용도에 대한 지침을 제시하고 있다.

1) 시약급 물

물은 검사실에서 가장 자주 사용되는 시약이다. 수돗물은 표준액이나 시약의 조제에 적합하지 않기 때문에 정제된 물을 사용해야 한다. 증류에 의해 단독으로 정제된 물을 증류수(distilled water)라 하고, 이온 교환 수지에 의해 정제된 물을 탈이온수(deionized water)라고 하며, 반투과성막을 통과해 물이 이동하는 역삼투(reverse osmosis)에 의해 정제된 물을 역삼투수(RO water)라고 한다. 물은 또한 자외선, 멸균, 오존처리공법에 의해서도 정제가 가능하다.

검사실은 일반적으로 시약급 물을 사용한다. 검사실에서는 물이 필요한 필요조건 충족하는지 아닌지 평가하는 것이 필요하다. 물의 순도를 결정하는 요소들은 미생물 수, pH, 저항, 규산염, 미립자, 유기물 등이다. 미국 CLSI에서는 표 3-1과 같이 I~III형으로 분류하고 있으며, I형이 가장 좋은 순수이다. 원래 순수란 이물질 또는 가용성의 어떤 물질도 포함하지 않는 순수한 물을 의미하나 실제로 완전무결한 순수를 만드는 것은 매우 어렵다.

물의 순도 지표는 가용성 전해질의 양으로 나타내고, 전기 전도율 또는 비저항치를 이용한다. I형은 원자흡광 분석, 형광 분석, 효소 분석, 고속액체 및 가스 크로마토그래피, 전기영동, 완충 용액과 표준 용액 제조에 사용하고, II형은 일반적 실험실 분석용, III형은 세척용으로 사용한다. 이 기준에 의하면 일차 증류수는 CLSI에서 규정한 임상검사 시약급 물(Clinical Laboratory Reagent Water, CLRW)의 기준에 부합되지 않는다.

표 3-1 물의 CLSI 기준

	I형(CLRW)	II형	III형
미생물 함량[1], mL당 집락 형성 단위, cfu/mL(최대)	10	10^3	미적용
pH	미적용	미적용	5.0-8.0
전기저항[2](MΩ/cm), 25℃	≥ 10	2.0	0.1
규산염, mg SiO_2/L(최대)	0.05	0.1	1.0
미립자[3](0.2 μm 필터 통과)	통과	미적용	미적용
유기물[4](활성탄 통과)	통과	미적용	미적용

1. 36±1℃에서 14시간, 25±1 ℃에서 48시간 동안 배양한 후 집락수를 계수한다. 보고는 cfu/mL로 한다.
   cfu: colony forming unit
2. 이온화한 물질이 많을수록 저항성은 더 낮아지고 전도성은 더 높아진다.
3. 0.2 μm를 통과한 물은 미립자가 없는 것으로 간주한다.
4. 활성탄을 통과하면 대부분의 유기물이 제거된다.

2) 시약급 물의 제조

시약급 물을 제조하기 위한 방법으로는 증류, 이온교환, 역삼투 및 자외선 산화 등이 있다.

(1) 증류

증류(distillation)는 물을 수증기로 전환시킨 후 그것을 다시 물로 바꾸는 일련의 과정을 말한다. 이러한 과정을 통해 얻어진 물을 증류수(distilled water)라고 한다. 이 방법은 가장 오래된 물 정제법이다(그림 3-1).

증류는 휘발성 유기물을 제거하기 위해 사용된다. 많은 불순물들은 수증기를 따라 증발하지 못하고 남아있게 된다. 냉각 후에 수집된 물은 나트륨, 칼륨, 망가니즈, 탄산염 및 황산염 등에 의해 오염된다. 따라서 증류수는 시약급 물(I형 물)의 기준에 부합하지 못한다. 증류수가 정제된 물이기는 하지만 제조 단가가 비싸고 많은 양을 얻기에는 시간이 많이 소요되는 단점이 있다. 이로 인해 병원에서 증류수는 주로 멸균 용액을 제조하는 데 사용되고 있다.

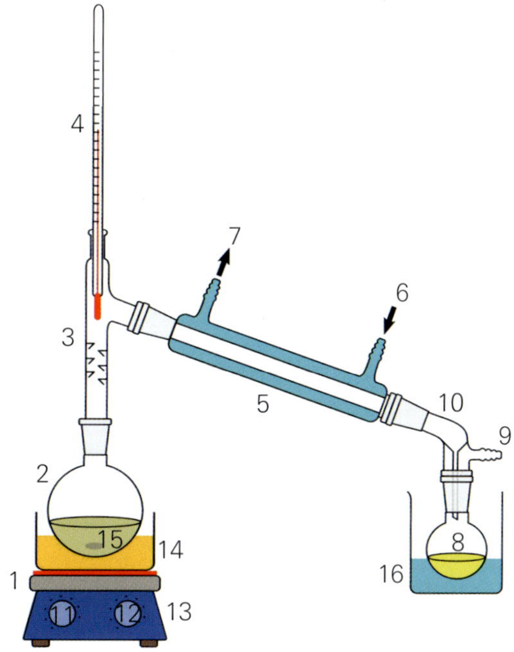

그림 3-1 간단한 증류 실험 장치

1. 가열 장치
2. 혼합물이 들어 있는 플라스크
3. 기화 물질의 이동통로
4. 온도계
5. 냉각 기구
6. 냉각수 입구
7. 냉각수 출구
8. 증류수
9. 기체 배출구
10. 기화 물질 유입구
11. 온도 조절 스위치
12. 교반 조절 스위치
13. 가열기 받침
14. 중탕 장비
15. 혼합물 함유 수용액
16. 냉각조

(2) 이온 교환(ion exchange)

이온 교환은 이온을 제거하여 무기질이 없는 탈이온수(deionized water)를 만드는 과정이다. 이것은 상품화된 일회용 카트리지를 사용하기 때문에 편리하다. 카트리지 속에는 불용성의 수지가 들어있어서 이것이 물에 있는 불순물 이온을 H^+이나 OH^-과 교환한다.

카트리지에는 양이온 교환 수지, 음이온 교환 수지 및 혼합 이온 교환 수지(양이온과 음이온 교환 수지가 같은 용기에 있음)가 들어있을 수 있다. 이러한 처리과정은 용해되어있는 이온화된 고체나 용해된 가스를 제거하는 데 탁월하다(그림 3-2).

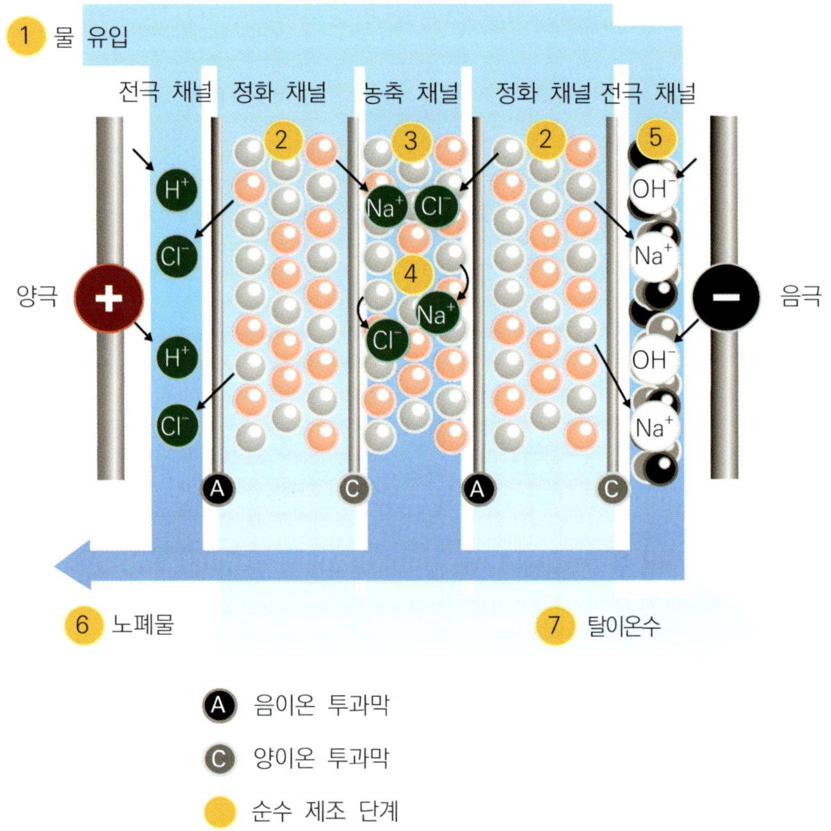

(a) 탈이온수 제조에 사용되는 이온 교환 수지

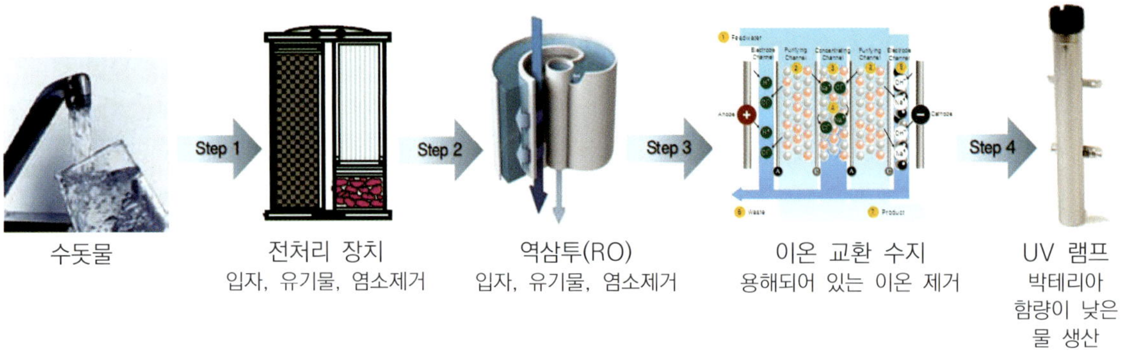

(b) 순수 제조 장치

그림 3-2 순수 제조 장치(Millipore 제품)

분석급 순수를 얻기 위해서는 다양한 기술이 사용된다. 가장 효과적인 방법은 역삼투(RO)막을 통과한 순수를 이온제거 모듈을 통해 이온을 제거하는 것이다.

단일 이온 교환 수지를 통과한 물은 전기저항이 1 MΩ을 초과하며, 계속해서 혼합 이온 교환 수지를 통과하면 전기저항이 10 MΩ을 초과한다.

(3) 역삼투

역삼투(reverse osmosis, RO)란 물이 분자 필터로서 작용하는 반투과성 막을 통과하는 과정이다(그림 3-3). 이 막은 유기화합물, 세균 및 미립자의 95~99%와 모든 이온성 및 용해성 무기질의 90~97%를 제거한다. 이 과정은 시약급 물을 제조하는 데는 적합하지 않지만 전처리 방법으로 사용될 수 있다.

역삼투 장치에는 삼투압에 대해 반대로 작용해야 하기 때문에 카트리지의 한쪽 끝에 펌프가 붙어있다(그림 3-4).

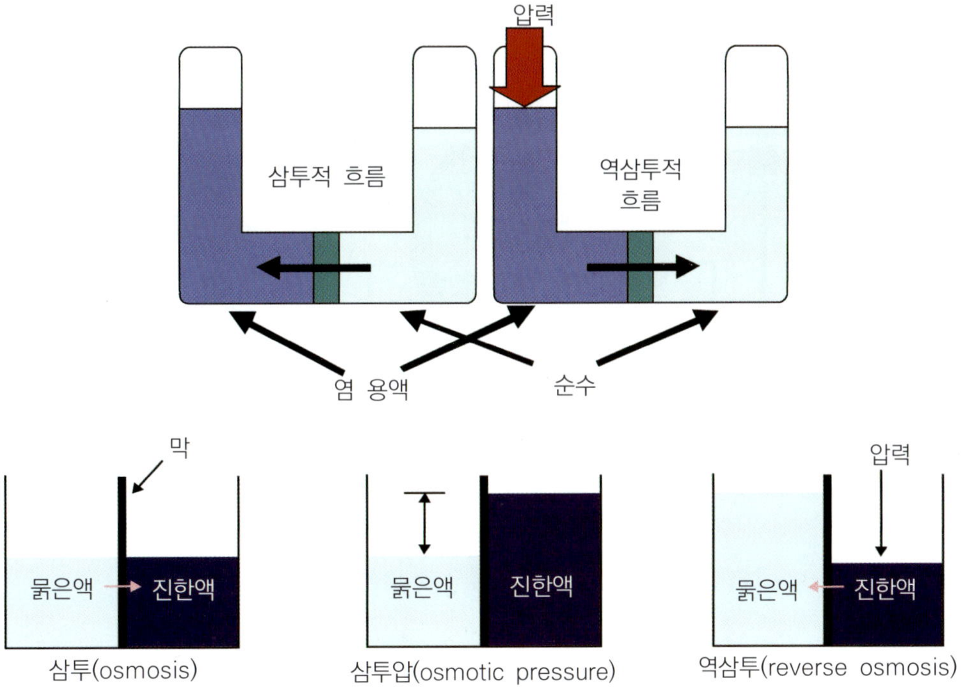

그림 3-3 역삼투의 원리

역삼투란 자연계의 삼투 현상을 반대로 응용한 것으로 고농도 용액측에 생기는 삼투압보다 큰 압력을 가하면 삼투와는 반대로 고농도 용액의 물이 저농도 용액쪽으로 이동하는 현상이다.

(a) 역삼투막

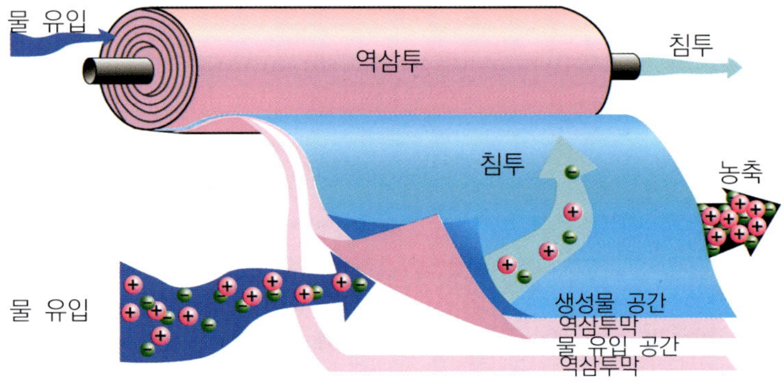

(b) 역삼투 시스템의 기본구조

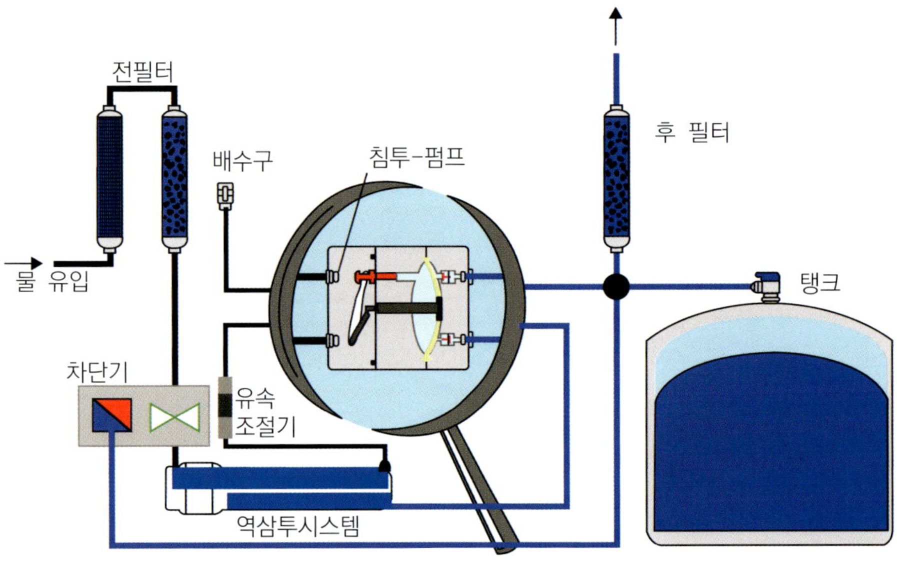

그림 3-4 스파이랄형 역삼투막과 역삼투 시스템의 기본 구조

역삼투압법은 반투막을 이용하여 가압된 염수에서 용매인 물을 용질과 분리하는 방법이다. 담수화 과정 중 필요한 에너지는 주로 공급수의 가압 과정에서 필요하다.

역삼투막에 의한 해수(sea water)의 담수화 설비는 기본적으로 전처리 장치, 고압펌프(high pressure pump) 및 역삼투막(R.O membrane)의 세 부분으로 구성된다.

(4) 자외선 산화

자외선 산화(ultraviolet oxidation)는 전체 시스템의 부분 정제 과정으로 사용되는 방법이다. 254 nm의 자외선은 많은 세균을 사멸시키고 이온을 띠는 유기물질을 분해하여 탈이온에 의해 제거되도록 한다.

표 3-2 물속의 오염물질과 제거방법

	증류	역삼투	이온 교환 수지(DI)	활성탄	여과막	UV
유기물	○	○		○○		
무기이온	○	○	○○○			
미생물	○	○			○○○	○
입자	○	○			○○	

(○의 수가 많을수록 효과가 높음)

3) 시약급 물의 질, 용도 및 저장

Ⅲ형의 일반실험용 순수는 증류 장치 또는 역삼투 장치를 사용하여 제조할 수 있으며, 안정된 수질과 단위 리터당 생산 효율, 안전성 등을 고려할 때 역삼투 방식의 순수 제조 장치가 실험실의 표준이 되었다. Ⅲ형 물은 Ⅰ형, Ⅱ형 물을 필요로 하지 않는 유리기구 세척이나 소변 정성 검사 등의 일반적인 검사용으로 사용된다. 오염을 방지하기 위해 저장 시간을 최소화해야 한다.

Ⅱ형의 분석급 순수는 역삼투 방식으로 제조한 물을 이온 교환 수지(DI), 활성탄 또는 막여과 방법을 추가하여 제조한다.

Ⅰ형의 시약급 순수는 Ⅲ형의 물을 고순도의 활성탄, 이온 교환 수지 및 막여과 장치를 연속적으로 통과시켜 제조한다. 실험 목적에 따라 UV 또는 한외여과 장치(UF)를 추가 장착하여 초순수를 제조한다. 이런 초순수 제조의 경우 각여과 시스템이 탑재되는 용기를 포함, 물 경로의 재질이 2차 오염을 최소화하도록 고도로 정제된 재질이어야 한다. 또한 생산되는 수질의 상태를 모니터링 할 수 있는 측정 장치가 부착되어야 한다.

시약급 순수는 제조하자마자 오염되기 시작하므로 필요할 때마다 제조하여 즉시 사용해야 한다. 따라서 모든 오염물질 제거 장치가 동시에 작동하고 짧은 시간에 많은 양을 생산할 수 있어야 한다. I 형 물은 최소의 간섭과 최대의 정밀도, 정확도를 필요로 하는 미량금속, 효소 및 전해질 측정과 모든 교정 용액(calibrator) 및 기준 물질 용액을 제조하는 데 사용된다.

4) 물의 순도 검정

물의 순도를 알기 위해서 사용되는 지표는 최소 미생물 함량, pH, 전기저항 및 규산염 함량이다. 시약급 물에 대한 검사 유효기간은 1주일이므로 그 이전에 다시 검사하는 것이 좋다. 경우에 따라서 UV 검출기를 갖춘 HPLC에 사용되는 물은 추가로 0.1 μm의 막 필터로 여과하여 사용하기도 한다.

일반적으로 물의 순도는 상대적 전기저항으로 구분한다. 물의 순도가 높으면 전기저항이 높고 전기전도도가 낮다. 상대적 전기저항이 0.2~1.0이면 순수, 16~18.3이면 초순수이다.

표 3-3 전기저항에 의한 순도 비교

종류	저항(MΩ/cm)
수돗물	0.001~0.1
증류수	0.1~0.5
탈이온수	1~2
재증류수	1~5
전도수	15.9

5) 시약급 및 분석 시약급 화학약품

분석화학물질은 순도에 따라 다양한 등급으로 나누어진다. 미국 화학학회(American Chemical Society, ACS)는 시약급(reagent grade)과 분석 시약급(analytical reagent grade, AR)에 대한 기준을 확립하였으며, 화학물질 생산업체는 이 요구조건을 충족해야 한다. 각 화학물질의 라벨에는 실제 불순물의 양(예: lead-0.0005%)이나 불순물의 최대 허용치(예: lead-maximum 0.005%)가 기재되어야만 하고 약어 AR, ACS, 검사실용(For laboratory use) 등이 표기되어야 한다. 시약급 화학약품은 높은 순도를 갖고 있으며 정량이나 정성 분석에 사용된다.

6) 초순수 시약

초순수 시약(ultra pure reagent)은 크로마토그래피, 원자흡광 분석, 면역 분석, 분자진단 등과 같이 순수한 화학물질이 요구되는 특수한 분석의 경우에 제조사에서 특별히 정제하여 제공되는 시약이다. 시약 라벨에는 초순수를 가리키는 용어 "스펙트로급", "나노급" 및 "HPLC 순도급" 등으로 표시되어 있다.

7) 기타 화학순도

시약 중 라벨에 정제급(purified grade), 실습급(practical grade), 공업급(technical grade), 또는 상업급(commercial grade)이라고 적혀있는 화학약품은 정제하지 않을 경우 임상화학 검사에 사용하지 못한다.

8) 기준 물질

1차 기준 물질(primary reference materials)은 순도가 높아서 용액을 만들었을 때 무게 오차가 적어 예상한 농도와 거의 동일한 농도의 용액을 만들 수 있는 물질을 가리킨다. 1차 기준 물질에 해당하는 화학약품은 표준 용액을 만들 때 사용된다.

IUPAC에서는 1차 기준 물질의 순도를 99.98%로 정하고 있다. 1차 기준 물질은 다음의 조건을 갖추어야 한다.

1) 고도의 순도
2) 안정성
3) 낮은 흡습성과 풍화
4) 고도의 용해성
5) 높은 당량
6) 비독성
7) 싸고 쉽게 구할 수 있어야 함
8) 생태 친화적이어야 함

대표적인 1차 기준 물질에는 삼산화비소(arsenic trioxide), 벤조산(benzoic acid), 브롬산칼륨(potassium bromate), 프탈산수소칼륨(potassium hydrogen phthalate), 탄산나트륨(sodium carbonate), 염화나트륨(sodium chloride), 설퍼닐산(sulfanilic acid), 아연(zinc) 파우더 등이 있다.

2차 기준 물질(secondary reference materials)은 용질을 저울질하여 일정한 농도로 제조할 수 없는 용액이다. 2차 기준 물질의 농도는 보통 1차 기준 물질을 사용하여 교정한 기준법으로 일정량의 용액을 분석하여 결정된다.

대부분의 생물학적 성분들은 1차 기준 물질 이용이 가능하지 않기 때문에 국립표준기술연구소(the National Institute of standards and Technology, NIST; http://ts.nist.gov)에서 인증된 표준물질(Standard Reference Materials, SRMs)이 ACS 1차 기준 물질을 대신해서 사용된다. 미국의 경우 임상검사용의 인증물질(Certified Reference Standards 또는 Standard Reference Materials, SRMs)은 미국 국립표준기술연구소와 기준물질측정원(Institute for Reference Materials and Measurements, IRMM; www.irmm.jrc.be)에서 정해져서 공급된다.

2차 기준 물질은 1차 기준 물질과 같이 특성과 순도가 정해져 있는 것은 아니나 어느 정도의 화학적, 물리적 특성이 명시되어 있기 때문에 임상검사실에서는 ACS 1차 표준 물질을 대신해 사용할 수 있으며, 이것은 검량 물질의 검증이나 정확도/정밀도 평가를 검증하는 데 사용된다.

Chapter 04

광학 분석
Optical Analysis

■ 핵심용어

흡광도, 람베르트-베르 법칙, 형광 광도계,
원자흡광광도계, 반사율 분석계, 화학 발광

■ 학습목표

광학 분석의 기본 원리 이해하기
분광, 형광, 원자흡광, 반사율, 탁도 측정법의 원리와 측정 장치의 구조 및 용도 알아두기

임상검사에서 가장 많이 사용되는 분석기법 중의 하나가 광학 분석법(optical technique)이다. 광학 분석법이란 (1) 방사된 빛(emitted light), (2) 투과된 빛(transmitted light), (3) 흡수된 빛(absorbed light), (4) 산란된 빛(scattered light) 또는 (5) 반사된 빛(reflected light)을 측정하여 물질의 농도를 구하는 과정이다. 본 장에서는 다양한 광학 분석법의 원리를 살펴볼 것이다.

1. 광도 분석법 및 분광광도 분석법

광도 분석법(photometry)은 빛의 발광 강도를 측정하는 것이고, 분광광도 분석법(spectrophotometry)은 선택된 파장의 빛 강도를 측정하는 것이다. 광도 분석이란 용어는 본래 파장과 관계없이 빛의 강도를 측정하는 과정으로 정의했었다. 현대의 측정 장치들은 측정에 사용되는 빛의 파장 범위를 아주 좁게 분리시키고 있다. 이렇게 빛을 분리시키는 데 필터가 사용되면 이 장치를 필터광도계(filter-photometer)라고 하고, 프리즘이나 회절격자가 사용되면 분광광도계(spectro-photometer)라고 한다.

1) 기본 개념

빛은 에너지를 갖는 전자기파(electromagnetic wave)의 한 형태로 그 스펙트럼을 파장의 크기에 따라 짧은 것부터 긴 순서로 보면 감마선, X선, 자외선(ultraviolet radiation, UV), 가시광선(visible light) 및 적외선(infrared radiation, IR)으로 나뉜다. 파장이 짧을수록 에너지와 주파수가 크다.

표 4-1 빛의 종류와 파장

			빛의 종류	대략적인 파장(nm)
⇧ 에너지	⇧ 주파수	⇩ 파장	감마선	< 0.1
			X-선	0.1~10
			자외선	< 380
			가시광선	380~750
			적외선	> 750
			라디오파	25×10^7 이상

* 에너지, 주파수, 파장은 화살표 방향으로 갈수록 커진다.

표 4-2 가시광선의 특징

대략적인 파장(nm)	흡수된 빛 색깔	투과된 빛의 색깔
380~435	자색(보라색)	황색-녹색
435~490	청색	황색
490~580	녹색	적색
580~595	황색	청색
595~650	오렌지색	녹색-청색
650~750	적색	청색-녹색

태양 빛은 육안으로 볼 수 있으며 연속 스펙트럼으로 구성되어 합쳐져 있을 때는 백색 또는 무색을 나타낸다. 어떤 물질이 400 nm의 보랏빛을 흡수하고 다른 모든 빛을 투과한다면 그 물질은 황색-녹색을 띤다. 반면에 590 nm의 노란빛을 흡수하는 물질은 보색인 청색을 띤다.

2) 투과율과 흡광도의 관계

착색 용액이 흡수한 빛의 양을 직접 측정할 수 있는 방법은 없다. 따라서 투과된 빛의 양을 구한 후 그것으로부터 흡수된 빛의 양을 구해야 한다. 착색 용액을 담고 있는 큐벳에 그 용액이 잘 흡수하는 특정한 파장의 빛을 조사(입사광 incident radiation, I_o)하면 용액의 착색 강도에 따라 통과되는 빛(투과광 transmitted radiation, I_t)의 강도가 클 수도 있고 작을 수도 있다. 착색 용액이 진할수록 통과되는 빛의 양은 적어진다(그림 4-1).

투과광을 입사광으로 나눈 것이 투과율(transmittance, T)이다. 입사광이 모두 투과되면 투과율은 1이 된다.

$$\text{투과율}(T) = \frac{\text{투과광}(I_t)}{\text{입사광}(I_o)}$$

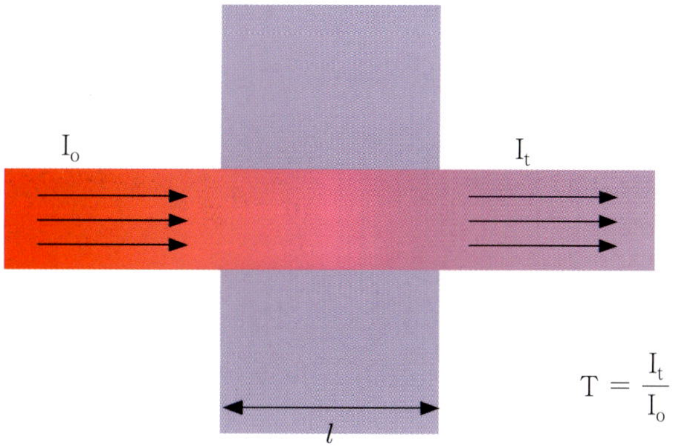

T = 투과율, I_o = 입사광, I_t = 투과광

그림 4-1 입사광과 투과광의 관계

투과율을 %로 나타낸 것이 %투과율(percent transmittance, %T)이다.

$$\text{퍼센트 투과율(\%T)} = \frac{\text{투과광}(I_t)}{\text{입사광}(I_o)} \times 100$$

흡광도(absorbance, A 또는 optical density, OD)는 투과율의 역수의 대수로서 다음과 같이 나타낸다.

$$A = \log(1/T) = -\log(T) = -\log\frac{I_t}{I_o} = \log\frac{I_o}{I_t}$$

여기서 I_o가 100이면 I_t는 %T가 된다.

$$A = \log 100 - \log \%T = 2 - \log \%T$$

이 식을 바탕으로 구한 흡광도와 투과율의 관계를 나타낸 척도는 그림 4-2와 같다.

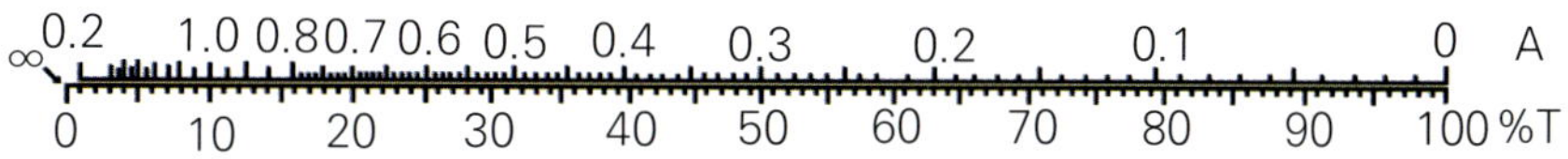

그림 4-2 흡광도와 투과율의 관계를 나타낸 척도

예를 들어, 투과율이 10 %T일 때 흡광도는 다음과 같이 구한다.

A = 2 - log 10
여기서 log 10 = 1이므로
A = 2 - 1 = 1

흡광도	1.0	0.5	0.25	0.125	0.06
%T	10	31	56	75	87

3) 베르 법칙

물질의 농도와 흡광도 직접 비례하거나 투과율의 대수와 반비례하는 관계를 베르 법칙(Beer's law)이라고 한다(그림 4-3). 그리고 농도가 일정할 때 흡광도는 빛이 통과하는 용액의 두께(광로의 길이)와 비례하는데 이것을 람베르트 법칙(Lambert's law)이라고 한다. 이들 두 법칙을 합하면, 흡광도는 용액의 농도와 용액의 두께에 비례하는 것으로 설명되고, 이를 람베르트-베르 법칙이라고 한다. 보통 흡광도를 측정할 때는 용액의 두께, 즉 큐벳의 두께가 일정하므로 람베르트-베르 법칙은 보통 베르 법칙이라고 부른다. 베르 법칙은 다음과 같이 나타낸다.

$$A = \epsilon l c$$

여기서
A = 흡광도,
ϵ(epsilon) = l이 1 cm이고 c가 mol/L일 때의 몰 흡광계수
l = 액층의 두께(cm),
c = 용질의 농도(mol/L)

몰 흡광계수(molar absorptivity, 엡실론ε)는 흡광도와 농도 사이의 전환 인자이다. 340 nm에서 NADH의 몰 흡광계수는 6.22×10^3이다. 따라서 100 μmol/L의 몰 흡광계수는 0.622가 된다.

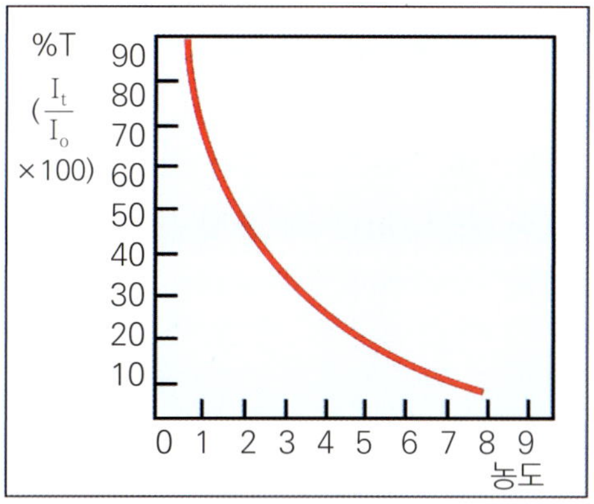

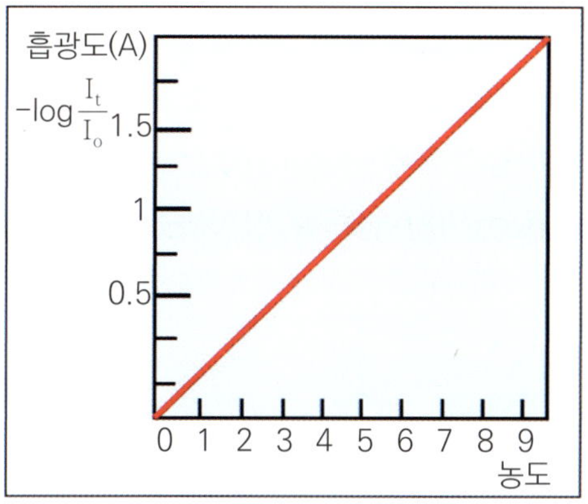

그림 4-3 농도와 %투과율(A) 및 농도와 흡광도(B)의 관계

4) 베르 법칙의 응용

농도를 알지 못하는 검체(Cu)와 농도를 아는 표준 용액(Cs)을 동일한 조건에서 반응시켜 검체의 흡광도(Au)와 표준 용액의 흡광도(As)를 구하면, 농도와 흡광도는 일정한 범위 내에서 비례하므로 검체의 농도(Cu)를 구할 수 있다.

$$\frac{Au}{As} = \frac{Cu}{Cs}$$

여기서

Au = 검체의 흡광도

As = 표준 용액의 흡광도

Cu = 검체의 농도

Cs = 표준 용액의 농도

Cu, Cs, Au, As 중 값을 알지 못하는 것은 Cu이다. 따라서 Cu는 다음 식에 의해 구할 수 있다.

$$Cu = \frac{Au}{As} \times Cs$$

5) 분광광도계의 기본 구조

분광광도계(spectrophotometer)는 (1) 광원(light source), (2) 집광기(collimator), (3) 단색화 장치(monochromator), (4) 슬릿(slit), (5) 큐벳(cuvette), (6) 검출기(detector), (7) 판독기(readout system)로 구성된다(그림 4-4).

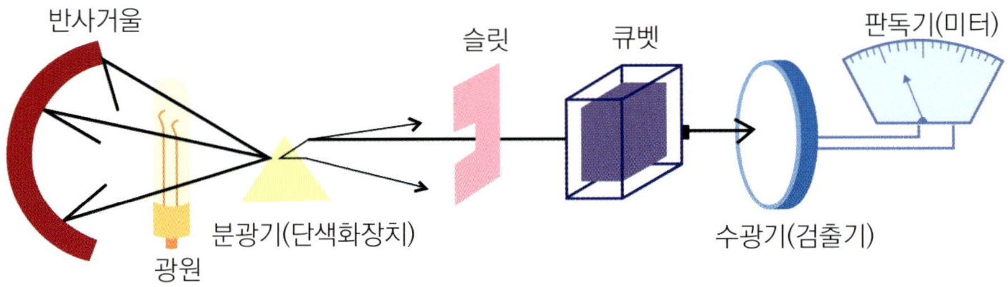

그림 4-4 분광광도계의 기본 구조

(1) 광원

광원(light source)은 빛을 생성하는 램프이다. 램프의 종류에 따라 다양한 파장의 빛이 생성되는데, 텅스텐 램프(320~700 nm)나 텅스텐-할로겐 램프는 가시광선을 생성하고, 중수소 램프(350 nm 이하)나 고압수소 램프는 연속 스펙트럼의 UV를 생성한다. UV 영역의 불연속 스펙트럼을 갖는 저압의 수은 증기 램프는 검정 목적으로 유용하게 사용되지만 실제 흡광도 측정에는 사용되지 않는다.

고속 액체 크로마토그래피(high performance liquid chromatography, HPLC)에는 강한 254 nm의 공명선을 내는 수은 램프가 사용된다. 광원의 검정은 다이디뮴 필터(didymium filter)를 사용하여 하나의 파장을 매일 체크한다. 파장-스캐닝 장치는 파장과 흡광도의 정확도를 위해 산화홀뮴 필터(holmium oxide filter)로 체크된다.

(2) 집광기

집광기(collimator)는 빛을 수집하는 렌즈이다.

(3) 단색화 장치

초기의 광도계는 스펙트럼 중 특정한 파장의 빛을 선택하기 위해 필터를 사용했었다. 그러나 현재의 분광광도계는 단색화 장치(monochromator)로 프리즘(prism, 그림 4-5)이나 회절격자(grating, 그림 4-6)를 사용하고 있다.

단색화 장치의 성능은 투과되는 스펙트럼의 넓이 중 반치폭(half band pass or bandpass)으로 결정한다. 반치폭이란 단색화 장치에 의해 투과된 스펙트럼 중 최대 투과율(최대 빛 강도)의 1/2에 해당하는 파장의 폭을 말한다.

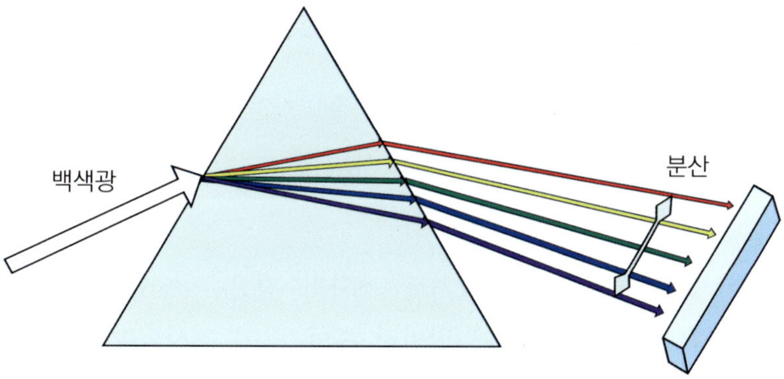

그림 4-5 프리즘

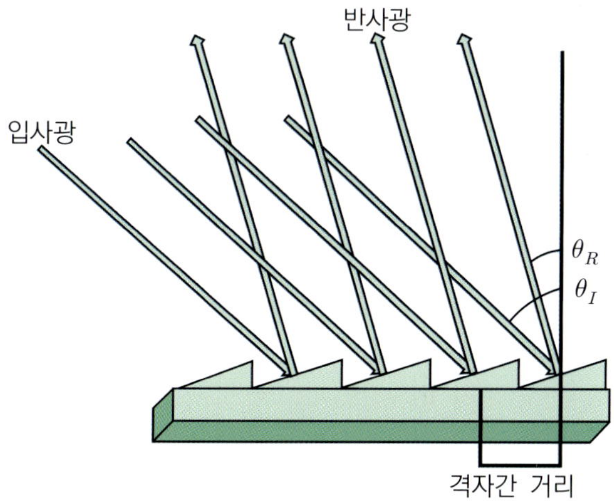

그림 4-6 회절격자

그림 4-7에서 최대 투과율의 50%에 해당하는 파장 범위, 즉 반치폭은 λ_1-λ_2이다. 유리 필터의 반치폭은 50 nm로 넓고, 간섭 필터의 반치폭은 10 nm이고, 고급 장비에 사용되는 프리즘이나 회절격자의 반치폭은 0.5 nm나 그 이하이다. 반치폭이 작을수록 단색화 장치의 성능이 좋다.

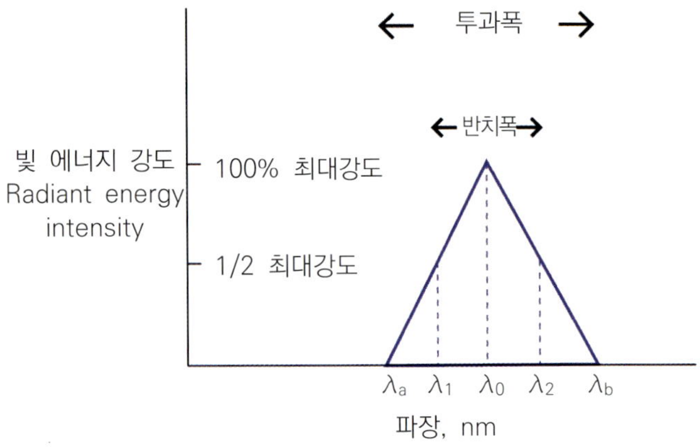

그림 4-7 반치폭

회절격자는 빛을 분산시키는 장치로 정확히 같은 각으로 1인치 당 10,000~50,000개의 홈이 평행하게 파여 있어서 홈에 빛이 조사되면 파장에 따라 회절(diffraction)되거나 분산된다.

(4) 슬릿

분산된 스펙트럼 중 특정 파장의 빛을 선택하여 통과시키는 조절장치이다.

(5) 큐벳(셀)

큐벳(cuvet or cuvette)은 셀(cell)이라고도 부르며 반응액을 담는 용기이다. 광원으로부터 나온 선택된 파장의 빛이 큐벳을 통과한다. 정확하고 정밀한 판독을 위해 빛이 통과하는 큐벳의 면에는 손자국이나 긁힌 흠 같은 것이 없어야 하고 내부도 깨끗해야 한다. 또한 측정할 용액은 미리 잘 혼합해야 하고 큐벳에 채울 때 내부의 표면에 공기방울이 붙지 않도록 주의해야 한다. 또한 용액이 차가우면 큐벳 외부에 습기가 맺히므로 가능하면 실온으로 맞추어야 한다. 알칼리성 용액을 큐벳에 오랫동안 놔두면 알칼리가 서서히 유리를 녹이고 부식시킨다. 큐벳은 순한 세제나 농염산 : 물 : 에탄올(1 : 3 : 4)의 혼합액에 담근다.

큐벳은 빛이 조사되는 면이 편평한 각형인 큐벳이 좋다. 각형 큐벳의 내부 길이(광로)는 보통 1 cm이고 부피는 3~4 mL이다. 기본적인 검사에 사용되는 많은 저가의 분광광도계는 원형(시험관형) 큐벳을 많이 사용하고 있다. 이러한 분광광도계에는 직경이 다른 큐벳을 조절하여 측정할 수 있는 어댑터가 갖추어져 있다.

유리로 만들어진 큐벳은 가시광선 영역을 판독하는 데 사용되며, UV영역에서 측정할 때는 석영이나 용융석영(fused silica)으로 만들어진 것을 사용한다.

(6) 검출기

광검출기(photodetector)는 빛을 전기신호로 전환시키는 장치이다. 빛에 민감한 검출기의 표면에 빛이 부딪치면 빛의 강도에 비례하여 전자를 방출한다. 이러한 전자의 흐름에 의해 전류가 생긴다.

검출기의 종류에는 광전지(photocell, barrier cell 또는 selenide cell), 광전관(phototube), 광전자증배관(photomultiplier tube, PMT), 광전트랜지스터(photo transister) 및 광전다이오드(photodiode)가 있다.

광전지는 세 개의 층으로 구성된다. 위층은 빛이 조사될 때 전자를 방출하는 은(Ag)층이고, 중간층은 셀레늄(Se) 감광층이고, 아래층은 전자를 받아들이는 구리나 철층이다(그림 4-8). 이렇게 전자가 이동하면서 전류가 생성되는데, 이것의 세기는 빛(투과광)의 세기와 비례한다.

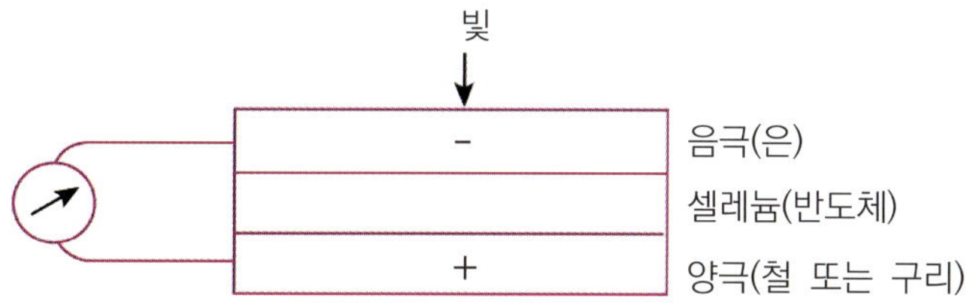

그림 4-8 광전지 구조

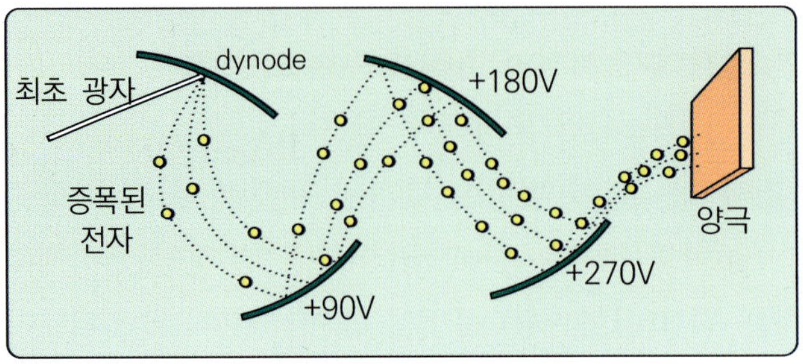

그림 4-9 광전자증배관(PMT)의 원리

광전관은 진공관 속의 표면에 감광 물질을 코팅한 음극으로부터 양극으로 전자가 이동하면서 전류가 생성된다. 전류의 세기는 빛의 세기에 비례한다. 광전관이 광전지보다 더 민감하게 반응한다.

광전자증배관(PMT)은 빛의 강도가 낮거나 섬광을 측정할 때 사용된다. 이것은 반응이 민감하고 빠르며, 빛에 민감한 음극과 수 개의 다이노드(dynode)로 형성된 양극으로 구성되어 있다(그림 4-9). 다이노드는 전자를 증폭시키는 장치이다. PMT는 유효 파장폭이 좁은 광도계나 형광광도계, 원자흡광광도계 및 감마카운터 등에 사용되고 있다.

광전다이오드와 **광트랜지스터**는 실리콘(silicon), 비화 갈륨(gallium arsenide), 안티몬화 인듐(indium antimonide), 비화 인듐(indium arsenide), 셀렌화 납(lead selenide), 황화 납(lead sulfide) 같은 감광성 반도체 소자로 만들어진 반도체 기구이다.

광다이오드는 두 종류의 반도체 소자를 붙인 것인데, 그 사이에는 전류저항이 있다. 그러나 접합부에 빛이 부딪치면 저항이 극복되고 전류가 접합부를 가로질러 흐른다. 이 장치는 작고 견고하며 고도의 증폭이 가능하다.

(7) 판독기

광검출기에서 생긴 전기신호를 일정한 값으로 나타내는 장치이다. 이 값은 아날로그(meter)나 디지털(display)로 나타낸다.

6) 단일광로 및 이중광로 분광광도계

단일광로(single beam) 분광광도계에는 샘플큐벳 자리가 하나만 있다. 따라서 먼저 맹검 용액(blank solution)으로 투과율을 100%에 맞추고 그 다음에 표준 용액이나 시료의 흡광도를 측정한다. 단일광로 분광광도계법은 전압의 변화에 의해 광원의 강도가 변하는 단점이 있다.

이중(복) 광로(double beam) 분광광도계법은 같은 광원에서 나온 빛을 이분하여 하나는 샘플 큐벳(A_1)으로 보내고 다른 하나는 맹검 용액을 담는 기준 큐벳(reference cuvette, A_2)으로 보내 흡광도 A_1과 A_2를 측정하고 그들의 차이(A_1-A_2)로 실제 흡광도를 구하는 방법이다(그림 4-10). 이 방법은 샘플의 혼탁이나 전압 변동에 따른 오차를 보정할 수 있다.

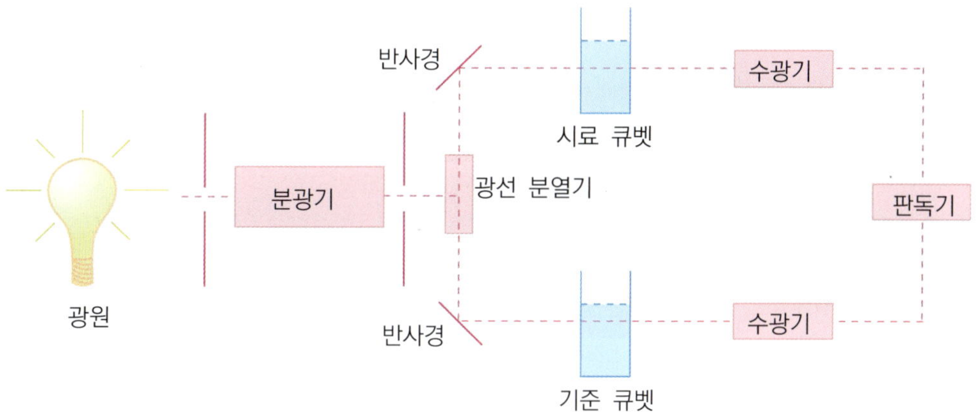

그림 4-10 이중광로 분광광도계 구조

7) 분광광도계(SPECTRONIC 20) 사용법

현재는 디지털 분광광도계를 사용하지만 SPECTRONIC 20은 분광광도계의 원리를 이해할 수 있는 가장 기본적인 아날로그적 분광광도계이므로 임상화학을 공부하는 학생들은 이것의 구성과 원리 그리고 사용법을 필수적으로 알고 있어야 한다. http://biology.clc.uc.edu

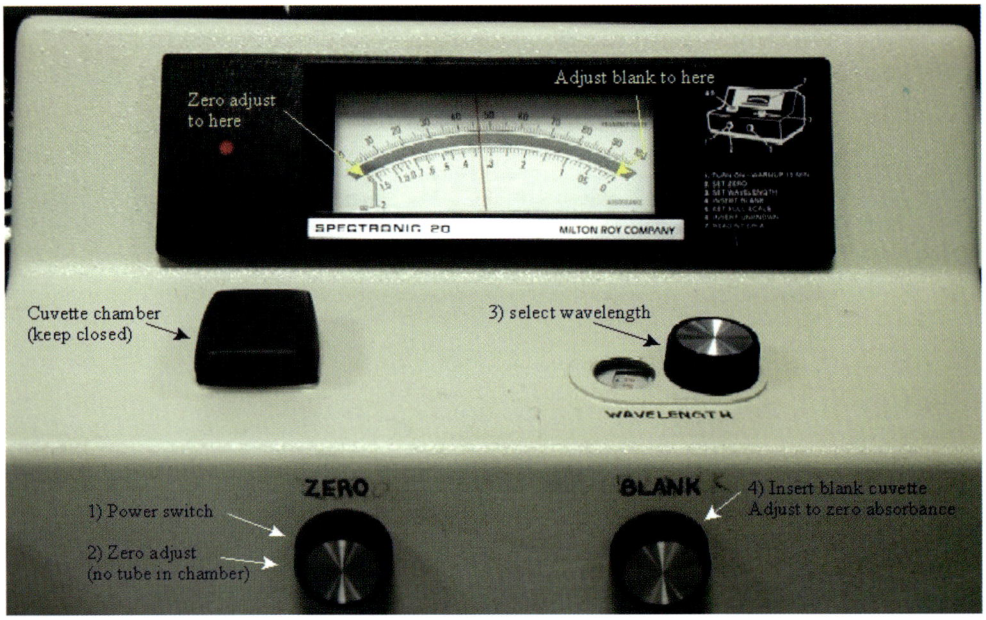

1. 플러그를 꽂고 스위치(power switch)를 켠다. 사용 15분 전에 전원을 켜서 광도계를 가온시킨다.
2. 큐벳 실(cuvette chamber)에 큐벳을 넣지 않고 뚜껑을 덮은 상태에서는 빛이 차단되므로, 이 상태에서 ZERO 다이얼(전면 왼쪽)을 돌려서 바늘을 투과율 0%에 맞춘다.

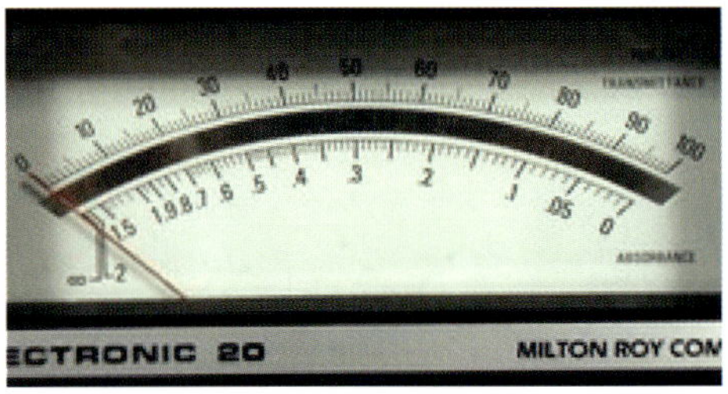
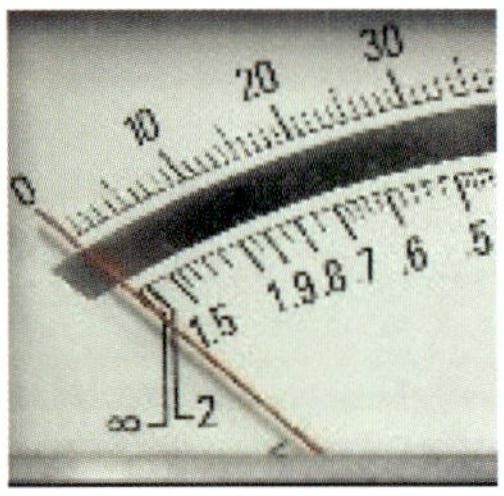

3. 파장(wavelength, nm) 선택 다이얼을 돌려서 파장을 맞춘다.

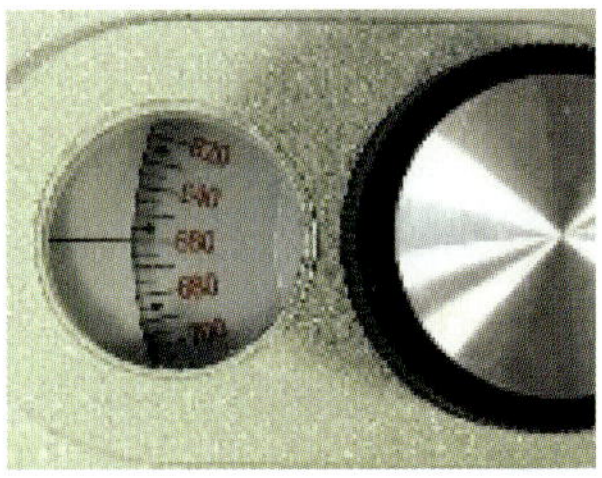

4. 맹검 용액(시약이나 증류수 또는 시약 + 증류수)을 맹검 큐벳에 넣고, 큐벳 표면을 거즈로 깨끗이 닦은 후, 큐벳 실의 마크와 큐벳의 마크를 일직선으로 맞추어 큐벳 실에 넣는다.

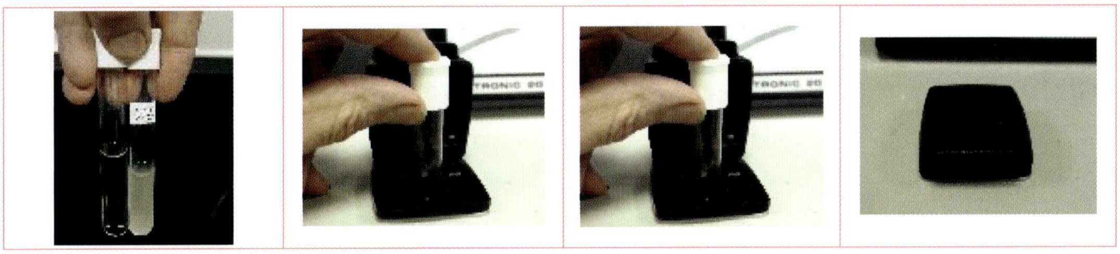

5. 맹검 다이얼(전면 오른쪽)을 돌려 바늘을 흡광도 0에 맞춘다.

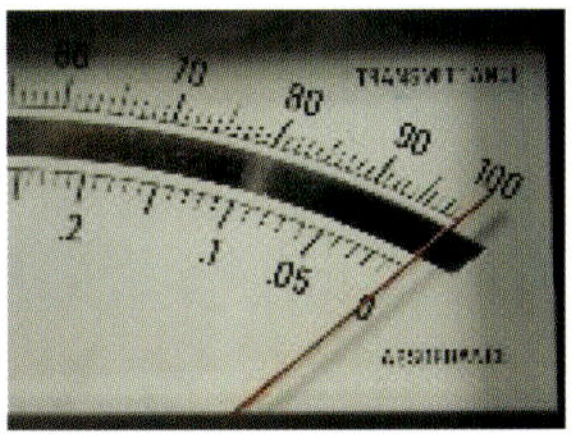

6. 맹검 큐벳을 빼내어 플라스틱 시험관대에 놓는다.
7. 검체 큐벳 속에 반응액을 넣고, 잘 닦은 후, 큐벳 실의 마크와 큐벳의 마크가 일직선이 되도록 맞추면서 큐벳을 넣는다.
8. 흡광도와 투과율을 나타내는 눈금자에서 아래쪽의 흡광도를 읽은 후 기록한다.

8) 분광광도계 사용 시 주의사항

1. 광원, 파장, 큐벳의 선택이 적절해야 한다.
2. 광원의 강도에 동요가 없는 안정된 상태에서 측정한다.
3. 광로의 광축 중심이 적절해야 한다. 특히 램프를 교환할 때 잘 확인해야 한다.
4. 램프, 필터, 큐벳이 오염되지 않아야 한다.
5. 빛이 통과하는 큐벳의 표면은 손으로 만지면 안 되고, 만진 경우에는 거즈로 깨끗이 닦는다.
6. 큐벳은 비싸기 때문에 파손되지 않도록 취급 시 주의해야 한다.
   (최근에는 일회용 플라스틱 셀을 많이 사용하고 있음)
7. 큐벳 장착부위는 항상 깨끗하게 유지해야 하며, 사용 후 물기는 완전히 제거한다.
8. 파장의 눈금, 직선성, 재현성 및 큐벳 간의 오차 등을 정기적으로 체크한다.
9. 큐벳을 세척할 때는 솔로 닦지 말고, 물과 증류수로 헹구기만 한다.

2. 형광 분석법

1) 원리

어떤 분자들은 특정한 파장의 빛에 노출되면 형광(fluorescence)이나 인광(phosphorescence)을 방출한다. 이러한 빛은 흡수된 빛보다 에너지가 낮고(파장이 더 길고) 짧은 시간(10^{-9}~10^{-6}초)에 생긴다. 형광의 강도는 용질의 농도와 비례하면서 변동한다. 형광 분석법(fluorometry)의 감도는 분광 분석법(spectrophotometry)보다 약 1,000배나 더 높다. 어떤 물질이 형광을 내려면 특정한 파장의 빛을 흡수해야 하고, 각 물질이 내는 형광의 파장도 특이적이기 때문에 형광 분석법은 분광 분석법보다 특이성이 훨씬 더 높다.

그림 4-11에서 보는 것처럼, 바닥 상태(ground state, G; 기저 상태)의 에너지 수준에 있는 분자가 특정 파장의 빛을 흡수하면 에너지 수준이 높은 들뜬 상태(excited state, E_1; 여기 상태)가 된다. 이때 충돌 및 열손실 등에 의해 일부 에너지를 상실하여 에너지 수준이 E_1보다 낮은 E_2로 떨어진다. 이때는 빛을 방출하지 않는 비사광(非射光) 에너지이지만, E_2에서 바닥 상태로 떨어질 때는 자극했던 빛보다 에너지 준위가 낮고 파장이 긴 빛이 방출된다.

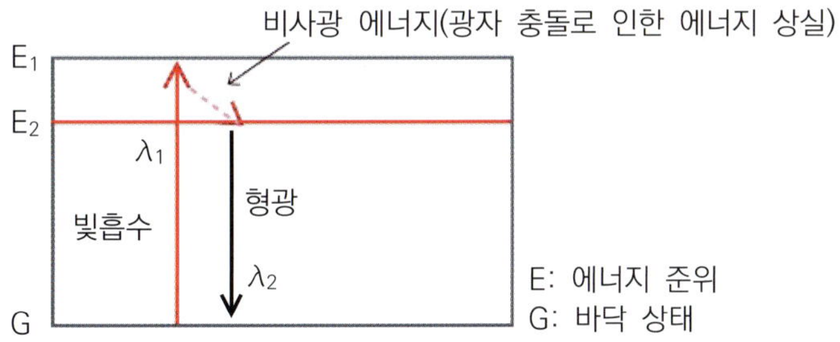

그림 4-11 형광의 생성 원리

이러한 변화시간이 10^{-6}초 걸리면 방출되는 빛을 형광이라고 하며, 10^{-4}초 걸리면 방출되는 빛을 인광이라고 한다. 몇 개의 란타넘족(Lanthanum series) 금속 이온은 들뜬 상태의 E_2에 도달한 후 10^{-6}~10^{-4}초 사이에 형광을 방출한다. 이러한 지연으로 인해 형광이 들뜨게 하는 빛이 더 이상 존재하지 않을 때도 나타난다. 이러한 형광을 시간-분해 형광(time-resolved fluorescence)이라고 한다.

투과광에는 형광이 없기 때문에 엄밀히 말하면 형광 분석법은 베르 법칙이 성립하지 않는다. 그러나 형광물질의 농도가 낮은 경우에는 농도의 증가에 따라 빛 흡수가 증가하고, 이에 비례하여 형광도 증가하기 때문에 정량 측정에 이용된다. 형광 측정은 투과광의 영향을 피해야 하므로 광검출기는 입사광과 직각 방향에 위치한다.

2) 구성

형광광도계(fluorometer)는 다른 분광광도계와 달리 단색화 장치를 두 개 갖고 있다(그림 4-12). 첫 번째 단색화 장치는 샘플에 조사되는 빛을 선택하기 위한 것이고, 두 번째 단색화 장치는 샘플에서 나오는 형광을 선택하기 위한 것이다.

형광광도계의 광원으로는 수은 램프나 제논(xenon) 램프가 이용된다. 수은 램프는 불연속 스펙트럼의 빛을 방출하며, 제논 램프는 자외선에서 근적외선에 이르는 연속 스펙트럼의 빛을 방출한다.

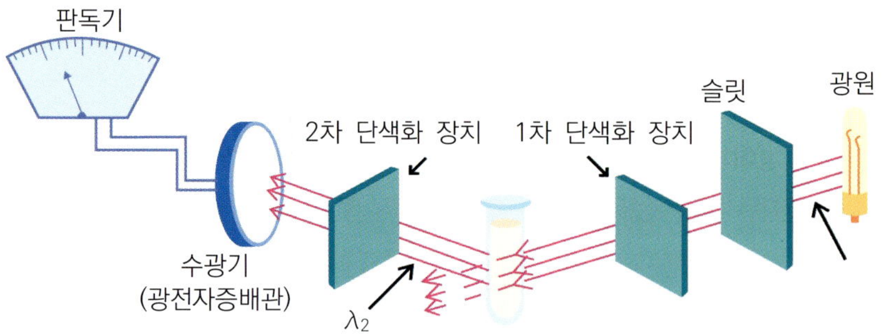

그림 4-12 형광광도계

형광을 측정하는 수광기는 큐벳에 입사하는 여기광(1차광)과 일직선상에 있지 않고 직각 방향에 있다. 이는 일직선상에서 측정할 경우에 형광만 측정되는 것이 아니라 1차광도 함께 측정되기 때문이다.

350 nm 이하의 빛이 꼭 필요하지 않으면 텅스텐 램프가 적당하다. 단색화 장치로는 회절격자나 필터가 사용된다. 검출기는 형광만을 측정해야 하므로 광원의 광선 방향과 직각 방향에 위치한다(그림 4-12). 파장이 350 nm 이상일 때는 유리 큐벳이 사용될 수 있지만, 그 미만에서는 석영이나 용융석영으로 만든 큐벳이 사용된다. 검출기로는 광전자증배관(PMT)이 사용된다.

3) 형광에 영향을 미치는 요인

이론적으로 형광의 강도는 형광물질의 농도와 직선으로 비례하지만, 다음의 요인들도 형광에 영향을 미친다.

1. **pH**: pH의 변화는 분자의 이온 상태를 변화시키고, 그로 인해 형광의 성질이 변한다.
2. **온도**: 온도가 올라가면 분자 운동이 높아진다. 이로 인해 분자 충돌이 증가하고 형광이 감소한다.
3. **빛 노출 시간**: 분자가 들뜨는 시간은 형광을 내는 시간보다 빠르므로 빛에 노출 시간이 길면 들뜬 분자 수가 증가하고 그에 따라 형광도 증가한다.
4. **농도**: 희석 용액에서 형광은 농도와 함께 증가한다. 농축 용액에서 방출되는 빛(사광)은 같은 화합물의 다른 분자에 의해 흡수될 수도 있다. 만일 흡수하는 분자가 많으면, 형광이 유의하게 감소한다.

형광은 또한 용액에 존재하는 다른 종류의 분자작용에 의해 강해질 수도 있다. 아세톤, 벤젠과 같은 일반적인 유기용매들은 UV 영역의 빛을 흡수한다. 유리 세제인 중크롬산염은 275와 305 nm의 빛을 흡수하여 들뜨는 것과 형광 방출을 방해한다. 따라서 추출 및 용출 용매와 세제를 선택할 때는 이러한 점을 주의해야 한다.

4) 임상 응용

형광 분석법의 감도는 10^{-8}~10^{-9} mol/L로 흡광 분석법(10^{-6} mol/L)의 약 1,000배에 달한다. 그러나 반응액 중에 불순물이 들어가거나 기기의 작은 변동에 의해서도 현저한 영향을 받으므로 주의해야 한다. 형광 분석법은 높은 감도를 요하는 화합물을 측정할 때 사용된다. 포르피린, 약물 및 몇 가지 효소 반응 생성물은 보통 형광 분석법으로 측정한다. 시간-분해 형광은 단백질 및 펩타이드 호르몬을 면역학적 방법으로 측정할 때 가장 많이 이용되고 있다. 주요 측정 물질의 여기광(1차광) 파장 및 형광(2차광) 파장은 표 4-3과 같다.

표 4-3 주요 생체분자의 여기광과 최대 형광 파장

화합물	여기광 파장(nm)	최대 형광 파장(nm)	화합물	여기광 파장(nm)	최대 형광 파장(nm)
비타민 A	325	470	세로토닌	295	340
비타민 B_1	370	445	ATP	285	395
비타민 B_2	270, 370, 445	520	NADH(NADPH)	340	435
비타민 B_6	340	400	에스트라디올	285	330
비타민 E	295	330	에스트론	285	325
비타민 B_{12}	275	305	알코올 탈수소 효소(간)	325	440
엽 산	365	450	젖산 탈수소 효소	330	440
에피네프린	285	325	말산 탈수소 효소	351	447
노르에피네프린	285	325	글리세르알데하이드-3-인산 탈수소 효소	340	462

3. 원자 흡광 분석법

1) 원리

원자 흡광 분석법(atomic absorption spectrophotometry, AAS)은 유리 금속 원자가 빛을 흡수하는 것을 측정하는 분석법이다. 분자를 불꽃으로 가열하면 유리 원자로 해리된다. 해리된 원자는 들뜬 상태(excited state)로 되었다가 곧바로 빛을 방출하면서 바닥 상태(ground state)로 되돌아간다. 바닥 상태의 원자는 자신이 들떴을 때 방출하는 고유의 빛과 동일한 빛[이것을 공명선(resonance line)이라고 하며 해당 원소의 속빈(중공) 음극 램프(hollow cathode lamp)에서 나온다]을 선택적으로 흡수한다. 이러한 흡수는 샘플에 있는 원자의 농도와 비례한다. 이것이 원자 흡광 분석법의 기본 원리이다.

염광 분석법은 '들뜬 상태의 금속 원자'를 측정하는 것이고, 원자 흡광 분석법은 '바닥 상태의 금속 원자'를 측정한다. 이 방법에서 원자의 99.998%는 불꽃 온도에서 바닥 상태로 있기 때문에 염광 분석법보다 훨씬 더 민감하다. AAS의 감도는 염광 분석법(flame photometry)보다 약 100배나 더 높다.

칼슘 측정을 예로 들어 원리를 설명하면,

1. 샘플 중의 Ca^{2+}은 일정한 온도에서 바닥 상태로 있다.

   $$Ca^{2+} \xrightarrow[\text{가열}]{2e^-} Ca^{\circ}$$

2. 바닥 상태의 Ca°는 Ca-속빈 음극 램프에서 방출되는 자신의 공명선을 흡수한다.

   $$Ca^{\circ} \xrightarrow{\text{공명선 흡수}} Ca^{*}$$

3. 흡광도는 농도와 비례한다(비어 법칙).
   여기서
   Ca^{o} = 바닥 상태
   Ca^{*} = 들뜬 상태

2) 구성

원자흡광광도계는 광원(속빈 음극 램프), 버너, 단색화 장치, 검출기, 판독기로 구성되는데, 단색화 장치나 광전자증배관(PMT) 및 판독기는 고급의 UV-가시광선 분광광도계와 동일하다(그림 4-13).

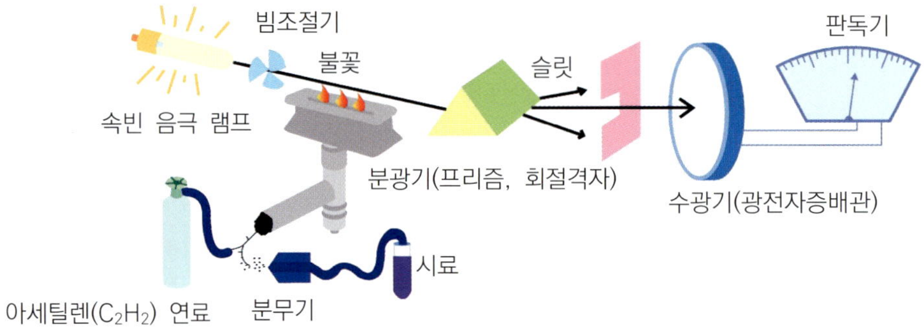

그림 4-13 원자흡광광도계의 기본 구조

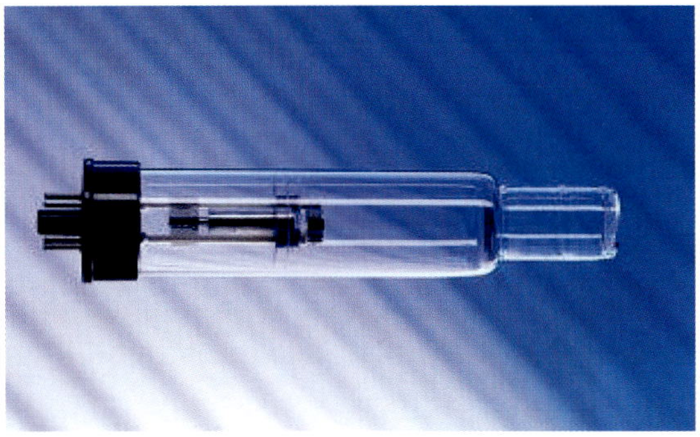

그림 4-14 속빈(중공) 음극 램프

광원인 속빈 음극 램프는 원자흡광광도계에서만 볼 수 있는 특이한 광원이다(그림 4-14). 이 램프에는 낮은 압력으로 아르곤(argon)이나 네온(neon) 같은 불활성 기체가 들어있다. 램프가 켜지면 전극 사이에 있는 기체원자가 이온화 되고 높은 속도로 음극에 부딪히며 튄다. 기체 이온과 더욱 더 충돌하면 들뜬 금속 원자를 생성한다. 이 원자가 바닥 상태로 가면서 특정한 파장의 빛(공명선)을 방출한다.

원자흡광광도계에서 두 번째로 특이한 구조는 버너이다(그림 4-13). 버너는 분무기(nebulizer or atomizer)와 사전 혼합실(premix chamber) 그리고 버너 헤드, 이상 세 부분으로 구성된다. 안개 상태로 분무된 시료는 사전 혼합실에서 산화제 및 연료(보통 아세틸렌)와 혼합된다. 기체와 샘플의 혼합물은 버너 헤드로 나가고 불꽃을 형성한다. 버너 헤드는 편평하고 길이가 10 cm 정도 된다. 결국 속빈 음극 램프의 빛은 10 cm의 불꽃을 통과하는 것이 된다. 버너 대신에 불꽃이 없는 흑연로(graphite furnace)를 사용하는 무염(flameless) 원자 흡광 광도계(AAS)도 있다.

3) 응용

원자 흡광 분석법(AAS)은 농도가 너무 작아 화학적인 측정법으로 측정할 수 없는 미량원소를 측정하는 데 자주 이용되고 있다. 각 원소의 측정에서 연료 : 공기비율, 기체의 흐름 속도, 시료 흡인 속도, 버너 높이 등이 유리원자를 만드는 데 최적 상태로 있어야 한다.

샘플을 희석하는 희석 용액도 측정에서 중요한 요소이다. 예를 들어, 혈청 중의 칼슘은 이온화되어 단백질과 결합하고 시트르산염, 인산염 및 기타 음이온과 복합체를 이루며 존재한다. 인산염과 복합체를 이루고 있는 칼슘은 불꽃의 열에 의해 아주 조금만 해리된다. 따라서 이들 복합체에 있는 칼슘은 측정되지 않는다. 이러한 문제를 해결하기 위해 칼슘 측정용 희석액에는 염화란타늄(lanthanum chloride)이 포함되어 있다. 란타늄은 복합체에 결합해 있는 칼슘을 치환시킨다.

그림 4-15의 주기율표에서 노란색으로 표시된 것은 AAS로 측정할 수 있는 원소이다. 하지만 AAS는 임상검사에서 알루미늄, 칼슘, 구리, 납, 리튬, 마그네슘, 수은 및 아연 등의 측정에 널리 이용되고 있다.

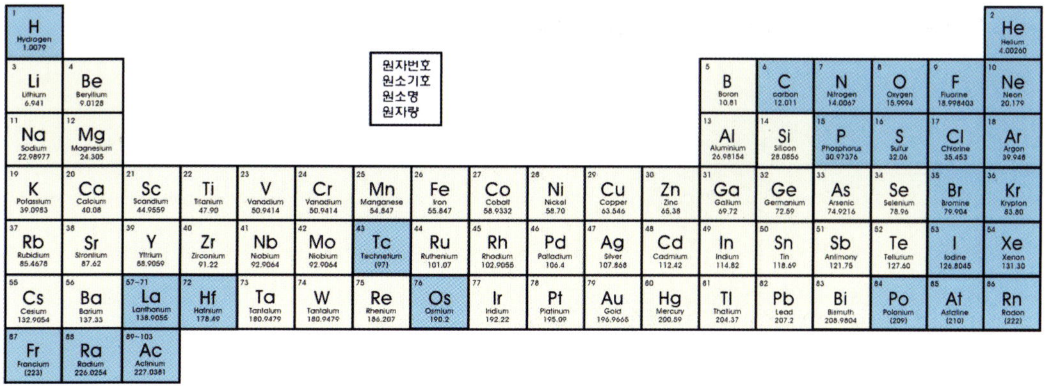

그림 4-15 주기율표

4. 반사율 광도 분석법

반사율 광도 분석법(reflectance photometry)은 고체표면에서 반사되는 빛을 측정하는 방법이다. 예를 들어, 어떤 염료가 황색 빛을 흡수하면 흰 종이 위에서 파란색 잉크로 나타난다. 색깔의 강도는 빛의 흡수 정도에 따라 결정된다. 이것을 판독하는 데는 반드시 어떤 기구를 필요로 하지 않는다. 색깔의 판독은 요 시험지처럼 육안으로도 판독할 수 있다. 하지만 판독을 반사율광도계(reflectance photometer)로 하면 더 빠르고 일관성 있게 할 수 있다. 검사실 밖에서 사용하는 간이 혈당 측정기가 바로 반사율광도계이다. 반사율 광도 분석법은 시험지를 사용하는 드라이 케미스트리(dry chemistry)의 대표적인 측정법이다.

1) 원리

광선이 분석될 검체의 고체 표면에 조사되면 빛의 일부는 검체에 의해 흡수되고 나머지는 반사되거나 산란된다(그림 4-16). 반사된 빛은 렌즈에 의해 수집되어 검출기로 간다. 여기서 빛의 강도가 측정된다. 적당한 빛을 선택하기 위해 필터가 사용된다. 시료에 분석물질의 농도가 증가하면 흡수되는 빛이 많아지고 반사되는 빛은 적어지며 반응 패드는 더 검어진다.

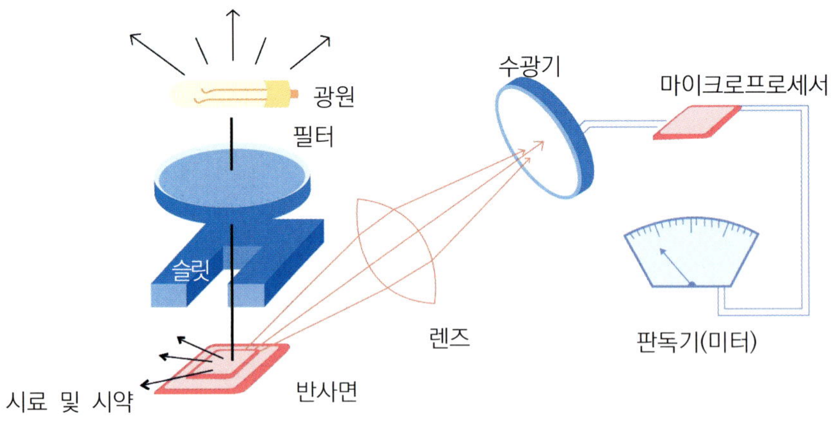

그림 4-16 반사율광도계

반사율광도계와 분광광도계의 구성과 원리가 비슷하지만, 흡광도와 달리 반사광의 강도(reflective density, R_D)는 농도와 직선으로 비례하지 않는다. 간혹 이러한 비선형(nonlinear)의 데이터를 직선으로 전환시키는 마이크로프로세서가 장비에 장착되어 있는 것도 있다. 반사광의 강도는 다음과 같이 정의된다.

$$R_D = -\log(\frac{I_R}{I_o})$$

여기서 IR은 반사광의 강도이고, I_o는 입사광의 강도이다.

5. 탁도 측정법

1) 측정법의 분류

(1) 비탁법(turbidimetry)
(2) 네펠로법(nephelometry)

2) 원리

기체나 액체 중에 부유하고 있는 입자에 빛이 도달하면, 빛이 직진하지 못하고 산란을 일으킨다. 틴들(tyndall) 현상(투명 물질 중에 많은 미립자가 분산되어 있을 때, 조사된 빛이 사방으로 산란되어 직선광의 각도가 약해지는 현상)도 이 범주에 들어가며, 이 산란광을 어떻게 포획하는가에 따라 비탁법(흡광도 측정법)과 네펠로법(산란광 측정법)으로 분류된다(그림 4-17).

(1) 비탁법

혼탁액에 빛을 조사하면 틴들 현상이 일어나 빛이 산란하기 때문에 투과광은 입사광에 비해 광도가 저하한다. 흡광도는 일정조건 내에서 농도와 비례한다. 람베르트-비어 법칙의 농도를 탁도로 대신하여도 좋지만, 엄밀하게 말하면 적합하지 않다.

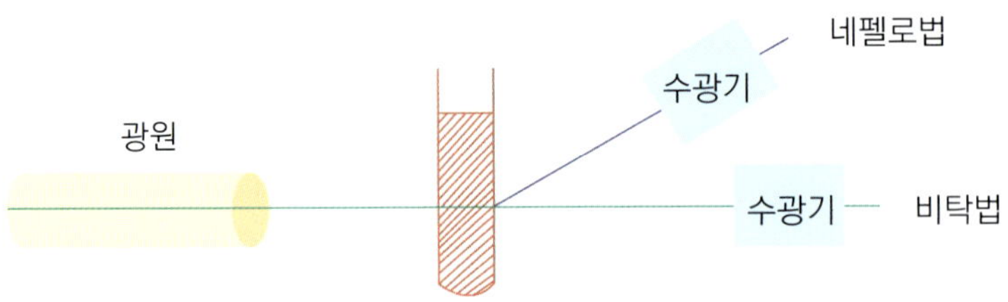

그림 4-17 네펠로법과 비탁법의 측정 원리

(2) 네펠로법(산란광 측정법)

혼탁액에 빛이 조사될 때 틴들 현상에 의해 일어나는 산란광의 강도는 일정한 조건 내에서 농도와 비례한다.

3) 네펠로미터의 구조

그림 4-18에 나타낸 바와 같이 입사광의 평행광속이 입자에 의해 산란될 때, 그 산란된 광량을 입사광의 진행 방향과 다른 각도에서 산란광의 일부를 측정하는 방법을 네펠로법이라고 하고, 그 측정기기는 네펠로미터(nephelometer)라고 한다.

네펠로법에서는 레이저광선을 사용한 측정기도 등장해 있다. He-Ne가스에 의한 레이저 광선은 발광 파장이 632.8 nm로 파장 정도가 매우 높고, 직진성, 집광성이 높다. 최근에는 LED(light-emitting diode, 발광 다이오드)도 광원으로 사용되고 있다. 심한 혼탁도에 대해서도 고감도로 재현성이 양호하여 측정이 가능하다. 한편, 산란하지 않고 직진한 평행광속량을 일반 광도계로 측정하는 방법을 비탁법이라고 한다. 이 비탁법이란 용어는 투과광을 측정하는 비색법에 대비시킨 것이다. 면역반응을 조합시킨 면역비탁법이 고감도 측정법으로서 주목받고 있다.

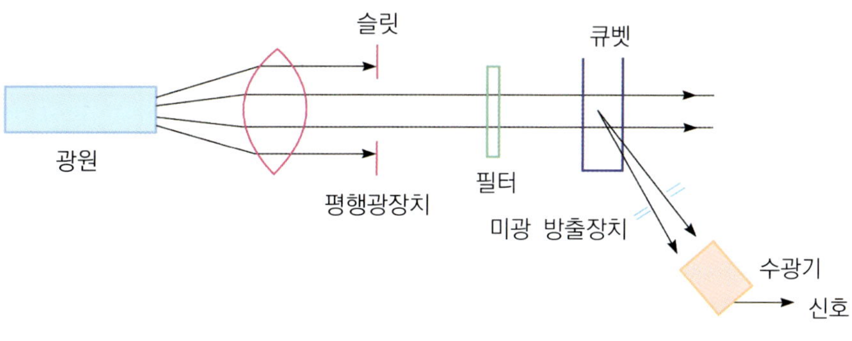

그림 4-18 네펠로미터의 구성

* 수광기는 광원의 영향을 받지 않는 방향(직각 등)에 있다.

4) 탁도법의 용도

① 흡광도 측정 : 최근에는 거의 측정하지 않는 단백질의 교질 반응인 황산 아연 혼탁 시험(ZTT), 티몰 혼탁 시험(TTT) 등

② 산란광 측정 : 트리글리세리드(TG), 면역글로불린 등

5) 파장의 선택

일반적으로 탁도의 측정은 단파장일수록 감도가 높다. 그러나 혈청 중의 빌리루빈과 용혈 시의 헤모글로빈 흡수에 의한 영향을 피하기 위해 600 nm 이상의 장파장을 이용하는 일이 많다(ZTT, TTT 등은 660 nm).

6. 화학 발광 분석법

화학 발광(chemiluminescence)이란 화학 반응에 의해 생성된 들뜬 상태의 분자가 바닥 상태로 떨어지는 과정에서 그 에너지가 빛으로 방출되는 것을 가리킨다. 이러한 화학 발광 반응은 주로 산화 반응이기 때문에 ① 일반적으로 반응이 빠르고 [루미놀(luminol)에 의한 과산화수소 검출 반응은 1초 이내에 최고에 달한다], ② 직접 발광 에너지를 측정하기 때문에 고감도의 측정이 가능하며, ③ 여기 광원을 필요로 하지 않고, 파장의 선택도 불필요하며, 필터로도 충분하기 때문에 분석 장치가 복잡하지 않다(그림 4-19).

그러나 화학 발광 분석에서는 발광시키기 위해 시약을 신속히 혼합해야 한다. 이를 위해 주사기나 급속 혼합 장치로 혼합하며 또한 발광 강도의 변화를 시간에 따라 누적하여 계산한다. 형광 분석의 최고 감도가 10^{-9} mol/L인데 반하여 화학 발광의 최고 감도는 10^{-18} mol/L이다. 최근에는 면역 반응과 조합한 화학 발광 분석법(chemiluminescence immunoassay, CLIA)이 개발되어 일상 검사에 널리 이용되고 있다(12장 참조).

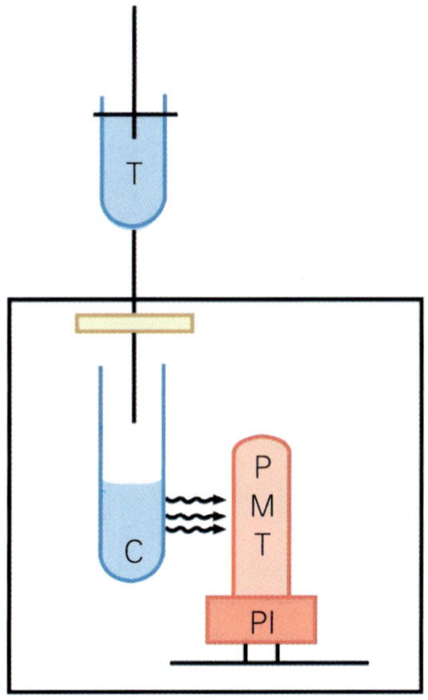

T: 시료주입기　　C: 셀　　PMT: 광전자증배관

그림 4-19 화학 발광 측정 장치

7. 염광 분석법

체액의 나트륨, 칼륨, 리튬을 측정하기 위해 1960년대에 도입된 염광 분석법(flame photometry 또는 flame emission spectrophotometry)은 임상화학에서 가히 혁명적인 방법이었다. 그러던 것이 현재는 이온 선택 전극(ion selective electrode)법이나 전기화학적 방법으로 대체되어 사용되지 않고 있다.

1) 원리

많은 금속원소들은 불꽃에 의해 공급되는 충분한 에너지를 받으면 특징적인 빛을 방출한다. 이러한 것을 불꽃 반응(flame reaction)이라고 한다. 그 반응 과정을 살펴보면, 용액이 불꽃 속으로 분무되면 원자의 일부가 일시적으로 들뜬 상태로 전환된다. 이러한 원자는 곧바로 빛을 방출하면서 바닥 상태로 되돌아온다. 방출되는 빛(사광)의 파장은 원소마다 특이하다. 예를 들어, 불꽃 속에서 리튬은 적색, 나트륨은 황색, 칼륨은 자색, 루비듐은 적색, 마그네슘은 청색을 생성한다.

Chapter 05

전기영동

Electrophoresis

■ 핵심용어

전기영동, 이동도, 전기삼투, 지지체 전기영동,
모세관 전기영동, 등전점 전기영동

■ 학습목표

전기영동의 원리 이해하기
전기영동의 종류와 용도 알아두기
모세관 전기영동의 장점을 설명하기

1. 기본개념

최초의 전기영동(electrophoresis)은 1937년 스웨덴의 생화학자인 Tiselius가 단백질을 연구하기 위해 고안한 방법이다. 이 방법에서 U자관에 용액과 시료를 넣고 전압을 가하면 전하를 띤 물질이 용액 중에서 반대 극으로 이동하였다. 그는 이러한 현상을 이용하여 단백질을 분리하였다. 이때는 알부민과 α_1 분획이 불완전하게 분리되어서 혈청 단백질을 4개의 분획으로 분리했었다.

띠 전기영동(zone electrophoresis)은 아가로스 겔 필름 같은 다공성 지지체에서 수행될 수 있으며, 여기서 단백질은 서로 인접하고 있는 단백질과 단백질 사이에 빈 구역을 가지면서 명료하게 분리된다. 셀룰로스 아세트산염(cellulose acetate) 막을 지지체로 사용한 경우에도 분리된 단백질의 띠가 명료하게 나타난다. 분리된 단백질 띠는 잘 보이도록 염색을 한 후 농도계(densitometer)라는 장비로 스캔하여 농도에 따라 피크(peak)를 갖는 곡선으로 나타내는데, 이것을 전기영동도(electrophoretogram)라고 한다. 임상화학에서 이 방법은 혈청 단백질, 소변 단백질 및 뇌척수액 등의 단백질을 분리하는 데 주로 사용되고 있다. 또한 이 방법으로 여러 가지 조직 세포 중의 핵산도 분리할 수 있다.

임상화학검사에서는 지지체를 사용하는 전기영동으로 혈청 단백질을 분리하여 질병 진단에 큰 공헌을 하였지만, 모세관 전기영동(capillary electrophoresis)의 출현으로 지지체 전기영동은 사용이 대폭 감소하였다. 20~75 ㎛의 작은 직경을 가진 모세관으로 수행하는 전기영동 분리에 의해 이전에 없었던 해상력을 갖게 되었고, 분리 속도가 빨라졌으며, 시료의 양이 줄어들었다.

전기영동

- 전기장에서 이온의 이동을 일컫는 말이다.
- 분리는 분석물질의 고유 전기영동 이동도(mobility)에 의해 나타난다.
- 전기영동 이동도는 총 전하와 정비례하고, 분자의 크기 및 전기영동 매질의 점도와 반비례한다.

2. 전기영동의 이론

이온을 띠고 있는 용질은 자신이 갖고 있는 전하에 의존하여 전기영동 시스템에서 음극(cathode)이나 양극(anode)으로 이동한다. 예를 들어, 양이온(cation)은 음극으로 이동하고, 음이온은 양극으로 이동한다. 양성兩性전해질[ampholyte; 한 분자에 양이온과 음이온을 함께 갖고 있는 것으로, 이전에는 쯔비터이온(zwitterion)이라고 불렀음]은 자신의 등전점(isoelectric point, pI; 총 전하가 0이 되는 pH)보다 용액이 산성이면 양전하(+)를 띠어 음극으로 이동하고, 등전점보다 염기성(알칼리성) 용액에 있으면 음전하(-)를 띠어 양극으로 이동한다(그림 5-1). 단백질은 이온화할 수 있는 아미노기($-NH_2 \rightarrow -NH_3^+$)와 카복실기($-COOH \rightarrow -COO^-$)를 갖고 있어서 양성 전해질이다(그림 5-2).

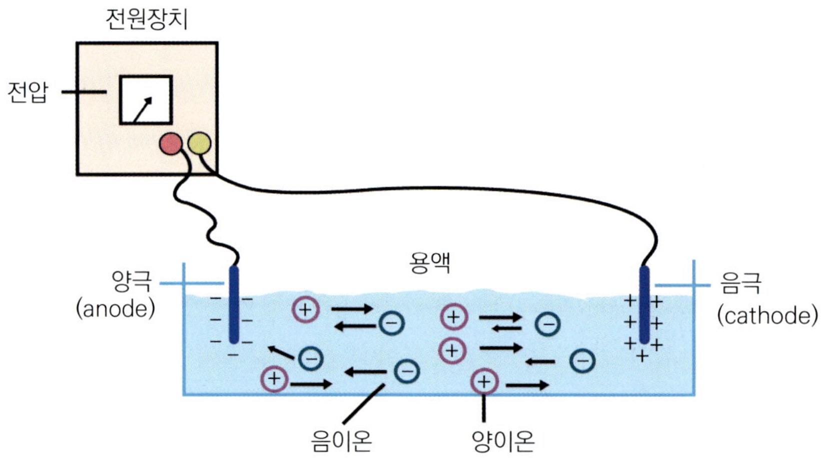

그림 5-1 전기영동의 원리; 전기장 내에서 양이온과 음이온의 이동

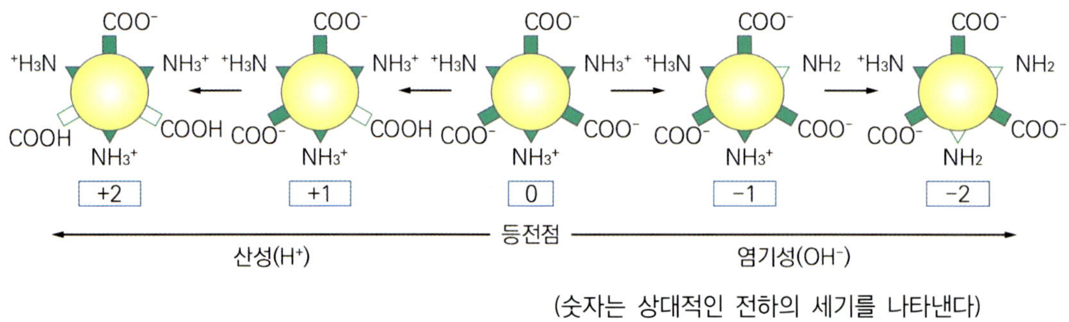

그림 5-2 단백질 분자의 이온화와 등전점

전기장에서 이온의 이동 속도는 다음과 같은 여러 가지 요인들의 영향을 받는다 (Box 1).

[Box 1] 전기영동 시스템에서 이온의 이동도에 영향을 미치는 요인

- 분자의 총 전하
- 분자의 크기와 모양
- 전기장의 이온 강도
- 지지체의 성질
- 완충 용액의 이온 강도
- 온도

그와 같은 시스템에서 추진력을 나타내는 공식은 다음과 같다.

$$F = (X)(Q) = \frac{(EMF)(Q)}{d} \qquad \text{(식 1)}$$

여기서 F = 어떤 이온에 발휘된 힘; X = 전계 강도(전기장 강도, V/cm: 매질의 길이 당 볼트); Q = 이온에 대한 총 전하; EMF = 기전력(electromotive force, 적용된 볼트); d = 전기영동 매질의 길이(cm)

이동하는 이온의 지속적인 가속은 이동이 일어나는 용액의 특징적인 저항에 의해 방해를 받는다. 이러한 저항력은 Stroke 법칙으로 다음과 같이 나타낸다.

$$F' = 6\pi r \eta v \qquad \text{(식 2)}$$

여기서 F′ = 반작용력; π(파이) = 3.1416; r = 용질의 이온 반경; η(에타) = 이동이 일어나는 완충 용액의 점도; v = 용질의 이동 속도(시간 단위 당 이동한 길이, cm/s)

F′는 반작용력이 전혀 없을 때 생긴 F에 의해 일어나는 추진력에 반대로 작용한다. 두 힘이 같으면,

$$F = F' \qquad \text{(식 3)}$$

그 다음

$$6\pi r\eta v = (X)(Q) \qquad (식\ 4)$$

또는

$$v/X = \ell \times d/t \times E = Q/6\pi r\eta = \mu \quad (식\ 5)$$

여기서 v/X는 단위 전계 강도(unit field strength, E/cm) 당 이동속도(cm/s)이며, 전기영동 이동도(electrophoretic mobility)로서 정의되며, 기호 μ(뮤)로 나타낸다.

전기영동 이동도는 총 전하와 정비례하고 분자의 크기 및 전기영동 매질의 점도와 반비례한다. 이동도는 단백질이 전기장(양극으로부터 음극으로의 전개도)과 동일한 방향이나 반대 방향 중 어느 방향으로 이동하느냐에 따라 양성이나 음성일 수 있다.

Box 1에 제시한 요인들 외에 전기영동 이동도에 영향을 미치는 다른 요인으로 전기삼투(electroendosmosis)와 심지유동(wick flow)이 있다.

1) 전기삼투

지지체를 사용한 전기영동에서 용매(액체)와 지지체(고체)가 접촉하면 그 경계면에서 (+)와 (-) 두 층의 전기이중층이 생긴다. 이때 고체층은 (-)로 대전(帶電)하고 액체층은 (+)로 대전한다. 이러한 전기이중층을 스테른 전위(Stern potential)라고 한다. 이것에 직류전압을 가하면 (+)로 대전한 용매분자가 음극으로 이동한다.

이러한 현상을 전기삼투(elctroendosmosis 또는 endosmosis)라고 한다(그림 5-3). 전통적인 셀룰로스 아세트산염 및 정제되지 않은 아가로스 겔 같이 전기삼투가 강한 매질에서는 용매가 음극으로 이동할 때 γ-글로불린이 음극쪽으로 휩쓸려 간다. 유리모세관의 내부표면은 그러한 전하를 많이 띠기 때문에 전기삼투가 매우 강하다. 바로 이것이 모세관 전기영동(CE) 시스템에서 주된 이동 추진력이다. 아무튼 CE에서 전기삼투의 정도는 조종될 수 있다. 표면 전하가 작은 전기영동 매질(녹말 겔, 정제 아가로스 겔, 폴리아크릴아미드 겔)에서는 전기삼투가 작게 형성된다.

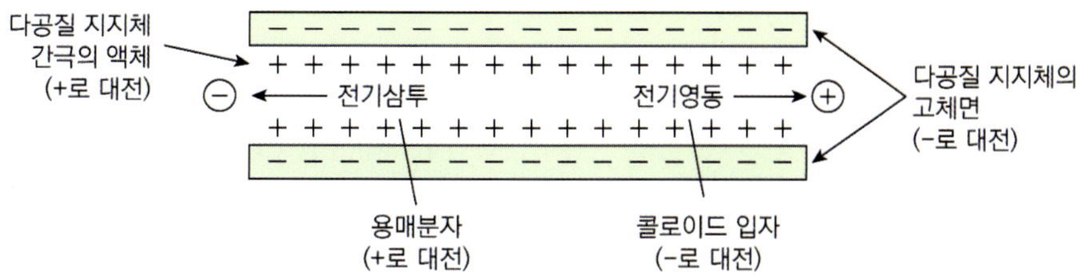

그림 5-3 전기영동 현상과 전기삼투 현상

전기영동의 물질분리 능력은 전기영동과 전기삼투의 총합에 의해 결정된다.

2) 심지유동

전기영동을 하는 동안 저항성의 매질을 통해 전류가 통과할 때 생긴 열로 인하여 지지체로부터 용매가 증발될 수 있다. 이러한 건조 효과는 지지체 속으로 완충 용액을 끌어들이며(지지체의 수분이 증발하면 주위의 수분이 모세관 현상에 의해 가운데로 침투함), 그것이 유의한 경우에 이러한 완충 용액의 유동(flow)이 단백질의 이동에 영향을 미칠 수 있다. 이러한 현상이 심지유동(wick flow)이다.

3. 지지체 전기영동

1) 슬래브 겔 전기영동

두께와 상관없이 직사각형 겔을 사용하는 전통적인 방법을 총체적으로 슬래브 겔 전기영동(slab gel electrophoresis)이라고 한다. 그것의 주요 장점은 한번 실행을 할 때 여러 개의 시료를 동시에 분리할 수 있다는 것이다. 녹말(starch), 아가로스(agarose) 및 폴리아크릴아미드(polyacrylamide) 같은 기질이 슬래브(판)를 만드는 데 사용되고 있다. 임상검사실에서는 주로 혈청 및 CSF 단백질과 DNA 및 RNA 단편을 분리하는 데 사용된다. 겔(보통 아가로스)이 플라스틱 판 위에 얹혀있고 플라스틱 상자 안에 들어있다. 이러한 겔 전기영동은 수평이나 수직으로 실행될 수 있다.

2) 지지체

임상검사 영역에서 사용되고 있는 전기영동 지지체(support media) 기질은 여과지, 셀룰로스 아세트산염(cellulose acetate), 아가로스, 폴리아크릴아미드, 녹말 등이다. 지지체 전기영동 중에서는 셀룰로스 아세트산염 전기영동(CAE)이 혈청 단백질 분획을 분석하는 데 가장 널리 사용되고 있다. 그 이유는 셀룰로스 아세트산염에 단백질의 흡착이 작아 분리가 양호하다는 점 외에도 염색, 탈색, 투명화가 비교적 간단하고, 미량의 시료로 짧은 시간에 다수의 검체를 처리하는 것이 가능하기 때문이다. 그 다음으로 자주 이용되고 있는 지지체는 아가로스 겔이며, 이것은 면역전기영동, 지질단백질, 동종 효소(아이소엔자임), DNA 등의 분석에 이용되고 있다. 한편 PAG(polyacrylamide gel, PAG)는 아크릴아미드($CH_2CHCONH_2$)와 N, N´-메틸렌비스아크릴아미드(BIS) 〔$CH_2(NHCOCHCH_2)_2$〕의 가교제를 촉진제인 과황산암모늄〔$(NH_4)_2S_2O_8$〕과 N, N, N´, N´-테트라메틸렌디아민(TEMED)〔$(CH_3)_2NCH_2CH_2N(CH_3)_2$〕의 존재 하에 중합시켜 만든다. 단량체와 가교제의 농도 및 그 농도비를 변화시키면, 목적 물질에 적당한 분자체 효과를 나타내는 겔을 만들 수 있다. 하지만 아크릴아미드 모노머(acrylamide monomer) 및 비스아크릴아미드(bisacrylamide)는 신경독성이 있기 때문에 반드시 장갑을 끼고 취급해야 한다. 도데실황산나트륨(sodium dodecyl sulfate; SDS = sodium lauryl sulfate)으로 처리한 단백질을 PAG로 전기영동하면 겔의 분자체 효과에 의해 분자량을 알고 있는 표준 단백질과의 상대적인 이동도로부터 분자량을 추정할 수 있다. 그러나 SDS 폴리아크릴아미드 겔 전기영동(SDS-PAGE)에서 단백질의 이동도는 단백질의 분자량뿐만 아니라 단백질과 SDS의 결합이나 단백질 자신의 3차 구조, 총 전하의 영향을 받는다. 따라서 본 법에 의한 분자량 측정은 어디까지나 상대적인 것이다.

3) 검출

(1) 염색

전기영동에 의해 분획된 단백질을 육안이나 농도계(densitometer)로 관찰하기 위해서는 단백질을 지지체에 고정시켜 염색해야 한다. 먼저, 고정은 6% 삼염화아세트산 혹은 3~7% 아세트산 용액을 사용하여 음 전하를 띠고 있는 단백질과 지지체가 양 전하를 띠게 하면서 단백질을 변성시켜 염색 용액과 잘 결합할 수 있도록 한다. 일반적으로 사용되는 염색 용액을 그림 5-7에 나타냈다. 어떤 염색 용액이라도 술폰산기(sulfonyl group, $-SO_3H$)를 갖고, 용액 중에서 해리하여 $-SO_3^-$ 이온으로 되며, 이것이 산성 용액 중에서 양 전하를 띤 단백질의 $-NH_3^+$ 이온과 결합하여 염색된다. 셀룰로스 아세트산염으로 분리한 혈청 단백질 분획을 염색할 때는 폰소 S(ponceau S)나 폰소 3R이 사용된다. 또한 아가로스 겔을 사용한 면역전기영동에서는 아미도블랙(amidoblack) 10B가, 폴리아크릴아미드 겔을 사용한 단백질 해석에서는 쿠마시 브릴리언트 블루(Coomassie brilliant blue)-G250 혹은 -R250이 사용된다. 특수 염색으로서 아가로스 겔을 사용하여 지질단백질을 분획했을 때는 Fat Red 7B로 지방을 염색하고, LD 동종 효소 검사에서는 니트로블루 테트라졸륨(nitroblue tetrazolium)이 효소 활성에 의해 환원형으로 되면서 발색된다. 뇌척수액(CSF) 단백질은 감도가 다른 염료들보다 10~100배가 높은 질산은이나 디아민은으로 염색한다. 한편, DNA는 브로민화 에티듐(ethidium bromide, 형광)으로 염색하고 자외선을 조사하여 형광을 관찰한다. 단백질 염색 시약과 염색된 단백질 구역을 농도계로 정량할 때의 파장에 대해 표 5-1에 정리하였다.

(2) 농도 측정

전기영동으로 얻어진 염색 패턴을 정량적으로 측정하는 장치가 농도계(densito meter)이며, 이것을 이용하여 해석하는 것을 농도 측정(densitometry)이라고 한다. 농도계는 발색한 색깔에 적합한 파장의 빛을 이용하여 Lambert-Beer(람베르트 · 베르) 법칙에 기초하여 투과광을 측정하고 염색 패턴을 그린다. 또한 폰소 3R로 염색한 단백질 분획 검사(498 nm)에서는 전체 단백질량(전체 피크 면적)을 100%로 하고 각각의 단백질 분획량(피크 면적)을 %로 나타낼 수 있다. 게다가 총 단백질 농도(g/dL)를 입력하면 각각의 단백질 분획 농도를 산출할 수 있다.

또한 비슷하게 환원형 니트로블루 테트라졸륨으로 발색시킨 LD 동종 효소(isoenzyme) 검사(570 nm)에서는 각각의 LD 분획을 %와 활성(U/L)로 계산할 수 있다.

표 5-1 전기영동에서 단백질 분획의 염색과 측정 파장

분리 물질	염색	파장(nm)
혈청 단백질	Amido Black(Naphthol Blue Black)	640
	Coomassie Brilliant Blue G-250 (Brilliant Blue G)	595
	Coomassie Brilliant Blue R-250 (Brilliant Blue R)	560
	Ponceau S	520
	Ponceau 3R	498
동종 효소	Nitrotetrazolium Blue	570
지질단백질	Fat Red 7B(Sudan Red 7B)	540
	Oil Red O	520
	Sudan Black B	600
DNA 단편	Ethidium bromide(fluorescent)	254(여기광) 590(형광)
뇌척수액 단백질	Silver nitrate	-

셀룰로스 아세트산염에 의한 혈청 단백질 전기영동 과정

① **시료 도포**: 지지체 셀룰로스 아세트산염 막(그림 5-4)(60 × 76 mm)을 pH 8.6의 바르비탈(베로날) 완충 용액(이온 강도$\mu = 0.06 \sim 0.07$)에 기포가 생기지 않도록 주의하여 담그고, 충분히 젖은 후 꺼내서 판에 묻은 완충 용액을 최대로 제거한 다음 도포장치를 이용하여 혈청을 도포(0.4~0.8 μL)한다(그림 5-5). Helena 전기영동 장치의 경우 일반적으로 환자 시료 8~12개를 동시에 도포할 수 있다.

- 셀룰로스 아세트산염에서 완충 용액과 단백질이 만나면 단백질은 (-) 전하를 띤다.
- 완충 용액의 이온 강도가 커지면 줄열(Joule heat)이 발생하고, 이것에 의해 단백질 띠(band)가 퍼져서 불명료해진다. 일반적으로 이온 강도를 높이면 영동 속도가 느리고, 낮추면 빨라진다.

* 이온 강도

완충 용액의 이온 강도(ionic strength; μ)는 완충 용액 이온의 농도(C)와 이온의 원자가(Z)로부터 다음 공식으로 계산한다.

$\mu = 1/2\Sigma(CZ^2)$

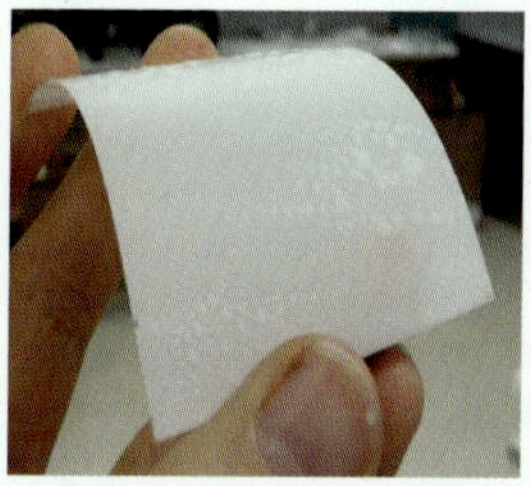

그림 5-4 셀룰로스 아세트산염 막

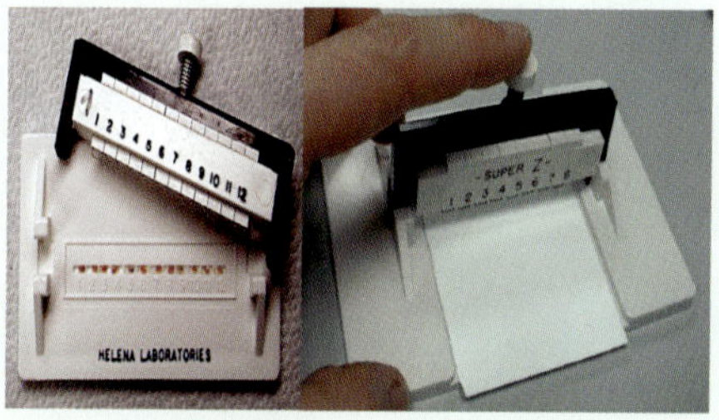

그림 5-5 검체 도포

② **전기영동 전개**: 막폭 1 cm 당 0.4~0.8 mA, 이동 길이 3~4 cm, 40분 통전(그림 5-6)

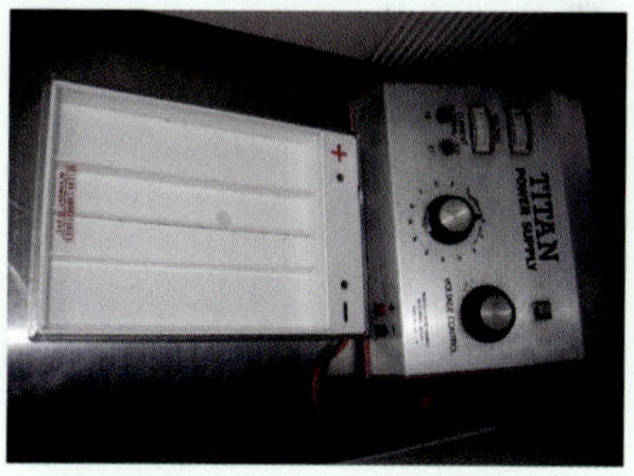

그림 5-6 전기영동

③ **염색**: Ponceau-S 또는 -3R을 6% 삼염화아세트산 용액으로 0.4~0.8%가 되도록 용해시킨 것에 지지체를 90~180초 동안 담근다(그림 5-7).

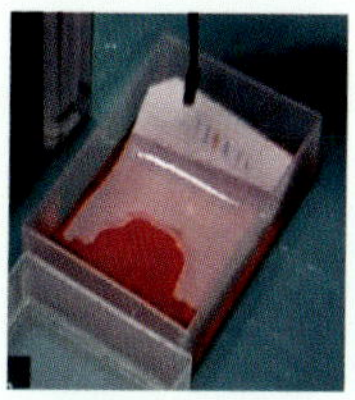

그림 5-7 염색

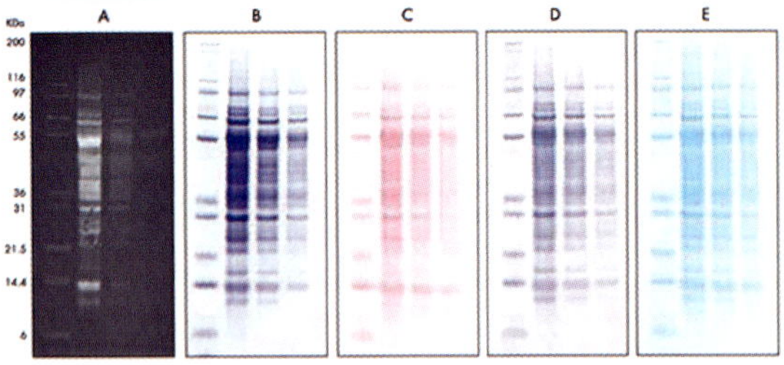

A: Transillumination, B: Coomassie Brilliant Blue

C: Ponceau-S red, D: Amido black, E: CPTS

④ **배경 탈색**: 1% 아세트산 용액을 담은 용기 4~5개 준비하고 한 용기 당 1~2분씩 차례로 지나가면서 탈색시킨다. 배경의 적색은 탈색되고 적색의 단백질 띠만 남는다(그림 5-8).

⑤ **투명화**: 데칼린(decalin) 용액에 담그었다가 꺼내서 가온하여 건조시키면, 불투명했던 셀룰로스 아세트산염이 투명해진다.

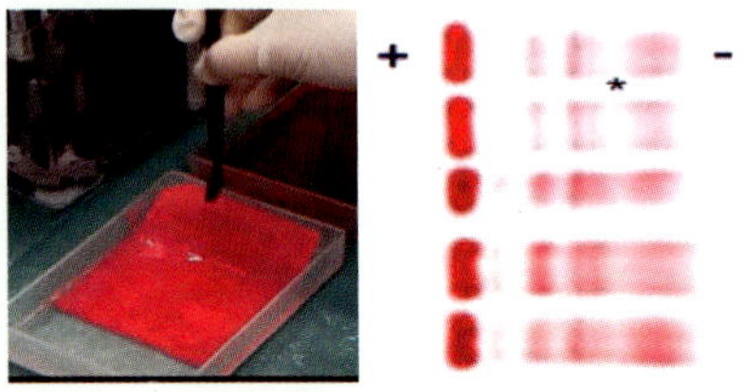

그림 5-8 탈색, 투명화

⑥ **농도 측정**: 농도계(그림 5-9)를 사용하여 540 nm에서 흡광도를 측정하여 스캔하면 분리된 단백질 띠가 피크를 가진 곡선으로 나타난다. 이것을 전기영동도(electrophoregram)라고 한다(그림 5-10).

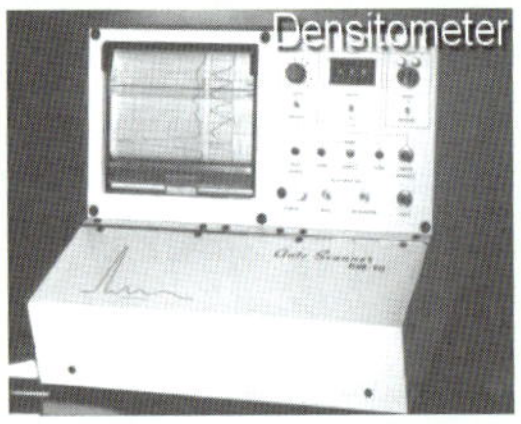

그림 5-9 농도계

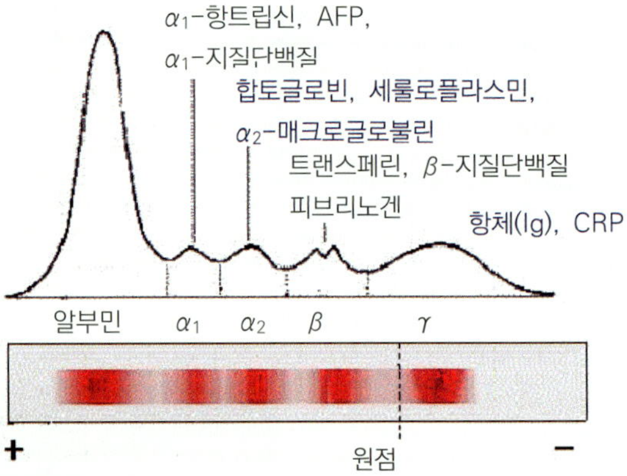

그림 5-10 전기영동도. γ-글로불린은 전기삼투의 작용이 전기영동의 추진력보다 커서 음극으로 이동한다. α_1, α_2, β, γ는 글로불린 분획이다.

4. 모세관 전기영동

모세관 전기영동(capillary electrophoresis, CE)에서, 고전적인 기법은 길이 20~200 cm의 작은 구멍(내부 직경 10~100 μm)을 가진 용융실리카 모세관으로 수행된다. CE의 장점은 전통적인 전기영동보다 훨씬 높은 전압을 적용할 수 있어서 빠르게 분리할 수 있다는 것과 자동화가 용이하다는 점이다. 또한 적용이 광범위하여 단백질과 기타 거대분자 외에 저분자량 이온까지 분리할 수 있다. 마이셀 동전기 크로마토그래피(micellar electrokinetic chromatography, MEKC) 방법에서 CE를 사용하면 전하를 띠지 않은 분자까지도 분리할 수 있다. CE는 또한 무기 이온, 아미노산, 유기산, 약물, 비타민, 포르피린, 탄수화물, 올리고뉴클레오타이드, 단백질 및 DNA 단편의 분리에 유용한 것으로 밝혀졌다.

1) CE의 일반적인 특성

전형적인 CE 장치의 구성을 그림 5-11에 나타냈다. 그림에서 보듯이 모세관은 전기영동 상자로서 역할을 하고 양쪽 끝이 완충 용액 용기에 연결되어 있으며, 그 다음은 높은 전압을 공급하는 전원 장치(power supply)에 연결되어 있다. 모세관의 일정한 지점에 검출기가 있어서 모세관이 검출기를 통과한다. 모세관의 열 손실을 개선함으로써 10~30 kV 전압을 적용할 수 있게 되었으며, 이로 인하여 분리 효율성이 향상되었고 분리 시간이 단축되었다(1분 미만인 경우도 있음). 시료는 몇 μL만 필요하고, 주입되는 양은 nL 범위이다. 소량의 시료 마개는 전기장에서 분석물질의 존재로 인하여 일어나는 일그러짐이 최소화된다.

셀룰로스 아세트산염막 같은 지지체를 사용하는 전통적인 전기영동은 작업량이 많고 시간이 많이 걸리는 반면, CE는 자동화가 용이하다. HPLC와 비슷하게 시료는 온도가 잘 조절된 환경에 놓이게 되며 모세관 속으로 자동으로 주입되고 다양한 검출기를 이용할 수 있다. 전기영동도는 크로마토그램처럼 분석되고 조작된다.

CE에서 분리 칼럼으로 사용된 모세관은 강도와 신축성을 제공하는 폴리이미드(polyimide)로 코팅된 용융실리카(fused silica, 예: 순수 유리)로 만들어진다. 비록 모세관은 폴리에틸렌(polyethylene)이나 테플론(Teflon) 같은 다른 물질로도 만들 수 있지만, 사용에 제한이 있는 것으로 밝혀졌다. 모세관의 외부 직경은 180~375 μm이고, 내부 직경은 20~80 μm이다. 길이는 20 cm부터 몇 m까지 다양하다. 각형 모세관(Polymicro Technologies, Phoenix, AZ)은 광학 검출에 있어서 편평한 면 때문에 모세관보다 더 좋다.

CE가 다른 전기영동과 구별되는 점 중의 하나는 매우 높은 전압(30,000 volts)이 가해진다는 것이다. 이로 인하여 분리가 매우 빠르고 효율성이 높다. 또 하나의 장점은 분리 과정에서 줄열(Joule heat)이 공기 대류나 액체 냉각에 의해 효과적으로 소실되기 때문에 슬래브 겔(slab gel) 또는 셀룰로스 아세트산염막 같은 지지체를 사용할 때 열 때문에 직면하던 문제들을 피할 수 있다는 것이다.

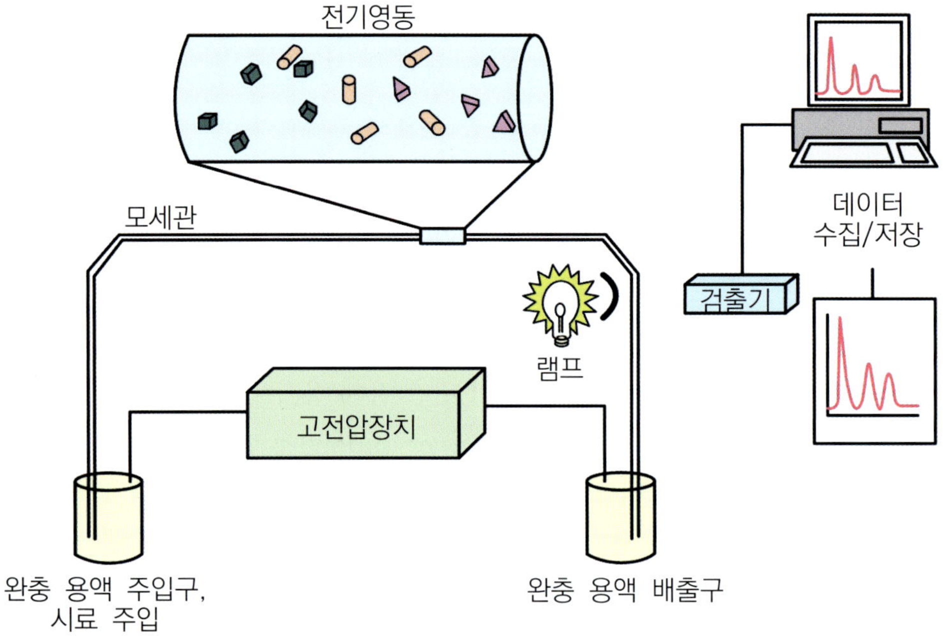

그림 5-11 모세관 전기영동 기구의 개요

(1) 시료 주입

CE에서는 1~50 μL의 시료가 유체역학적 주입(hydrodynamic injection)이나 동전기학적 주입(electrokinetic injection, EK)에 의해 모세관으로 들어간다. 유체역학적 주입에서는 일정량의 시료가 주입 병(inlet vial)의 압력이나 배출 병(outlet vial)의 진공에 의해 모세관으로 들어간다. 부하되는 시료의 양은 (1) 모세관의 내부 직경, (2) 완충 용액의 점도, (3) 가해진 압력, (4) 온도, (5) 시간 같은 요인들에 의해 결정된다. 동전기학적 주입에서는 정해진 시간 동안 전압을 가했을 때 일정량의 시료가 들어간다. 전압의 정도는 분석물질과 사용된 완충 용액에 따라 다르지만, 전형적으로는 분리에 사용된 것보다 3~5배 낮은 전계강도(field strength)로 한다. 일정량을 시료를 주입하는 데는 유체역학적 주입이 대표적인 방법이기는 하지만 EK 주입은 모세관 속에서 더 동전기학적으로 이동하기 쉬운 분석물질을 이동시키는 데 좋다. 실제로 높은 분리 효율성을 유지하는 데 필요한 시료 마개 길이는 보통 총 모세관 길이의 2% 미만이다.

(2) 검출

CE에서는 분리된 분석물질이 모세관의 어느 지점을 통과하면서 검출되고 측정된다. 광학적 검출은 흡광도, 굴절지수 및 형광과 같은 고전적인 방법에 기초한다. HPLC와 같이 자외선-가시광선광도계가 CE 분리를 관찰하기 위한 검출계로서 널리 사용되고 있다. 흡광도는 광학계에서 사용되는 큐벳의 길이에 정비례하기 때문에 모세관의 내부 직경이 20~100 μm일 때는 자외부-가시광선 광도계로 흡광도를 검출할 때 분석물질의 농도는 10^{-6}~10^{-8} mol/L로 제한된다.

CE에서 사용되는 더 민감한 광학 분석법은 (1) 형광 분석법, (2) 굴절지수 분석법, (3) 화학 발광 분석법, (4) Raman 분광 분석법, (5) 원편광 이색성(circular dichroism) 분광 분석법 등이다. CE에 사용된 가장 민감한 광학 분석법은 레이저-유도 형광 분석법으로 10^{-9}~10^{-12} mol/L까지 검출이 가능하다.

2) CE의 종류

(1) 모세관 띠 전기영동

모세관 띠 전기영동(capillary zone electrophoresis, CZE)은 개방-관(open-tube) 또는 유리-용액(free-solution) CE로도 불리고 있으며 가장 간단한 CZ 형태이다. 간접 검출을 사용하여 무기 이온을 분석하는 모세관 이온 전기영동(capillary ion electrophoresis)도 CZE에 포함된다. CZE 방법의 장점은 거르는 기질 없이 전하 종류를 전기영동적으로 결정할 수 있는 능력을 갖고 있다는 것이다. 이것은 단백질, 펩타이드 및 아미노산으로부터 작은 분자(예: 약물)와 이온에 이르기까지 넓은 범위의 분석물질을 분리하는 데 사용된다.

(2) 모세관 겔 전기영동

모세관 겔 전기영동(capillary gel electrophoresis, CGE)은 분리 메커니즘이 슬래브(slab) 또는 관(tube) 겔 전기영동과 직접 비교할 수 있다. 크기 분류는 분자체로서 작용하는 적당한 중합체에 의해 이루어진다. 전하를 띤 분석물질이 중합체 망을 통하여 이동하기 때문에 분자의 크기에 따라 이동이 방해를 받는다. 즉, 큰 분자는 작은 분자보다 방해를 더 받는다. DNA와 나트륨-도데실 황산염(sodium dodecyl sulfate, SDS)-포화 단백질과 같은 거대분자는 크기와 관계없이 질량 대 전하 비율을 갖고 있기 때문에 겔이나 어떤 다른 분리 메커니즘 없이는 분리될 수 없다. 사실 CGE에서 이름에 gel이 들어간 것은 잘못된 명명이다. 그것은 슬래브(판) 형태의 가교된 겔은 CE에서 일상적으로 사용되지 않기 때문이다. 따라서 적당한 용어는 체 거름 기질(sieving matrix) 또는 용해성 중합체 망(soluble polymer network)으로 부르는 것이 타당하다.

3) 기술적 고려사항

CE에서 분리 능력에 영향을 미치는 주요 요인은 온도와 표면 효과이다.

(1) 온도 효과

대부분의 슬래브(판) 또는 관 전기영동에서는 적당한 전기장(1,000 volt까지)이 사용되고 있다. 높은 전계강도를 사용할 때 생기는 줄열은 일정하지 않은 온도 구배와 점도의 국소적 변화, 그리고 그에 따른 띠 확장을 일으킨다. CE가 다른 형태의 전기영동과 다른 점은 매우 높은 전압(30,000 volt)이 사용되어 분리가 빠르고 분리 효율성이 높다는 것이다. 비모세관 전기영동이 직면하는 문제는 분리 과정에서 생기는 줄열을 공기 대류나 액체 냉각으로는 효과적으로 없앨 수 없다는 것이다. 그러나 CE에서는 두 가지를 모두 이용하여 열을 없앨 수 있다.

(2) 표면 효과

일반적인 전기영동에서와 마찬가지로 CE에서 액체의 유동(electro-osmotic or elctroendosmosis flow, EOF)은 고체 지지체의 표면전하(대전)로 인하여 생긴다. CE에서 EOF는 분리 과정에서 중요한 역할을 한다. 용융 실리카 모세관의 내부 표면에 생긴 전하는 실라놀 기(silanol group)의 이온화 상태에 의해 결정된다. 표면의 음 전하에 완충 용액 중의 양 전하의 상호작용으로 이동할 수 있는 양이온 층이 생긴다. 이것은 매우 강한 EOF를 유도하여 모든 분석물질들이 그들의 전하와 관계없이 음극으로 이동한다. 이러한 EOF에서 분석물질들이 띠는 음이온의 세기에 따라 이동 속도에 차이가 생기며, 이로 인해 분리가 이루어진다.

EOF의 정도와 방향은 다음과 같은 요인의 영향을 받는다: (1) 사용된 전해질의 종류, (2) pH, (3) 이온 강도, (4) 첨가제의 종류(예: 표면활성제, 유기용매), (5) 전압이 가해진 전기장의 극성과 정도

줄열을 없앨 수 있는 장점이 있지만, 모세관 내부 공간에서 큰 '표면적 대 용적 비율'은 내부 벽에 분석물질의 흡착을 증가시킨다. 흡착은 전형적으로 양이온의 용질과 음이온의 내부 벽 사이에서 주로 이온 상호작용(탈양성자화한 실라놀)을 통해 일어난다. 또한 친수성 상호작용(실록세인siloxane과의 작용)에 의해서도 일어난다. 유의한 흡착은 고도의 양이온을 띠고 있는 단백질에서 일어난다. 모세관의 내부 표면에 시료로부터 이든지 완충 용액으로부터 이든지 물질의 흡착이 있으면 이동 시간과 기타 분리 특징이 변동된다.

이러한 내부 벽 효과를 최소화하기 위해 대부분 염기로 처리한다. 그러면 흡착물이 제거되고 표면이 회복된다. 전형적인 세척 방법은 0.1~1.0 mol/L NaOH 10~20 모세관 용적이 완충 용액에 섞여 씻어낸다. pH의 극적인 변동에 내부 표면이 노출되는 것을 방지하기 위하여 강산(예: 질산), 표면활성제(예: SDS), 또는 아세토니타일(acetonitile)이나 메탄올 같은 유기용매를 사용하여 낮은 pH에서 분리가 일어나도록 하고 있다.

① 혈청 단백질

AGE 및 셀룰로스 아세트산염 전기영동과 비교하여, CE는 혈청 단백질을 분리하는 데 더 유리하다. 그림 5-12는 CAE, AGE 및 CE에 의한 혈청 단백질 분리를 비교한 것이다. CE에서는 CAE 및 AGE와는 역순이기는 하지만 전통적인 분획이 분명하게 나타나며, 감마-글로불린 분획에 이상 단백질이 존재하는 것을 확인할 수 있다. 후속연구에서 단클론성 단백질을 검출하는 데 CE가 효과적인 것으로 나타났다. 게다가 CE는 혈청 단백질 전기영동과 수백 종류의 시료에 대한 동시적 면역타이핑을 둘 다 할 수 있다. 아무튼 많은 연구 결과들을 정리하면 CE는 비정상을 확인하는 데 있어서 AGE보다 더 민감하다. 게다가 CE는 혈청 단백질 분석에 효과적으로 사용될 수 있다.

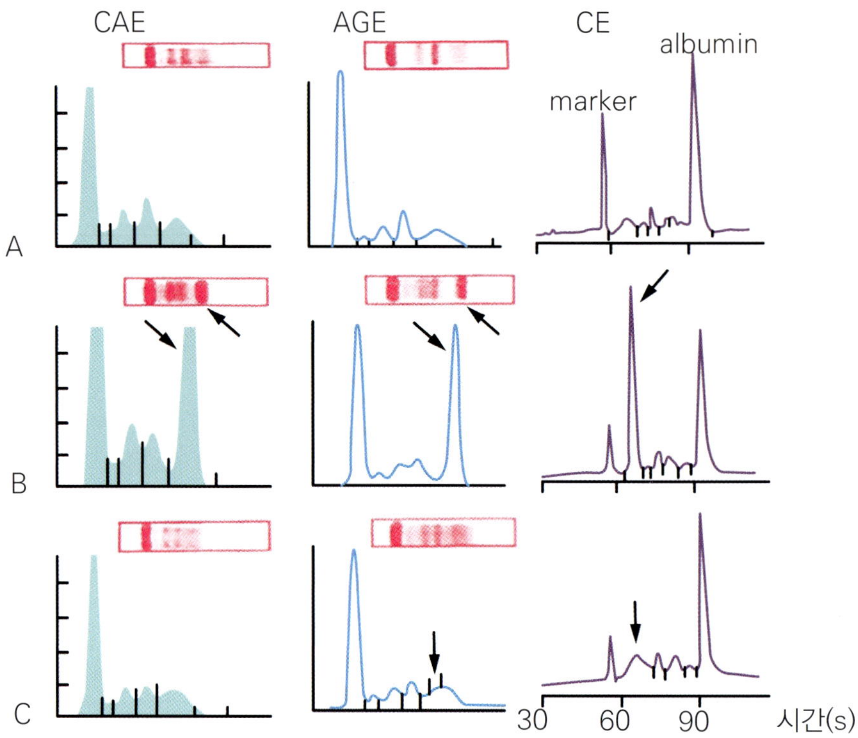

그림 5-12 모세관 전기영동(CE), 셀룰로스 아세트산염 전기영동(CAE) 및 아가로스 겔 전기영동(AGE)에 의한 혈청 단백질의 분리 비교

(A) 정상 혈청, (B) 많은 M-단백질을 포함하고 있는 환자 혈청, (C) 적은 M-단백질을 포함하고 있는 환자 혈청. 화살표는 단클론성 단백질의 위치를 가리킨다.

② 혈청 단백질 분석에서 인공산물

온라인 광학적 검출을 사용하는 CE에서 인공산물이 단백질 피크처럼 나타날 수 있다. 이것은 시료 또는 시료와 완충 용액 사이의 인터페이스로부터 기원한다. 이것이 슬래브 겔 전기영동과 다른 점이다. 슬래브 겔 전기영동은 단백질을 염색하여 검출한다.

모세관 띠 전기영동(CZE)

- 시료 마개를 이동시키기 위해 전기삼투 유동(electroosmotic flow, EOF)을 이용한다.
- EOF의 정도와 방향은 방법적으로 조종될 수 있다.
- 열의 더 효율적인 소실 때문에 더 높은 전압이 적용될 수 있다. 이것이 더 빠르게 분리되는 것이다.

5. 등전점 전기영동

등전점 전기영동(isoelectric focusing electrophoresis, IEF[1])은 단백질 같은 양성 화합물(amphoteric compound)을 등전점(isoelectric point, pI)에 따라 분류하는 방법이다. 일반 전기영동은 어떤 특정 pH의 완충 용액 중에서 등전점의 차이에 따라 전하상태가 다른 점을 이용하고 있는 반면에, IEF는 어떤 pH에서 유효 전하가 0으로 되고, 담체(carrier) 중에서 이동하지 않게 되는 것을 이용한 방법이다. IEF는 안정된 pH 구배를 지니고 있는 지지체에서 해상력(분리능력)을 증가시킨다. 단백질은 자기의 pI에 해당하는 pH 지점에 이르렀을 때 전하가 0이 되어 이동을 하지 않고 멈춘다. 그림 5-13은 전류를 가하기 전후의 전기영동 상태를 나타낸 것이다. 주어진 pH와 관련된 영역이 매우 좁기 때문에 단백질 영역은 매우 뾰족하다. 처음에는 칼럼 중에 설탕 밀도 균배를 만들어 전기영동하는 칼럼 등전점 전기영동법 또는 밀도 균배 등전점 전기영동법으로 개발되었으며, 근래에는 폴리아크릴아미드 겔(polyacrylamide gel, PAG) 등의 지지체 중에 pH 균배를 만들어 전기영동하는 디스크 혹은 슬래브 등전점 전기영동법이 널리 보급되고 있다.

pH 균배를 제작하기 위해서는 양성 전해질(ampholyte) 혹은 양성 담체(amphoteric carrier)라고 하는 시약을 사용한다. 암포라인(ampholine)이라는 양성 담체가 시판되고 있다. 또한, 일반적으로는 양극 용액, 음극 용액으로서 각각 1M H_3PO_4와 1M NaOH가 이용되며, 냉각 하에서 전기영동을 한다. 임상화학 영역에서는 이상 헤모글로빈 혈증을 해석하기 위해 헤모글로빈 및 글로빈 사슬에 대해, 또한 표현형 결정을 위해 아포지질단백질 E에 대해 등전점 전기영동법이 시행되고 있다. 게다가 현재는 급속한 발전으로 인하여 프로테오믹스(proteomix) 해석에도 응용되고 있다.

암포라인(ampholine)

아크릴산과 폴리에틸렌 폴리아민류의 중합에 의해 얻어진 폴리아미노폴리카르본산(양성 담체)이며, 양 물질의 혼합비를 변화시킴으로써 여러 종류의 등전점(pI)을 가진 것이 합성되며, 시판되고 있다.

1) 등전점 전기영동(isoelectric focusing electrophoresis)의 약어는 IFE가 아니라 IEF이다. Isoelectric focusing (IEF)은 등전점 전기영동을 가리킨다. IFE는 면역고정 전기영동(immunofixation electrophoresis)의 약어로 사용되고 있으므로, 등전점 전기영동은 그것과의 혼동을 피하기 위해 약어 IEF를 사용하고 있다.

프로테오믹스 해석

단백질(protein)을 총괄적으로 해석하는 방법을 말한다. 일반적으로는 세포 분쇄액 등에 있는 단백질을 등전점 전기영동을 사용하여 1차원으로 분리하고, SDS 폴리아크릴아미드 겔 전기영동을 사용하여 2차원 분리한다. 분리된 단백질 반점을 추출하고, 질량 분석기나 아미노산 분석기를 사용하여 단백질을 동정한다.

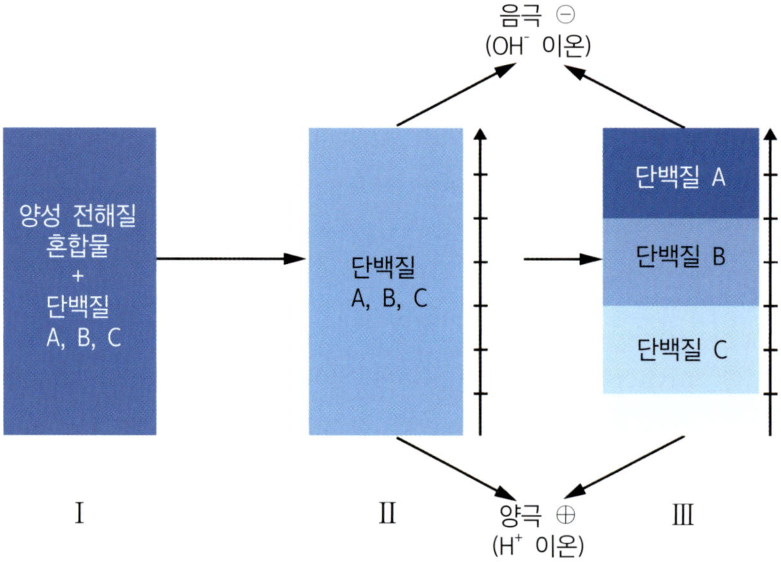

그림 5-13 등전점 전기영동의 개요

(I) pH 3~10의 범위에 있는 담체 양성 전해질(ampholyte)의 동질성 혼합물과 등전점(pI) 8, 6, 4를 갖는 각각의 단백질 A, B, C가 겔에 첨가되었다. (II) 전류가 가해지고 담체 양성 전해질은 빠르게 총 전하가 0이 되는 pH 구역으로 이동한다. 이렇게 pH 구배가 만들어진다. (III) 단백질 A, B, C는 각자의 pI에 해당하는 pI 구역으로 천천히 이동한 후 멈춘다. 담체 양성 전해질의 높은 완충능력이 안정된 pH 구역을 만들어내고, 단백질은 자기 pI에 도달한 후 멈춘다.

Chapter 06

크로마토그래피

Chromatography

■ 핵심용어

크로마토그래피, 정지상, 이동상, 용출, 가스 크로마토그래피,
고속 액체 크로마토그래피

■ 학습목표

크로마토그래피의 정의와 유래 알아두기
크로마토그래피의 종류와 특징 이해하기

1. 크로마토그래피 용어

분석물질(analyte): 크로마토그래피 동안 분리되는 물질

분석 크로마토그래피(analytical chromatography): 샘플에 분석물질의 존재와 농도를 결정하기 위해 사용되는 크로마토그래피

결합상(bonded phase): 지지체 입자나 칼럼의 내벽에 공유 결합을 하고 있는 물질

크로마토그램(chromatogram): 크로마토그래프를 볼 수 있게 나타낸 것으로 x축은 정체시간(retention time)이고 y축은 분광광도계나 질량 분석기(mass spectrometer)로 측정한 신호이다. 이 신호는 농도에 비례하여 나타난다(그림 6-1).

크로마토그래프(chromatograph): 정교하게 분리할 수 있는 장비

크로마토그래피(chromatography): 정지상과 이동상에 의해 물질을 분리하는 방법

용출물(eluate): 칼럼을 통과하는 이동상에 포함되어 있는 물질

용출액(eluent): 분석물질을 운반하는 용매

정지상(immobilized phase 또는 stationary phase): 지지체 입자나 칼럼의 내벽에 고정되어 있는 물질. 예를 들어, 박층 크로마토그래피에서 실리카 층은 정지상이다.

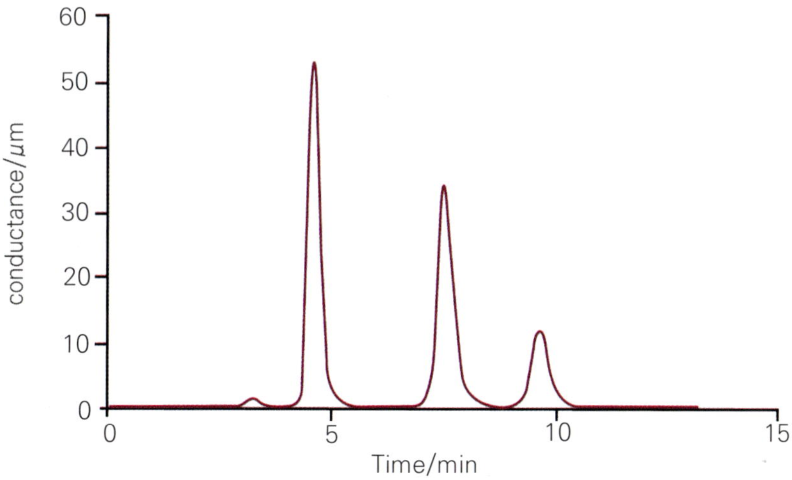

그림 6-1 크로마토그램(chromatogram)

이동상(mobile phase): 일정한 방향으로 이동하는 용매나 기체

조제 크로마토그래피(preparative chromatography): 혼합물에서 어떤 원하는 성분을 분리 정제하기 위한 크로마토그래피

정체 시간(retention time): 어떤 물질이 용출되는 데 걸리는 시간

검출기(detector): 분리 후 분석물질을 정성 혹은 정량적으로 검출하는 데 사용되는 장치

크로마토그래피(chromatography)는 혼합물로부터 특정한 물질을 분리하여 검출하는 분석법을 일컫는다. 그 역사를 보면 1906년 러시아의 식물학자인 미하일 츠베츠(Mikhail Tswett)가 녹색 잎사귀 중의 색소(엽록소, chlorophyll)를 분말 탄산칼슘(고정상 또는 정지상, stationary phase)을 충전시킨 칼럼에 석유 에테르(이동상 또는 액상, mobile phase)를 흘려보내서 분리한 것이 시초이다. 그리스어로 "chroma"는 「색」, "grapos"는 「기록」을 의미한다.

임상화학 검사의 대상이 되는 생체 시료는 여러 가지 성분이 공존하고 있다. 그 중에서 특정한 물질을 동정, 정제, 정량할 경우에는 분리분석법에 의한 전처리 조작이 반드시 있어야 한다. 그때 전기영동과 함께 많이 사용되는 방법이 크로마토그래피이다.

2. 원리

크로마토그래피는 시료를 이동상(액체 또는 기체)에 가하고, 이것을 고정상(고체 또는 액체) 중으로 전개시켜, 이동 속도의 차이에 의해 시료 성분을 분리하는 분석 기법이다. 각 성분의 이동 속도는 두 상(phase)간의 분배력, 흡착성, 분자 사이즈, 이온교환능력, 생물학적 친화성(affinity)의 차이에 의해 생긴다. 크로마토그래피는 이동상, 고정상, 분리 원리, 고정상 지지체의 종류 등에 따라서 분류된다.

1) 이동상에 의한 분류

(1) 기체를 이용한 경우(가스 크로마토그래피)

이동상으로 기체(carrier gas)를 이용한 크로마토그래피를 가스 크로마토그래피(gas chromatography; GC)라고 한다. 고정상과 조합시켜 가스(G)-액체(L) 크로마토그래피(GLC)와 가스(G)-고체(S) 크로마토그래피(GSC)로 분류된다.

(2) 액체를 이용한 경우(액체 크로마토그래피)

이동상으로 액체를 이용한 크로마토그래피를 액체 크로마토그래피(liquid chromatography; LC)라고 한다. 고정상과 조합시켜 액체(L)-액체(L) 크로마토그래피(LLC)와 액체(L)-고체(S) 크로마토그래피(LSC)로 분류된다.

2) 고정상에 의한 분류

(1) 액체를 이용한 경우

분배 크로마토그래피가 이것에 해당한다.

(2) 고체를 이용한 경우

흡착 크로마토그래피, 이온 교환 크로마토그래피, 사이즈 배제 크로마토그래피, 친화성 크로마토그래피가 이것에 해당한다.

3) 원리(분리 모드)에 의한 분류

(1) 분배 크로마토그래피(partition chromatography)

분배 크로마토그래피는 고정상과 이동상으로의 분배계수 차이에 의해 시료 성분을 분리하는 방법이다. 고정상에 분배되기 쉬운(용해하기 쉬운) 성분일수록 분배계수는 커지며 이동 속도는 느려진다. 고정상은 셀룰로스, 규조토, 여과지 등을 지지체로 하고, 이것에 액체를 유지시켜 만들어진다. 이동상으로는 기체(GLC)와 액체(LLC) 어느 것이라도 이용할 수 있다.

역상(reversed phase) 분배 크로마토그래피는 가장 널리 이용되고 있는 크로마토그래피이다. 간단히 역상 크로마토그래피로 불리는 일이 많다. 고정상으로 저극성 또는 비극성 용매를 이동상으로는 메탄올이나 아세토니트릴(acetonitrile) 등의 극성 용매를 이용한다. 극성이 높은 성분일수록 고정상에 결합하는 힘이 약해지며, 이동 속도가 빨라진다. 극성이 높은 물질이 분석 대상이 된다. 단백질, 펩티드, 핵산 등 여러 가지 생체 성분의 분리에 응용되고 있다.

(2) 흡착 크로마토그래피(adsorption chromatography)

흡착 크로마토그래피는 고정상과의 흡착력 차이에 의해 시료 성분을 분리하는 방법이다. 고정상으로는 알루미나와 실리카겔이 많이 이용된다. 이동상으로는 기체(GSC)와 액체(LSC) 어느 것이라도 이용할 수 있다.

순상(normal phase) 흡착 크로마토그래피에서는 고정상에 극성 용매를 이동상에 헥세인 등의 저극성 또는 비극성 용매가 이용된다. 극성이 높은 성분일수록 이동 속도가 느리다. 일반적으로 극성이 낮은 유기화합물을 분리하는 데 이용된다.

(3) 친화성 크로마토그래피(affinity chromatography)

친화성 크로마토그래피는 생체 분자 간에 볼 수 있는 생물학적 친화성(예; 항원-항체, 효소-기질)에 의한 분리 방법이며, 흡착 크로마토그래피의 일종이다. 고정상에는 리간드를 고정화한 불용성의 담체가 이용된다. 이동상은 완충 용액이다. 리간드에 결합해 있는 성분은 완충 용액의 이온 강도를 높이거나 pH를 변화시키면 떨어져서 용출된다.

(4) 이온 교환 크로마토그래피(ion exchange chromatography)

이온 교환 크로마토그래피는 이온 교환체에 대한 이온교환능의 차이에 의해 시료 성분을 분리하는 방법이다. 고정상의 이온 교환체는 합성수지 등으로 만들어진 불용성의 담체와 그것에 공유결합을 한 이온 교환기(해리기)로 이루어진다. 양 전하를 띠는 교환체는 음이온을 결합하는 음이온 교환체이고, 음 전하를 띠는 교환체는 양이온을 결합하는 양이온 교환체이다. 이동상은 완충 용액이다. 이온 교환 크로마토그래피의 분리 과정은 크게 2가지로 나눌 수 있다. 제1 과정은 시료를 첨가하여 교환체와 시료 성분이 결합하는 것이다. 결합하지 못한 물질은 개시 완충 용액으로 세척한다. 제2 과정은 시료 성분을 용출시키는 것이다. 교환체에 결합해 있는 성분은, 용출 완충 용액의 이온 강도를 높이거나 pH를 변화시키면 용출된다(그림 6-2).

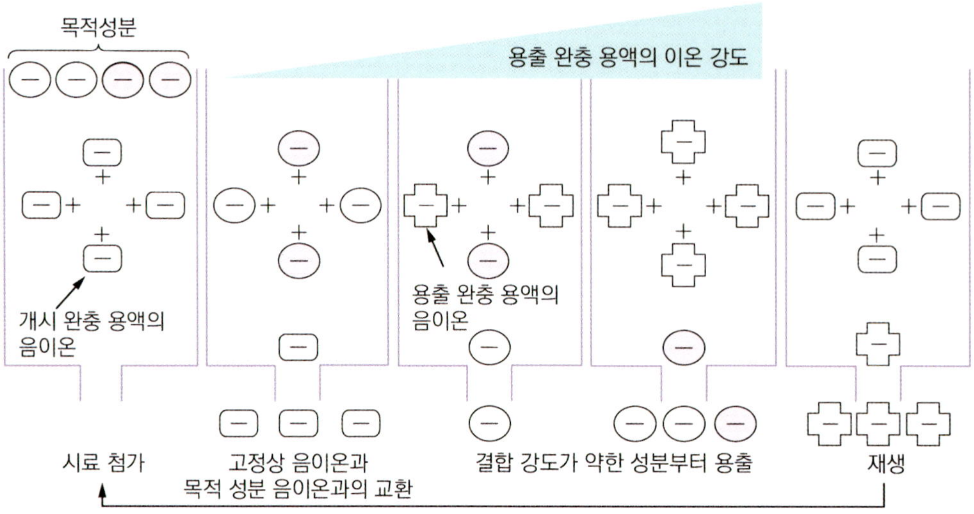

그림 6-2 음이온 교환 크로마토그래피의 원리

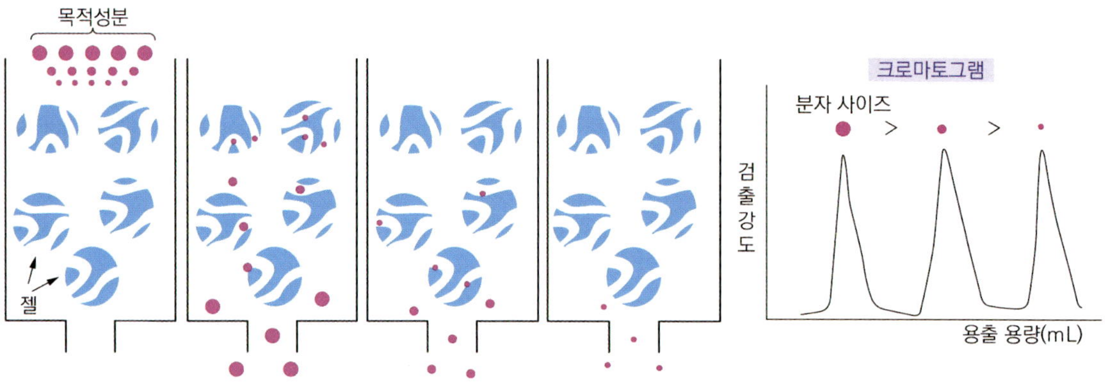

그림 6-3 겔 여과 크로마토그래피의 원리

(5) 사이즈 배제 크로마토그래피(size exclusion chromatography; SEC)

사이즈 배제 크로마토그래피는 고정상에 이용되는 다공성 겔 입자가 지닌 분자체 효과(molecular sieve effect)에 의해 시료 성분을 분리하는 방법이다. 이것은 분자체 크로마토그래피라고도 불린다. 겔의 작은 구멍보다 큰 분자는 겔 속으로 들어가 못하지만 구멍보다 작은 분자는 구멍 속을 들락거려 느리게 용출된다(그림

6-3). SEC는 이동상으로 수용성의 완충 용액을 이용하는 겔 여과 크로마토그래피(gel filtration chromatography)와 유기용매를 이용하는 겔 침투 크로마토그래피(gel permeation chromatography)로 크게 나뉜다. 겔 여과 크로마토그래피에서는 시료를 담체로 흡착시키지 않기 때문에 용출 완충 용액의 조성이 분리능에는 큰 영향을 미치지 못한다. 일반적으로 시료 분자와 담체와의 상호 작용을 피하기 위해 이온 강도를 0.15 M 이상으로 한다. 담체로는 세파덱스 겔(sephadex gel), 세파크릴 겔(sephacryl gel), 폴리아크릴아미드 겔(polyacrylamide gel), 아가로스 겔(agarose gel) 등이 많이 이용된다.

4) 고정상의 지지체에 의한 분류

(1) 칼럼 크로마토그래피(column chromatography)

고정상이나 담체를 칼럼에 채우고, 그 한쪽 끝에서 이동상을 흘려보내 시료 성분을 분리하는 방법이다. 대량의 시료를 처리하기 때문에, 특정 성분의 분리와 정제에 이용된다. 많은 크로마토그래피가 본 법을 이용하고 있다.

(2) 종이 크로마토그래피(paper chromatography)

종이 크로마토그래피(paper chromatography, PC)는 크로마토그래피 종이 위에 샘플을 도포하고, 도포한 쪽이 아래로 가게 하여 그림 6-4처럼 입구가 넓은 용기에 매단다. 종이 끝에 도포한 샘플이 이동상 용매에 닿지 않게 살짝 용매에 담근 후 일정한 시간 동안 전개시킨다. 정지상인 종이는 성분이 극성 물질인 셀룰로스(cellulose)이다. 따라서 혼합물 중의 극성 물질은 셀룰로스와 결합하여 느리게 이동하고 비극성 물질은 더 멀리 이동한다.

그림 6-4에서 보는 것처럼, 물질의 전개가 끝난 후 염색을 하여 물질 반점을 확인한 후 물질이 이동한 거리와 용매가 이동한 거리를 구한 다음(용매가 이동한 거리를 10등분 함), 물질이 이동한 거리를 용매가 이동한 거리로 나누면 물질의 이동률(rate of flow, R_f)을 구할 수 있다. 이 값을 표준물질과 비교하면 미지 물질이 어떤 물질인지 확인할 수 있다. R_f값은 1 이하가 된다.

$$R_f = \frac{\text{원점에서 샘플 반점까지의 거리}}{\text{원점에서 용매가 이동한 지점까지의 거리}}$$

종이 크로마토그래피는 보통 "샘플 도포 → 용매 전개 → 검출(염색) → 결과 측정"의 과정을 거친다.

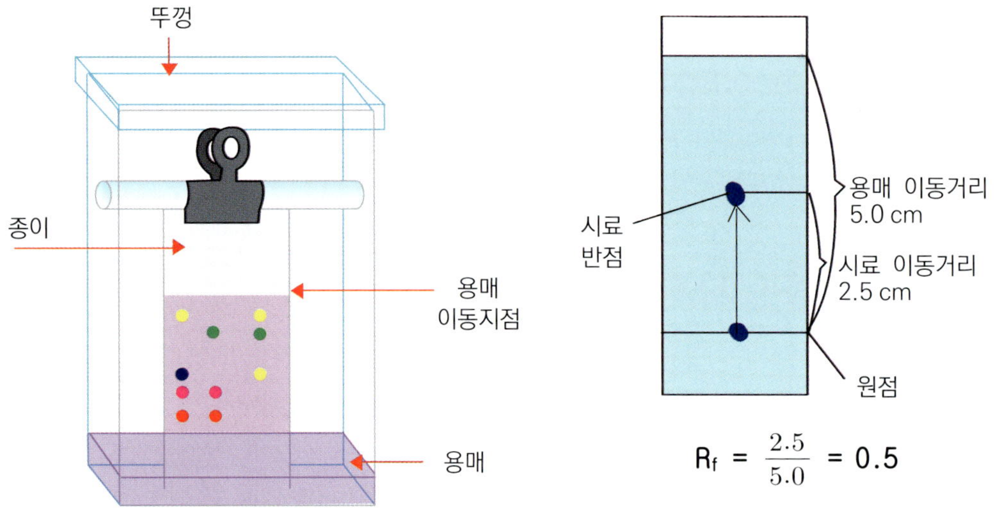

그림 6-4 종이 크로마토그래피

(3) 박층 크로마토그래피(thin layer chromatography)

박층 크로마토그래피(thin layer chromatography, TLC)는 과거에 널리 사용되었던 실험 기법이다. TLC는 종이 크로마토그래피와 비슷한데, 정지상이 유리 같은 평판 위에 코팅된 실리카 겔(silica gel), 알루미나(alumina) 및 셀룰로스인 것이 종이 크로마토그래피와 다른 점이다(그림 6-5).

TLC도 종이 크로마토그래피와 같이 R_f를 구하여 표준 용액의 R_f와 비교하면 미지의 물질을 동정할 수 있다. 한번 전개한 TLC판을 90° 뉘어서 다시 전개시키면 더 자세히 성분을 분리할 수 있다. 이것이 이차원 크로마토그래피(two dimensional chromatography)이다.

과거에는 임상검사에서 아미노산이나 탄수화물을 동정하는 데 사용됐었으나 현재는 거의 사용하지 않고 있다.

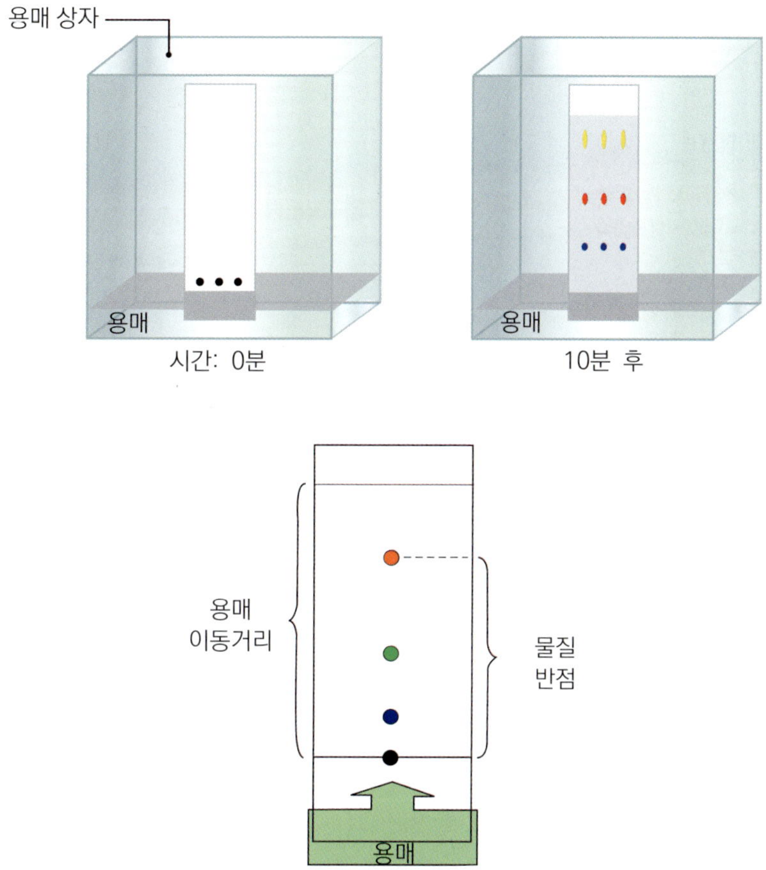

그림 6-5 박층 크로마토그래피

3. 고속 액체 크로마토그래피 (high performance liquid chromatography; HPLC)

HPLC는 액체의 이동상에 압력을 가하여 그 유속을 높여 시료 성분을 짧은 시간에 높은 분해능으로 분리하고 검출하는 방법이다.

1) 장치의 구성

HPLC 장치는 액체 수송부(펌프), 시료 주입부(주입기 또는 자동샘플러), 분리부(칼럼 또는 칼럼 오븐), 검출부(가시광선 검출기, UV 검출기, 형광 검출기 등), 기록부 등 5개의 부분으로 구성된다(그림 6-6). 분리한 성분을 따로 수집할 목적으로 분획 수집기(fraction collector)를 갖고 있는 것도 있다.

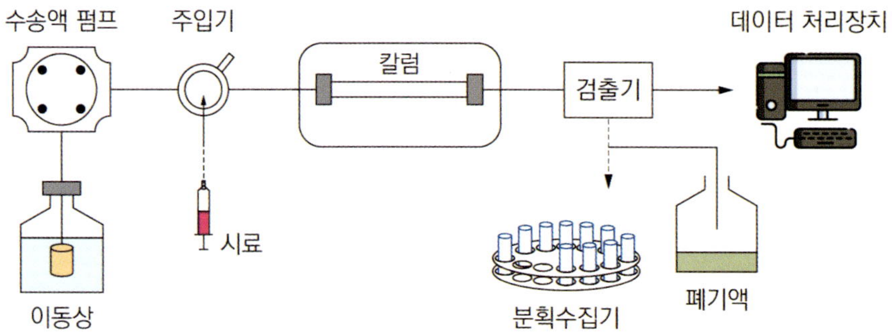

그림 6-6 HPLC 장치의 기본 구성

2) 분리 모드

HPLC에 응용되고 있는 주된 분리 모드는 분배, 흡착, 이온 교환, 사이즈 배제 등 4종류이다. 그들에 대응한 여러 종류의 HPLC 칼럼이 시판되고 있다. 이러한 칼럼의 특성을 파악하여 목적에 맞는 최적의 칼럼을 선택하면 저분자부터 고분자에 이르기까지 여러 종류의 물질에 응용하는 것이 가능하다. 그중에서도 옥타데실실릴(octadecylsilyl, ODS) 실리카겔을 충전제로 한 역상 크로마토그래피가 가장 많이 이용되고 있다. ODS 실리카겔이 주로 사용되는 이유는 물리화학적으로 안정하고, 이동상으로서 유기용매와 물의 혼합액이 사용 가능하다는 것 등 그 취급이 쉽기 때문이다.

3) 성능

HPLC의 성능은 ① 고압 액체 수송펌프의 개발, ② 칼럼의 소형화(내경; 분석용: 2~8 mm, 분취용: 10~50 mm), ③ 충전제의 미세화(겔입자경; 분석용: 2~8 μm, 분취용: 5~30 μm)에 의한 내압성의 확보 등에 달려있다. 최근에는 입자경을 2 μm 이하까지 낮춘 고성능 충전제가 개발되고 있다. 이것을 이용한 초고속액체 크로마토그래피(Ultra HPLC; UHPLC)에서는 분리시간을 HPLC의 1/10 이하까지 단축하는 것이 가능해졌다.

HPLC 칼럼의 성능을 나타내는 지표로서 이론단수(N)가 있으며(그림 6-7), 이 값이 클수록 예리한 피크를 얻을 수 있고 검출능과 분리능이 우수하다.

$N=16(t_R/W)^2$ 또는 $N=5.54(t_R/W_{1/2})^2$
(t_R 유지시간, W ; 피크 폭, $W_{1/2}$; 피크 반치폭)

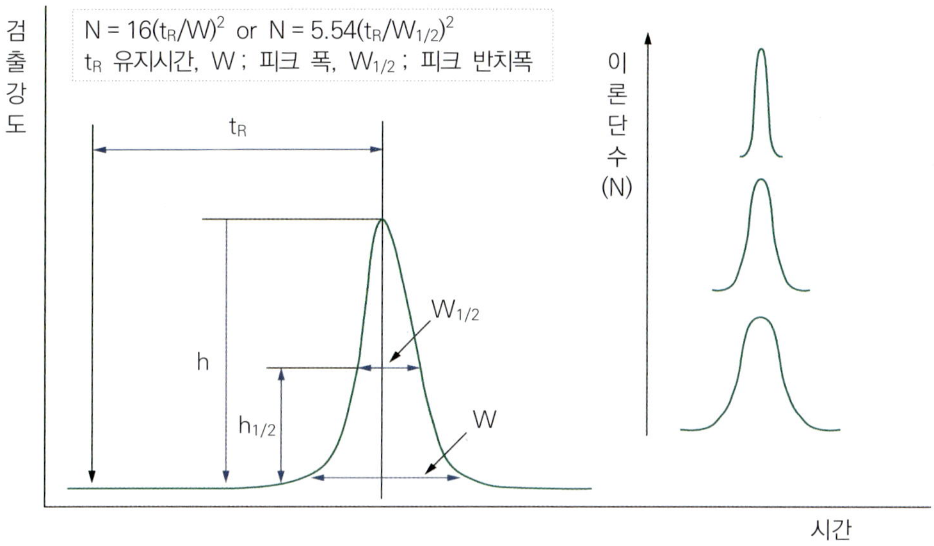

그림 6-7 이론단수(N) 구하는 방법

4) HPLC의 임상검사 응용

임상화학 검사에도 HPLC의 응용범위는 넓다. 양이온 교환 크로마토그래피에 의한 헤모글로빈A_{1c}의 정량과 아미노산 분석, 역상 크로마토그래피에 의한 혈중 약물농도 측정과 카테콜아민 분획 등에 이용되고 있다. HPLC는 또한 혈청 크레아티닌이나 혈청 요산을 측정하는 데도 이용될 수 있다.

더욱이 일상검사뿐만 아니라 이상치를 해석하는 데도 유용한 도구가 된다. 그림 6-8에 Superose 12를 이용한 겔 여과 HPLC법으로 고TSH혈증을 나타낸 증례를 해석한 결과를 나타냈다. 본 증례에서는 정상 분자량 28kDa의 TSH(피크2)에 더하여, IgG의 피크와 일치해 외관상 TSH(피크1)를 검출하였다. 이 결과가 계기가 되어, 본 증례의 혈청 TSH치는 IgG형HAMA의 비특이 반응에 의해 위(거짓)고치를 띠는 것으로 밝혀졌다.

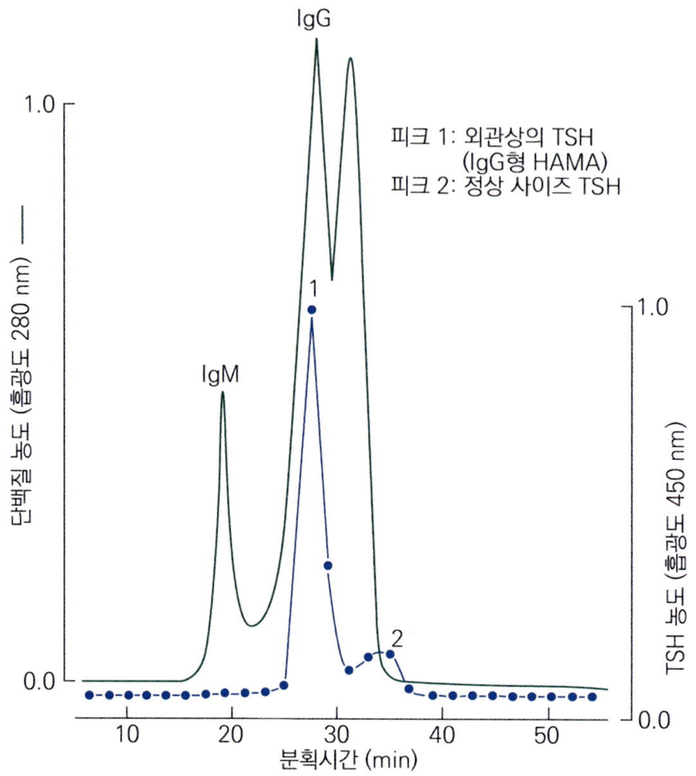

그림 6-8 사람 혈청 단백질의 Superose 12 겔 여과 HPLC 패턴
IgG형 HAMA에 의한 외관상 고TSH혈증 해석의 예

4. 액체 크로마토그래피-질량 분석법 (liquid chromatography-mass spectrometry; LC-MS)

LC-MS는 LC를 질량 분석기의 시료 도입계로서 이용한 분석법이다. 다시 말하면, LC로 분리한 시료 성분을 질량 분석기로 보내서 각 성분을 동정하고 정량한다.

뒤에 기술할 GC-MS와 다르게 LC-MS에서는 LC를 단순히 질량 분석기에 접속할 수 없다. 이동상(액체)의 기화로부터 생긴 대량의 가스가 질량 분석기 내의 진공도를 저하시키기 때문이다. 그 때문에 LC와 질량 분석기 사이에 인터페이스를 개재시켜 이동상을 제거할 필요가 있다.

LC-MS에서의 이온화에는 일렉트로스프레이 이온화(electrospray ionization; ESI)법이나 대기압 화학 이온화(atmospheric pressure chemical ionization;

APCI)법이 이용된다. ESI법은 극성이 높은 시료에 적용하며, APCI법은 극성이 낮은 시료에 적용하고 있다.

LC-MS의 대상은 불휘발성으로 열에 불안정한 성분이고, 단백질이나 핵산 등의 생체 고분자를 분석하는 데 이용되며, 프로테옴(proteome, 단백질의 중간산물 · 분해산물) 해석에서 없어서는 안 될 분석법이다.

5. 가스 크로마토그래피(gas chromatography; GC)

GC는 이동상으로 기체(캐리어)를 이용하는 크로마토그래피이다. 캐리어 가스로는 헬륨이나 질소 등의 불활성 가스가 이용된다. 분석 대상은 휘발성 저분자 성분(분자량 500 이하)에 제한되며, 단백질 등의 고분자 성분은 분석할 수 없다. 시료의 상태는 반드시 기체일 필요는 없고, 액체나 고체이어도 가열에 의한 기화나 용매 추출에 의해 이동상으로 도입되면 분석이 가능하다.

GC 장치는 캐리어 가스 도입부(봄베 및 유량 제어 장치), 시료 주입부(인젝터 및 시료 기화실), 분리부(칼럼 및 칼럼 항온조), 검출부, 기록부로 구성된다(그림 6-9).

GC는 고정상이 액체인가 고체인가에 따라서 기(G)-액(L) 크로마토그래피(GLC)와 기(G)-고(S) 크로마토그래피(GSC)로 분류된다. GLC는 액체로 된 고정상에 대한 분배력의 차이에 의해 분리하는 방법이며, 무기 가스나 저급 탄화수소 가스 분석에 이용된다. 한편, GSC는 실리카겔, 알루미나, 규조토 등의 미립자에 대한 흡착력의 차이에 의해 분리하는 방법이며, 유기화합물의 분석에 이용된다.

GC의 장점은 분리 속도가 빠르고 분리능이 높으며, 그 성능은 칼럼의 진화에 의해 향상되고 있다. 현재 주로 사용되고 있는 캐리어 가스를 이용한 GC에서는 그 단위시간당 이론 단수는 3,000단/초(s)을 넘으며, HPLC의 5배 이상의 성능을 지니고 있다. 고감도인 것도 GC의 특징 중 하나이다. 열전도도 검출기나 수소 이온화 검출기 등 여러 종류의 검출기가 미량 성분의 검출을 가능하게 하고 있다. 특히, 질량 분석기를 검출기로 한 GC/MS에서는 10~12 g의 정량 분석이 가능하다. 임상화학 검사에서는 스테로이드, 지방산, 아미노산, 당류, 아민류 등의 분석에 응용되고 있지만, 시료를 전처리해야 하는 등의 복잡성으로 인해 주로 연구 목적으로 사용되고 있다.

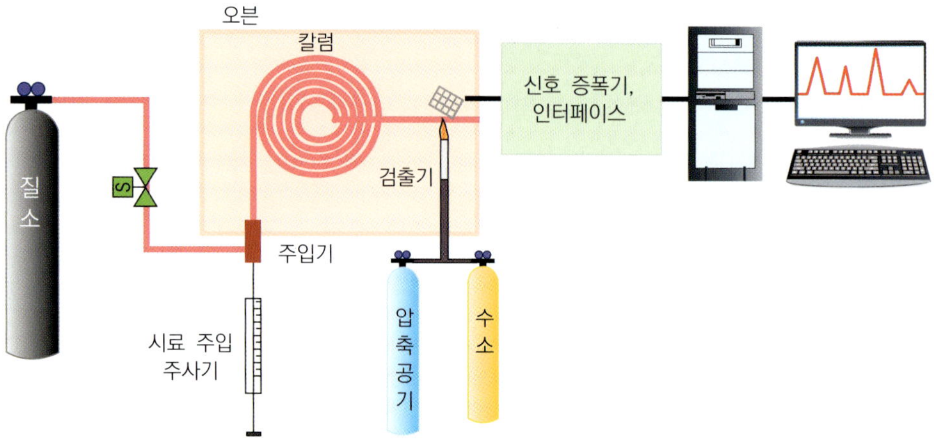

그림 6-9 가스 크로마토그래피(GC) 구성

GLC 고정상

담체 또는 칼럼 내면에 고정시킨 폴리에틸렌글리콜, 파라핀, 실리콘유 등

6. 가스 크로마토그래피-질량 분석법 (gas chromatography-mass spectrometry; GC-MS)

GC-MS는 GC와 질량 분석기를 직접 연결시키고 GC로 분리한 시료 성분을 질량 분석기로 도입하여 각 성분을 동정하고 정량하는 방법이다. GC-MS에서는 GC에서 시료 성분이 이미 가스화하기 때문에 질량 분석기에 직접 도입할 수 있다. 이온화에는 전기충격 이온화(electron ionization 또는 electron impact ionization; EI)나 화학 이온화(chemical ionization; CI)법이 이용되고 있다. GC-MS의 분석 대상은 휘발성으로 열에 안정한 성분이며 지질 등의 유기화합물의 동정 및 정량에 응용되고 있다.

Chapter 07

질량 분석법

Mass Spectrometry

■ 핵심용어

질량 분석, 질량 대 전하량비(m/z), 탠덤 질량 분석기

■ 학습목표

질량 분석의 원리 설명하기

질량 분석기 구조 이해하기

질량 분석의 임상적 응용에 대해 알아보기

1. 질량 분석법

질량 분석법(mass spectrometry; MS)은 물질을 구성하고 있는 원자나 분자를 각종 방법으로 이온화한 후, 그 질량(m)/전하(z)를 측정함으로써 물질을 동정하고 농도를 측정하는 방법이다. 원자나 분자 하나하나를 이온화하여 측정하기 때문에 감도가 매우 높은 분석법이다.

1) 질량 분석법의 원리

질량 분석기(mass spectrometer)는 시료 도입부, 이온화부(이온원), 질량분석(분리)부, 검출부, 진공 배기부, 데이터 처리부로 구성된다.

(1) 시료 도입부

질량 분석기로의 시료 도입 방법은, 직접 도입(batch식) 방법과 GC, HPLC, 모세관 전기영동(CE) 등의 분리분석을 개입시킨 방식(GC-MS, LC-MS, CE-MS)으로 크게 나뉜다. 후자를 이용한 경우에는 복수의 물질이 혼합된 복잡한 시료라 하더라도 번잡한 전처리를 하지 않고도 분석할 수 있다.

(2) 이온화부

도입한 시료는 이온화부(이온원)에서 이온화된다. 이온화법의 원리는 다양하며(표 7-1), 그 중에서도 온화한 조건에서 이온화가 가능한 매트릭스-지원 레이저 이탈 이온화(matrix-assisted laser desorption ionization; MALDI)법과 일렉트로스프레이 이온화(electrospray ionization; ESI)법이 주로 이용되고 있다.

그림 6-1 주요 이온화법의 원리

이온화법	약어	이온화 원리
전자 이온화법(electron ionization)	EI	열전자의 충돌에 의한다.
화학 이온화법(chemical ionization)	CI	이온화한 반응 가스와의 전자 교환 반응에 의한다.
대기압 광 이온화법(atmospheric pressure photoionization)	APPI	빛 에너지에 의한다.
대기압 화학 이온화법(atmospheric pressure chemical ionization)	APCI	코로나 방전(corona discharge)에 의한다.
일렉트로스프레이 이온화법(electrospray ionization)	ESI	일렉트로스프레이와 함께 이온 증발에 의한다.
매트릭스-지원 레이저 이탈이온화법	MALDI	매트릭스를 개입시킨 레이저 조사에 의한다.

① MALDI법(그림 7-1)

MALDI법은 시료와 과잉의 매트릭스를 균일하게 혼합한 공정(共晶)에 레이저(파장: 337 nm)를 펄스 조사함으로써 이온화하는 방법이다. 시료 분자는 레이저를 흡수하여 급속히 가열된 매트릭스와 함께 순간적으로 기화된다. 이때, 시료 분자에 대한 전자나 프로톤의 주고받음, 함유 양이온과 음이온의 덧붙음, 혹은 매트릭스 자체의 덧붙음이 일어나면서 시료 분자가 이온화된다. 매트릭스를 매개로 하여 이온화하기 때문에 매우 온화하며, 열에 불안정한 분자라 하더라도 분해하는 일 없이 분석이 가능하다.

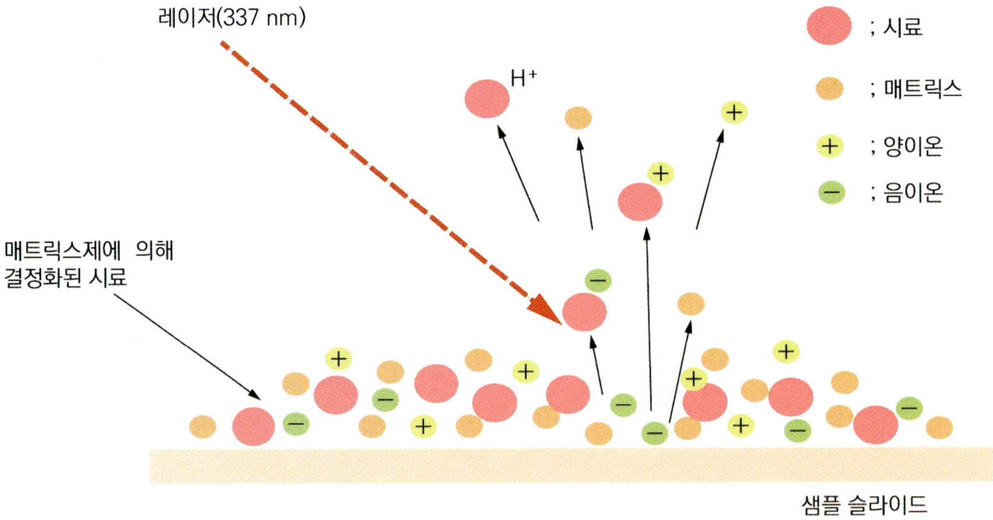

그림 7-1 MALDI법에 의한 이온화의 원리

MALDI용 매트릭스제

단백질이나 펩타이드 분석용에는 소수성의 sinapic acid(SA)와 α-cyano-4-hydroxycinnamic acid(CHCAC)가 이용되고, 저분자 유기화합물, 당류, 핵산 등의 분석에는 2,5-dihydroxybenzoic acid(DHBA)가 많이 이용된다.

② ESI법(그림 7-2)

ESI법은 액체 상태의 시료에 대기압 하에서 수 kV의 고전압을 가하고, 분무(네뷸라이저) 가스와 함께 분무함으로써 이온화하는 방법이다. 시료를 용액인 채로 이용하는 것이 가능하기 때문에 LC-MS에 적용하고 있다. 분무된 시료 분자는 고전위의 전기 효과로 인하여 많은 전하를 띤 이온방울(droplets)이 된다. 이온방울은 이동 과정에서 용매가 증발하여 작아지며, 차제에 그 전하 밀도를 증가시켜 쿨롱 반발력이 표면장력을 넘어 쿨롱 폭발(Coulomb explosion)을 일으키게 된다. 이러한 증발과 폭발의 반복에 의해 더 미세한 방울로 변하게 되며, 최종적으로 시료 분자 이온만이 남게 된다.

ESI법은 온화한 이온화법이기 때문에 극성이 높고 휘발되기 어려우며, 열에 불안정한 화합물을 분석 대상으로 할 수 있다. 또한 생성된 이온은 주로 프로톤화 분자 또는 탈프로톤화한 분자이며, 복잡한 단편 이온(fragment ion)이 생기지 않기 때문에 화합물의 분자량을 용이하게 결정할 수 있다.

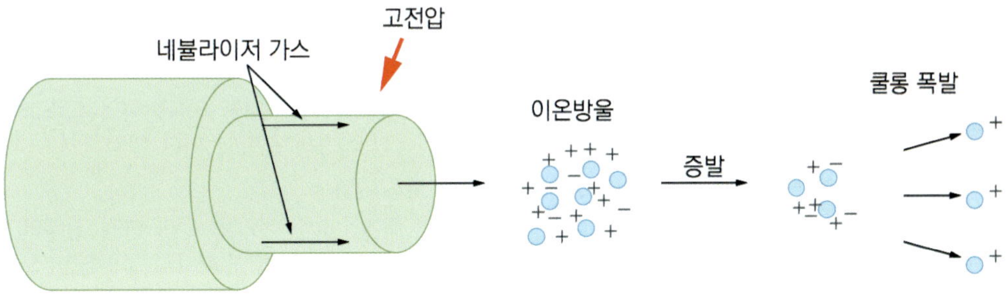

그림 7-2 ESI법에 의한 이온화의 원리

(3) 질량 분석부

생성된 이온은 질량 분석부로 옮겨가며 거기서 질량/전하비(m/z)에 따라서 분리된다. 이온화법과 마찬가지로 질량분리법에도 원리가 다른 여러 종류가 있다(표 7-2). 비행시간형 질량 분석(time-of-flight mass spectrometer; TOF-MS)법에서는 가속전압(V)으로 이끌어낸 펄스상 이온빔의 비행시간(time-of-flight; TOF)이 m/z에 따라 다른 것을 이용하여 이온을 분리한다. 즉, 가속전압은 어느 이온에 대해서도 일정하기 때문에 이끌어낸 이온은 매우 높은 진공 중을 m/z에 따른 속도(v)로 비행한다. m/z이 작을수록 빠르고, 반대로 m/z이 클수록 느리게 검출기에 도달하게 된다. 즉 가벼운 이온들이 무거운 이온들보다 먼저 검출기에 도착한다. 속도(v)는 에너지 보존 법칙($zV = 1/2mv^2$)으로 구하기 때문에 이하의 식에 의해 질량(m)을 계산할 수 있다.

$$zV = 1/2 \cdot m \cdot v^2$$
$$v = l/t = (2 \cdot V \cdot z/m)^{1/2}$$
$$m = 2 \cdot V \cdot z \cdot t^2/l^2$$

(t : 비행시간, l : 비행거리, z : 하전, V : 가속전압)

표 7-2 주요 질량 분석부의 원리

질량 분석부	약어	원리
사중전극형 (quadrupole)	QP(Q)	직류와 고주파 교류를 중합시킨 전압을 4본의 봉상전극에 걸어 형성된 사중 전극전기장에 의한 분리
이중집속형(자장형) (double-focusing)	DF(EB, E:전장, B:자장)	자기장의 로렌츠(Lorentz) 힘에 의한 이동방향의 집속과 전기장에 의한 에너지 집속의 조합에 의한 분리
이온트랩형 (ion trap)	IT	4중전극형의 원리 응용. 교류 전압을 걸어 안정 진동의 이온화를 일단 포획한 후, 전압을 변화시켜 불안정한 진동의 이온을 배출하는 것에 의한 분리
비행시간형 (time of flight)	TOF	가압전압으로 끌어낸 펄스상 이온빔의 비행시간에 의한 분리
이온 사이클로트론 공명형 (ion cyclotron resonance)	ICR	강한 자기장 중에서 회전하는 이온의 사이클로트론 주파수에 의한 분리

MS/MS(탠덤 질량 분석기)

2대의 질량 분석기를 충돌 활성화실을 개재시켜 직렬로 접속한 장치. 첫 번째의 질량 분석기로 시료를 이온화하고, 특정 이온을 선택하여 충돌활성화실로에 넣는다. 크세논 등의 불활성 가스와 충돌시켜 생성된 프로덕트(product) 이온을 두 번째의 질량 분석기로 검출한다. 많은 성분을 포함하고 있는 시료를 분석하는 데 유용한 방법이다.

(4) 검출부

전자증배관이나 마이크로채널 플레이트가 이용된다.

(5) 데이터 처리부

데이터 처리부에서 TOF 등의 분석 정보는 질량으로 환산되어 질량 스펙트럼이 만들어진다. 질량 스펙트럼의 해석에 의해 시료 분자의 분자량, 구조, 구성원소의 종류와 수, 농도 등을 알 수 있다. 더욱이 이러한 정보를 데이터베이스 엔진에 넣으면 시료 분자를 동정하는 것도 가능하다.

2) MALDI-TOF-MS(그림 7-3)

MS는 이온화법과 질량 분리법을 조합시켜 여러 종류로 분리되며 사용 목적에 따라서도 나누어질 수 있다. MALDI-TOF-MS는 MALDI법에 의한 이온화와 TOF법에 의한 질량 분리를 조합시킨 방법이다. 그 측정 범위는 1 Da~100만 Da으로 매우 광범위하다. 감도도 우수하여 10^{-15}~ 10^{-18} mol 수준까지 검출이 가능하다. 그 때문에 다양한 성분과 농도를 포함하고 있는 생체 시료를 분석하는 데 그 위력을 발휘하고 있다. 특히 프로테옴(proteome) 해석에서 없어서는 안 될 수단이 되었다. 임상검사에서는 최근에 병원미생물의 동정 검사로서 실용화되고 있다. 앞으로는 임상화학 검사를 포함하여 다른 임상검사 영역에도 크게 활용될 것으로 보인다.

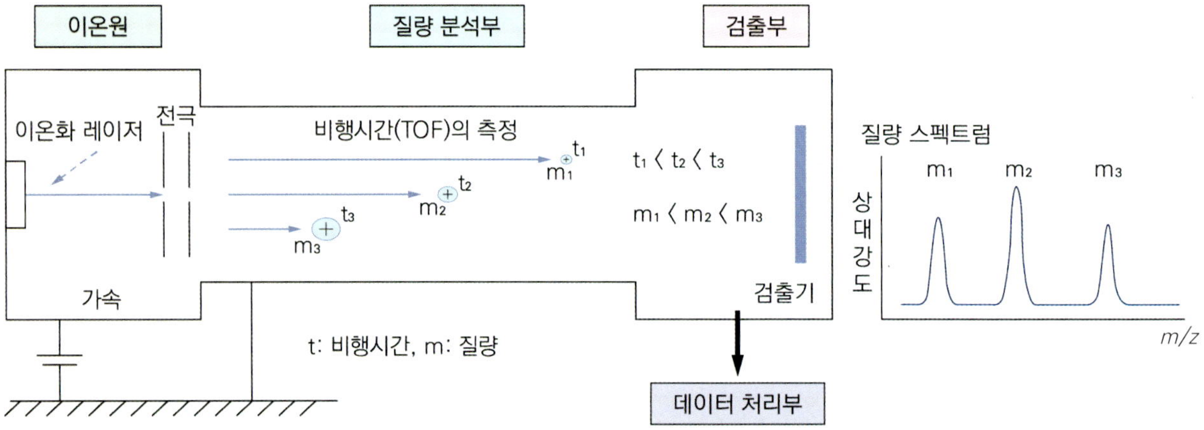

그림 7-3 MALDI-TOF-MS의 개요

(1) 질량 분석기의 용도

현재 질량 분석기는 환경 물질이나 음식물 분석, 약물 분석(그림 7-4) 등에 폭넓게 사용되며 그 응용 분야가 빠르게 확대되고 있다. 진단검사 분야에서 질량 분석기로 측정하고 있는 검사 항목은 아미노산, 호모시스테인, 신생아 선별 검사(scrENNING test, 그림 7-5), 약물 검사, 25-OH 비타민 D_3/D_2, 결핵약, 갈락토스혈증, VMA, 유기산 분석 등이다.

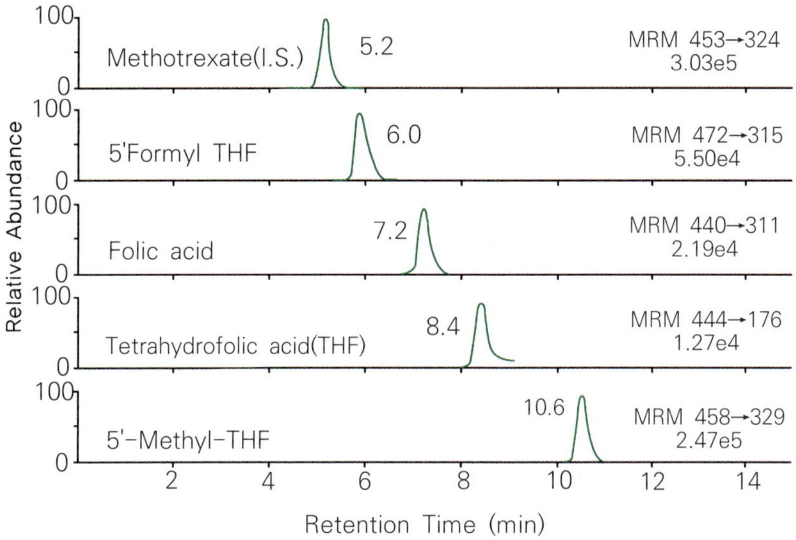

그림 7-4 탠덤 질량 분석기로 시행한 다중 약물 분석 크로마토그램

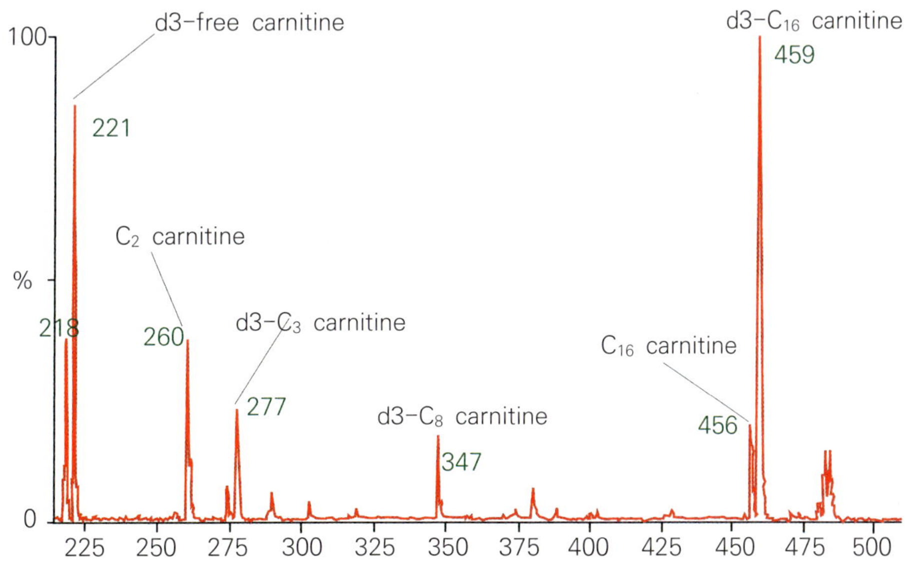

그림 7-5 신생아 선별 검사 중 질량 대 전하량비(m/z) 카르니틴 스펙트럼

Chapter 08

전기화학 및 화학센서

Electrochemistry and Chemical Sensor

■ 핵심용어

전위차 분석법, 이온 선택 전극, 유리 전극, pO_2 전극, pCO_2 전극

■ 학습목표

전기화학적 측정 방법 이해하기

전극의 종류와 원리 이해하기

전극의 용도 알아두기

검사 시스템에서 전기화학 및 화학 센서가 중요한 분석 수단으로 자리매김하고 있다. 혈액 가스, 전해질, 현장 검사 및 응급 검사와 관련된 대사물질을 분석하는 분석기에는 센서들이 장착되어있다. 센서의 이용이 증가하는 이유는 사용하기가 쉽고 유지비가 적게 들며, 혈액을 희석하지 않고도 임상적으로 중요한 물질을 측정할 수 있기 때문이다. 이것을 크로마토그래피에 적용하면 전기화학적 검출기로 치료약물, 신경전달물질, 글루타티온, 호모시스테인 등과 같은 다양한 물질을 검출할 수 있다. 또한 전기화학적 검출은 응고 반응을 감시하고, 혈액 시료에서 독성 납을 검출하고, 고도의 감도를 가진 면역 측정법을 발달시키는 데 기여해왔다. 여기에다 생체분자를 전극에 적용한 합성 생체센서가 개발되어 분석 기법이 더욱 발전되었다. 임상에서 적용되고 있는 전기화학적 방법에는 (1) 전위차 분석법(potentiometry), (2) 전압전류 분석법 / 전류 분석법(voltammetry / amperometry), (3) 전기전도도 분석법(conductometry), 그리고 (4) 전량 분석법(coulometry) 등이 있다.

전위차 분석법은 특정한 이온하고만 선택적으로 반응하는 이온 선택 전극(ion selective electrode, ISE)을 사용하여 측정하는 방법이다.

1. 전위차 분석법과 이온 선택 전극

전위차 분석법은 전혈, 혈청, 혈장, 소변의 pH, pCO_2 및 전해질(Na^+, K^+, Cl^-, Ca^{2+}, Mg^{2+}, Li^+)을 측정하는 데 널리 사용되고 있다.

1) 기본개념

전위차 분석법은 전기화학 전지(electrochemical cell)의 두 전극(반전지, half cell) 사이에서 생긴 전기적 전위차를 측정하는 방법이다. 전지는 두 개의 전극, 즉 용액의 특정 이온을 측정하는 지시 전극(indicator electrode, 이것을 측정 전극 measuring electrode이라고도 함)과 용액의 pH와 무관하게 일정한 전위차를 나타내는 기준 전극(reference electrode)으로 구성되며, 이들 전극은 전해질 용액에 의해 연결되어 하나의 전지를 형성한다(그림 8-1).

전극(반전지)은 내부의 전해질 용액과 단일 금속 전도체로 구성된다. 전지전류가 0일 때 두 전극 사이에 최대 전위차를 기전력(electromotive force, E 또는 EMF)이라고 한다. 전지의 전위는 전위차계(potentiometer)로 측정한다. 가장 많이 알려진 전위차계는 pH 미터이다. 전극 전위차 E와 이온 활량 a1 사이에는 다음과 같은 관계가 있기 때문에, E를 구하여 a1을 산출할 수 있다(Nernst식).

$$E = E_0 + \frac{2.303RT}{F} \times \log a1$$

E_0 = 표준 전위, R = 기체 정수, T = 절대 온도, F = 패러데이 정수

금속이 그것의 이온을 포함하고 있는 용액과 접촉할 때, 금속 원자는 전자를 내놓는 경향이 있다. 이때 용액 중의 금속 이온은 전자를 받아 금속 표면 위에 원자로서 침전되는 경향이 있다. 이러한 변화는 경계면 근처에서 형성된다. 첫 번째 반응이 두 번째 반응보다 더 빠르게 진행할 때, 총 반응으로 금속면 위에 음 전하를 형성하는 전자 층과 금속면을 따라 용액의 양이온 층이 생긴다. 양쪽 면에 생긴 반대 전하로 인하여 경계면을 가로질러 전위가 발생한다.

다른 전위를 가진 다른 하나의 금속-용액 경계면이 개입되고 양쪽의 회로가 완성될 때, 전자가 시스템을 통해 흐르고 전류가 생성된다. 만일 전류가 흐르지 않도록 반대 전압을 조정하면 시스템의 총 전위(EMF)는 부과된 전압과 동등하며 측정될 수도 있다. 이것이 전극 측정의 기본 원리이다.

이러한 시스템에서 생기는 경계면은 고체와 용액 사이에 생길 수도 있고, 같은 이온이지만 다른 농도인 두 용액 사이에 존재할 수도 있다. 용액이 공통 이온을 투과할 수 있는 막(경계면)에 의해 분리된다. 이온이 막을 통해 각 방향으로 확산되는 상대적 비율에 의존하여 막을 가로지르는 전위가 발생한다. 이러한 용액 경계면의 각각을 반-전지(half-cell)라고 한다. 반-전지는 전위차를 측정할 수 있는 회로에 존재해야 한다.

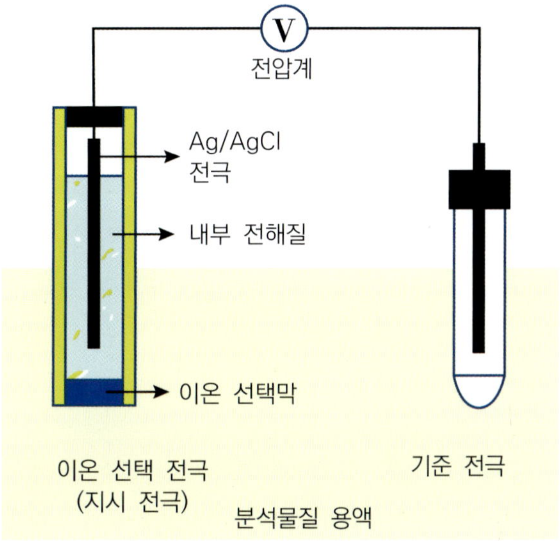

그림 8-1 전위차계 구조
전류가 기준 전극에서 지시(측정) 전극으로 흐른다.

2) 전극의 종류

(1) 기준 전극

어떤 반-전지 전위는 매우 안정하며 재생하는 것이 용이하다. 이러한 반-전지의 전위를 정확하게 설정할 수 있기 때문에 미지의 전위 측정에 대한 기준 전위로서 이용할 수 있다. 가장 많이 사용되고 있는 두 종류의 기준 전극(reference electrode)(기준 반-전지)은 은/염화은(Ag/AgCl) 전극과 감홍 전극(calomel electrode)[염화수은(I), Hg_2Cl_2]이다. 감홍 전극은 염화수은과 접촉하는 수은을 포함하고 있다. 이것은 기지의 KCl 용액과 접촉하고 있다. 유리 덮개의 끝에 KCl로 포화시킨 작은 세라믹 마개나 섬유가 막으로서 작용하며 회로를 완성하기 위해 주위 용액 속으로 전류를 운반한다.

염화은의 침착에 의해 피복된 은 전선(silver wire)으로 구성된 은-염화은 전극은 기지의 포화 KCl 용액 속에 잠긴다. 감홍 전극과 마찬가지로 주위의 용액과 KCl이 결합함으로써 회로가 완성된다.

기준 전극과 적당한 지시 전극이 검사할 용액에 잠기고 회로선이 완성될 때, 그들 사이에서 생기는 전압차가 측정된다. 전위차계(potentiometer)는 농도를 알고 있는 용액으로 조정한 다음 검체를 측정한다. 측정된 전압의 변동은 이온농도의 변동과 관련이 있다. H^+의 경우, pH에서 1 유닛의 변화는 25℃에서 59.15 mV의 전압 변화를 일으킨다.

보통 기준 전극은 측정 전극인 유리원통 안에 포함되어 있는 형태로 생산된다. 이러한 것을 복합 전극(combination electrode)이라고 한다.

(2) pH 전극

가장 널리 사용되고 있는 이온 선택 전극(ISE)은 수소 이온의 활성을 측정하기 위해 고안된 pH 측정용 유리 전극(glass electrode)이다(그림 8-2). 이 전극은 특별히 H^+에 민감한 유리의 개발에 의해 만들어졌다. 유리의 얇은 막은 수소 이온 농도가 다른 두 용액(전극 내부 용액과 피검 용액)을 나눈다. 이때 유리의 바깥쪽 수화 층에서 수소 이온의 교환이 일어난다. 이로 인해 유리 막을 가로 질로 전위가 형성된다. 막 전위 혹은 전압의 크기는 두 용액 사이의 수소 이온 활성의 차이에 의해 변동된다. 그리고 이 전압은 지시 전극과 비교 전극 사이의 전압에 더해진다. 지시 전극은 H^+에 민감한 유리에 의해 둘러싸인 0.1M HCl 용액 속에 잠겨있는 은 전선으로 구성된다. pH 미터는 이 전극을 기준 전극과 함께 사용하여 전극 사이의 전위차를 측정하고, 전위는 다시 pH 단위로 전환된다(그림 8-3).

혈액 pH 미터도 같은 원리를 이용하지만 소량의 시료에 있는 수소 이온 농도를 측정하기 때문에 미세 유리 전극(micro glass electrode)을 사용한다. 혈액 가스 분석기는 온도가 체온인 37℃로 유지되고 있다. pH는 온도 의존성으로서 온도가 1℃ 상승할 때마다 pH가 0.015씩 감소하기 때문에 온도 조절이 매우 중요하다. 검사실에서 사용하는 혈액 가스 분석기는 pH, 이산화탄소 분압(pCO_2), 산소 분압(pO_2)을 같이 측정하도록 고안되어 있다.

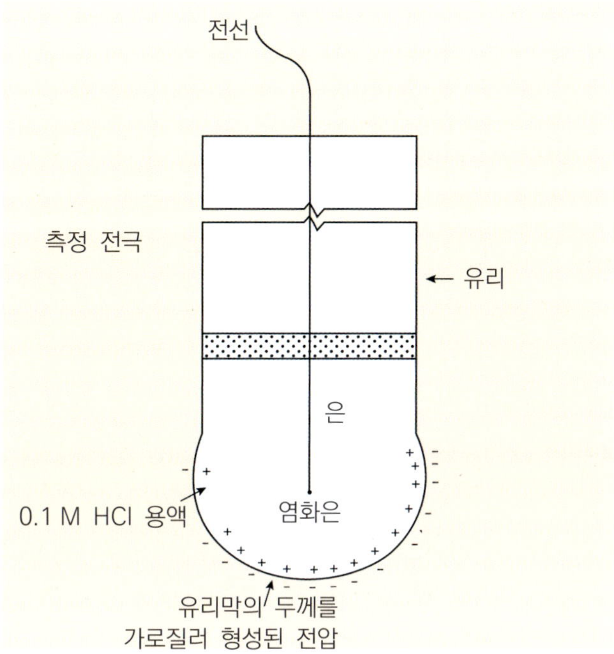

그림 8-2 유리 전극의 작동 원리

수소 이온 농도를 알지 못하는 피검 용액에 유리(측정)전극을 담그면 얇은 유리 막 내외에 수소 이온 농도에 비례한 전위차(전압)가 생긴다. 유리 전극과 기준 전극 사이의 전위차(전압)는 수소 이온 용액의 농도와 비례한다.

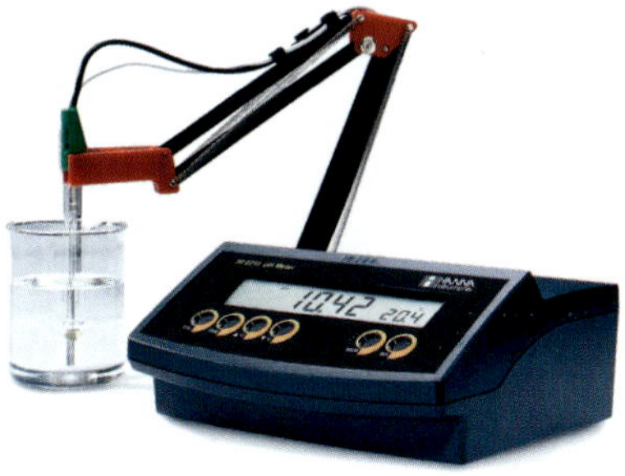

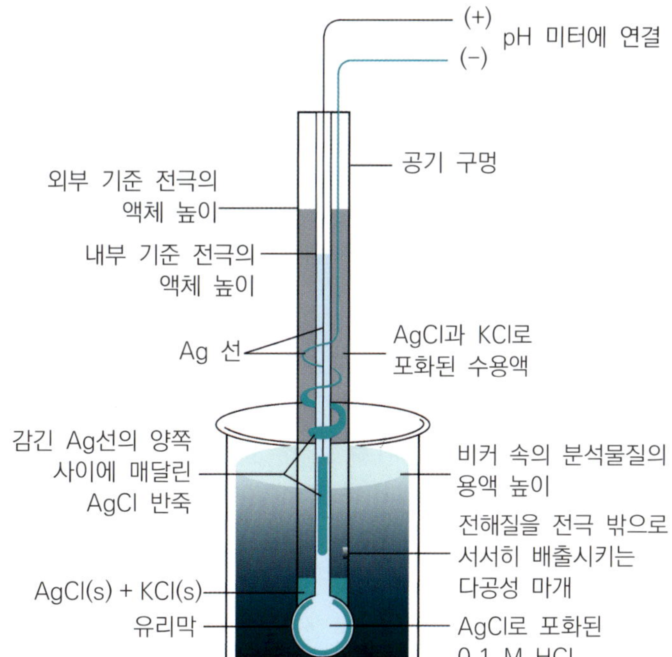

그림 8-3 pH 미터와 복합 전극(기준 전극과 지시 전극을 합쳐 놓은 것)

(3) pCO_2 전극

pCO_2 전극은 pH 전극의 유리 막에 CO_2-투과성 막(실리콘 고무, 상품명 Teflon)이 덮여 있는 전극이다. 유리 막과 CO_2-투과성 막 사이에는 묽은 중탄산염(탄산수소 이온) 완충 용액이 얇은 층으로 채워져 있다. 주입된 혈액 시료가 CO_2-투과성 막과 접촉하면 CO_2가 혈액으로부터 완충 용액 속으로 확산하여 완충 용액의 pH가 저하한다.

pH의 변화는 혈액 속에 용해되어 있는 CO_2의 농도와 비례한다. 유리 전극은 완충 용액의 pH 변화에 반응하여 전압계에 기록되고 계산기에서 pCO_2를 mmHg로 전환시킨다. 이러한 종류의 pCO_2 전극으로는 Severinghaus 전극이 잘 알려져 있다(그림 8-4).

환자의 혈액에서 pH, pCO_2 및 중탄산염은 Henderson-Hasselbalch식에서 보듯이 서로 관련되어있다. 만일 두 개의 값을 알면 나머지 하나의 값을 계산할 수 있다. 현재의 혈액 가스 분석기는 pH와 pCO_2를 측정하고 중탄산염을 계산해준다. 중탄산염 값은 총 CO_2(용존 CO_2 + H_2CO_3 + HCO_3^-)보다 약간 낮다.

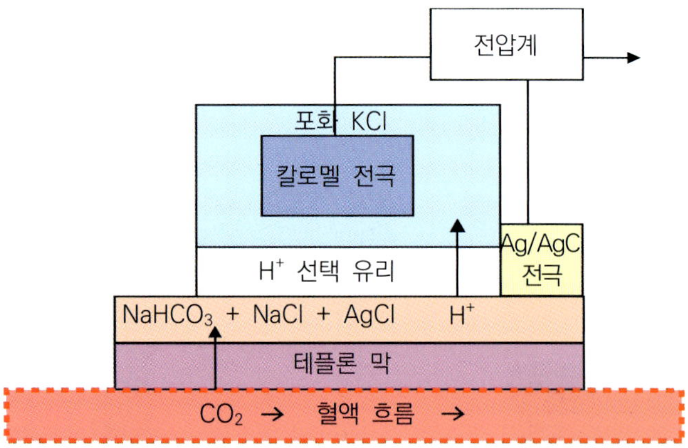

그림 8-4 Severinghaus 전극의 측정 원리

시료 중의 CO_2는 테플론 막(Teflon membrane)을 통해 확산하여 내부전해질 층에서 용해된다. 여기서 탄산이 형성되고 해리된 다음, 수소 이온은 유리 전극에 의해 측정된다.
$CO_2 + H_2O \rightleftarrows H_2CO_3 \leftrightarrow H^+ + HCO_3^-$

(4) 기타 이온 선택 전극

다양한 이온에 대한 이온-선택 막이 개발되어 왔다. ISE는 특정한 이온이 전극에 들어오면 전위차를 생산하며 이를 전위차계로 측정한다. 다른 이온을 측정하는 ISE도 수소 이온 농도를 측정하는 유리 전극과 유사한 방식으로 작동한다. 이온-특이적 막이 이온 농도가 다른 두 개의 용액을 분리할 때 막을 가로질러 전위가 형성된다. 이때 전위의 크기는 이온 농도의 차이에 의존한다. 이온-특이적 막의 종류는 다양하여 선택적 유리 막, 결정성 막, 고정침전물 막 및 액체 층 막 등이 있다.

수소 이온에는 반응하지 않고 나트륨에 민감한 유리가 개발되었는데, 이것은 칼륨보다 나트륨에 300배 정도의 높은 선택성을 나타낸다. 발리노마이신(valinomycin) 막을 사용한 칼륨 전극은 나트륨보다 칼륨에 1,000배의 선택성을 나타낸다(그림 8-5). 발리노마이신이 이렇게 칼륨에 특이성이 높은 것은 발리노마이신 내의 이온 교환 공간이 칼륨 이온의 크기와 비슷하기 때문이다. 크라운 에테르(crown ehter) 막을 사용한 전극은 칼륨 이온과 나트륨 이온을 측정하는 데 사용되며, 각각의 이온을 측정하는 크라운 에테르의 구조는 약간 다르다(그림 8-6).

칼슘 이온 선택 전극은 생리적으로 활성이 있는 칼슘 이온을 직접 측정한다. 그 밖에 리튬, 납, 암모니아 및 염화물을 측정하는 이온 선택 전극들이 있다.

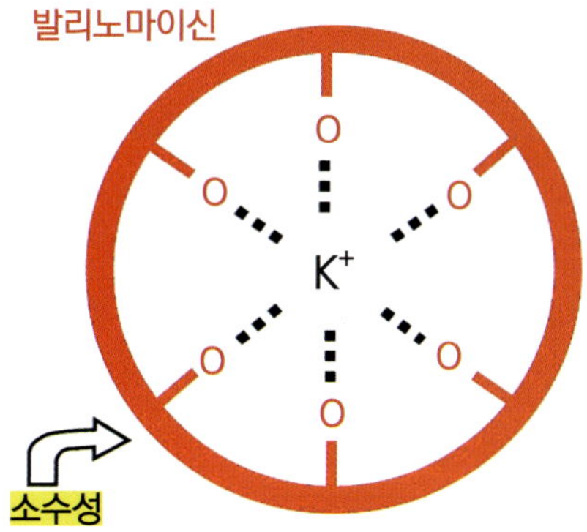

그림 8-5 발리노마이신

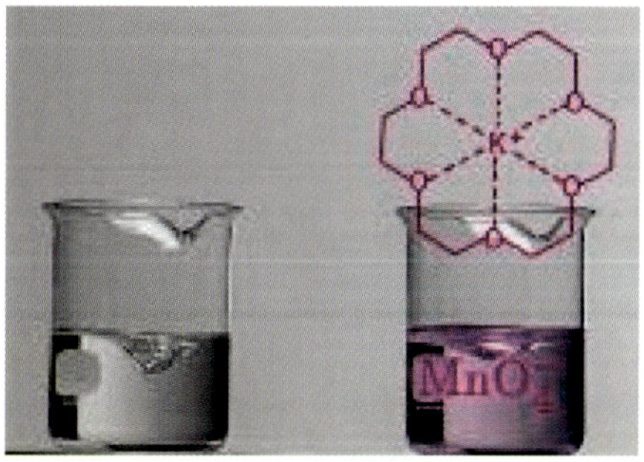

그림 8-6 크라운 에테르
K(15-crown-5), Na(12-crown-4)

전위차 측정법의 핵심 개념

- 전위차 측정법은 기준 전극에 대한 화학적 반전지(지시 전극) 반응의 전위를 측정한다.
- 일반적으로 많이 사용하는 기준 전극은 Ag/AgCl과 칼로멜(Calomel) 전극이다.
- 기준 전극에 대해 반전지의 전위 변화는 분석물질의 농도를 가리킨다.
- 이온 선택 전극(ISE)은 특정한 물질과 선택적으로 상호작용하는 표면을 갖는다.
- ISE는 Na^+, K^+, Cl^-, Ca^{2+}, Li^+을 측정하는 데 사용된다.
- 기체-감응 ISE는 가스-투과성 막으로 덮여있으며, ISE와 상호작용하는 기체만을 통과시킨다.

ISE 취급 시 주의 사항

- ISE의 발생 기전력이 80% 이상 되는지 확인한다. 전극이 자연적으로 손상되기 때문이다.
- ISE를 사용한 후에는 측정 이온이 적은 용액에 담가 놓는다. 순수(pure water)에 장시간 방치할 경우 내부액의 조성이 변할 수 있다.
- 저농도의 이온 표준 용액은 쉽게 변하므로 고농도(100-1,000 ppm)의 저장 표준 용액을 이용하여 사용할 때마다 희석해서 쓴다.

2. 전압전류 분석법

전기화학 반응으로부터 생긴 전류를 측정하는 방법이 전압전류 분석법(voltammetry)이다. 전압전류 분석법의 전기화학 전지는 3개의 전극 즉, 지시 전극, 기준 전극 및 부속 전극으로 구성된다.

1) 전극의 종류

(1) pO_2 전극

혈액의 산소 분압을 측정하는 Clark 전극은 pH 측정과 다른 원리에 기초하고 있다. pH 전극은 전류가 흐르고 있지 않을 때의 전위차를 측정하지만, pO_2 전극은 일정한 전압이 시스템에 가해졌을 때 흐르는 전류를 측정한다. 전류는 산소 분자가 음극에서 환원될 때 발생하는 전자의 흐름이다.

$$1/2O_2 + H_2O + 2e^- \rightarrow 2OH^-$$

전자는 은-염화은(Ag-AgCl) 양극에서 은 분자의 산화에 의해 생긴다.

$$Ag \rightarrow Ag^+ + e^-$$

시스템을 통하여 흐르는 전류의 양은 산소에서 방출된 전자의 수와 비례한다. 따라서 환원에 이용된 산소 분자 수와도 비례한다. 전류는 일정한 전압이 유지되는 한 샘플 중의 O_2 농도와 직접 비례한다. 혈액 가스 분석기는 전압이 시스템에 가해졌을 때 전자를 잃거나 획득함으로써 생기는 전류를 측정한다.

그림 8-11에서 보는 바와 같이 전극은 음극과 양극으로 이루어져 있으며 음극(cathode)은 백금 선(platinum wire), 양극은 은 선(silver wire, Ag/AgCl)으로 구성된다. 두 극 사이의 접촉은 O_2 투과막(폴리프로피렌 polypropyrene)에 의해 혈액으로부터 분리되어 있는 전해질 용액에 의해 이루어진다. 녹아있는 O_2는 막을 통하여 혈액으로부터 확산하여 양극에서 환원된다. 확산 속도는 시료의 pO_2와 직접 비례한다. 따라서 전류의 변화로부터 pO_2를 직접 측정할 수 있다.

(2) 글루코스 전극

혈청과 혈장의 글루코스는 전류 측정 센서로 측정할 수 있다. 전형적인 글루코스 전극의 구성은 그림 8-7과 같다. 전극은 두개의 막 사이에 고정된 글루코스 산화효소(glucose oxidase, GOD)를 사용한다. GOD는 시료에 있는 글루코스를 산화하여 과산화수소(H_2O_2)와 글루콘산(gluconic acid)을 생성한다. 내부 막은 H_2O_2를 통과시킨다. 그다음 H_2O_2는 백금 양극에서 O_2로 산화된다. 이때 생성된 반응 전류는 H_2O_2의 농도와 비례한다. 글루코스 전극과 같이 효소를 이용한 것을 효소 전극이라고 부르며, 그리고 화학 센서(chemical sensor) 또는 바이오센서(bio-sensor)라고도 부른다.

글루코스 바이오센서

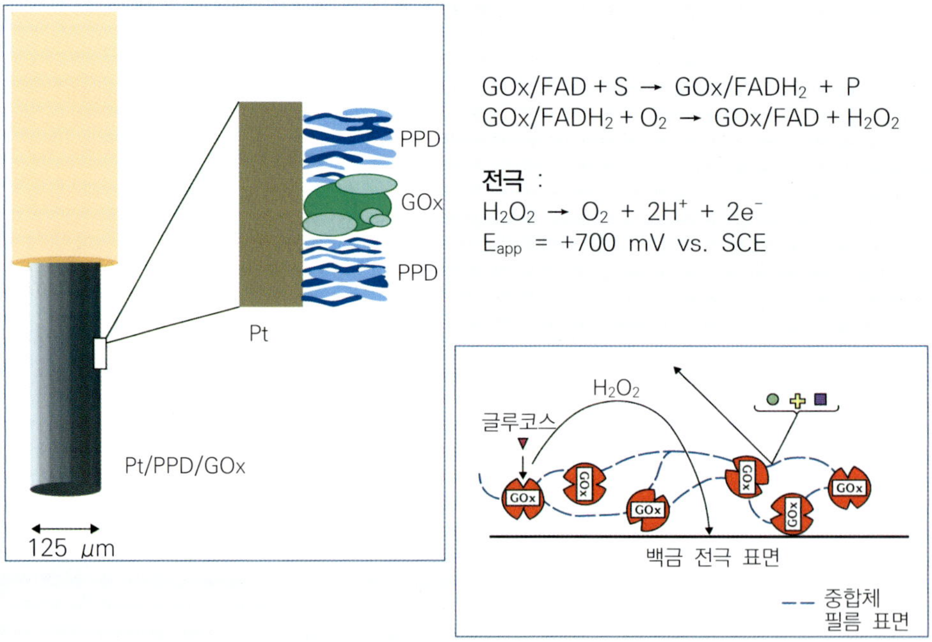

그림 8-7 글루코스 바이오센서

(3) 암모니아 전극

요소 가수 분해 효소(urase)는 요소를 분해하여 NH_3를 생성한다. 이러한 NH_3는 중합체 막(nonactin)을 통해 확산하여 완충 용액에서 NH_4^+로 전환된다. 이것을 전위차 분석법이나 전도도 분석법으로 측정한다.

전압전류 분석법의 핵심 개념

- 전류측정에 사용되는 전압전류 전극은 일정한 전압을 유지하고 있으며 분석물질의 농도와 비례하여 전류가 형성된다.
- 산소 전극은 백금(Pt) 표면에서 산소와 반응하여 과산화수소(H_2O_2)와 전류를 형성한다.
- 산소 전극은 표면에 산소와 반응하는 효소를 포함시켜 분석물질의 농도를 검출하는 데 적용되어왔다.
- 그러한 응용의 실례가 글루코스 및 젖산염 전극이다.

3. 전량 분석법

전량 분석법은 "1 g 당량을 전기분해 하는 데 필요한 전기량은 1패러드(farad) = 96,500 쿨롱(coulomb)이다"라는 패러디의 법칙에 기초한 분석법이다. 피검 물질을 완전히 분해하든가 아니면 적정 분석 시약을 등전점에 도달할 때까지 발생시켜, 이때의 전기량으로부터 피검 물질의 양을 구한다. 전량 분석기의 대표적인 것이 염화물 측정기(chloridometer)이다(그림 8-8, 8-9).

1) 염화물 측정기의 구조와 원리

Cl^-을 포함하고 있는 용액에 은(Ag) 전극을 담그고 전류를 넣으면 은 전극에서 Ag^+가 유리되어 나오고 이것은 곧바로 Cl^-과 결합하여 AgCl을 형성하면서 침전한다. Cl^-이 완전히 결합하여 침전되면 용액에는 Ag^+만 남는다. 이때 용액의 전기전도도가 급격하게 상승한다. 이것을 지시 전극이 감지하여 전류를 중지시킨다. 동시에 전류의 흐름을 측정하던 시계도 함께 멈춘다. 전류가 흘렀던 통전 시간과 용액의 Cl^-이 비례하기 때문에 이를 근거로 Cl^-을 정량적으로 측정한다(그림 8-9).

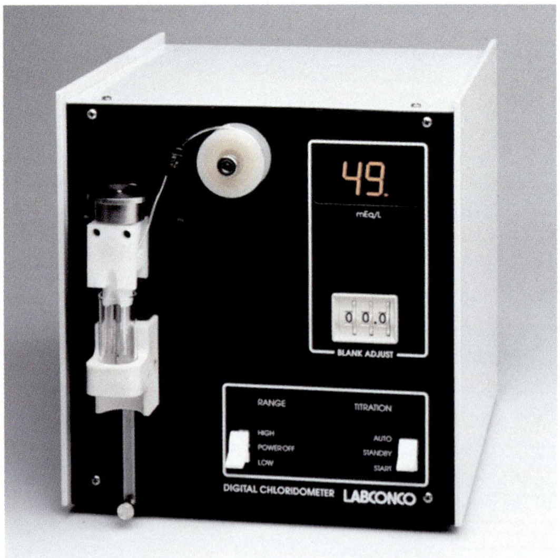

그림 8-8 염화물 측정기

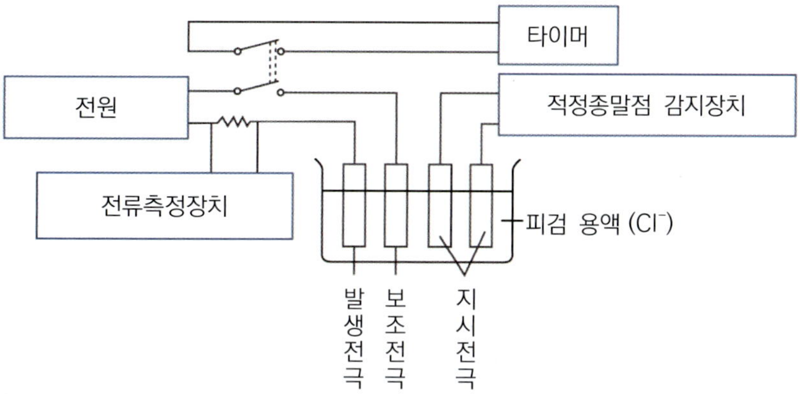

그림 8-9 염화물 측정기의 구조

4. pH 미터 사용법

1) pH 측정

① 사용 전에 내부 용액이 충분히 있는지 확인한다.
② 만일 온도 조절 장치가 있으면 온도를 pH 표준 용액과 실험 용액에 맞춘다.
③ 기능 다이얼을 pH에 맞춘다.
④ 저장 용액으로부터 전극을 꺼내고 세척병을 이용하여 증류수로 닦는다.
⑤ 티슈로 전극을 부드럽게 닦은 후 건조시킨다.
⑥ 전극을 pH 표준 용액(pH 4, 7, 10 ± 0.02)에 담그고 pH를 조정한다.
⑦ 전극을 꺼내서 증류수로 다시 세척한 후 티슈로 건조시킨다.
⑧ 다른 pH 표준 용액에 담그고 pH를 기존의 값 ± 0.05 이내로 조정한다.
⑨ ⑦번의 과정과 같이 세척한다.
⑩ 전극을 검사할 용액(test solution)에 담그고 pH를 읽는다.

2) pH 미터 사용 시 주의사항

① 전극은 깨지기 쉬우므로 조심스럽게 다루어야 한다.
② 전극은 탈이온수로 충분히 세정한다. 희석 용액일수록 오염에 의한 오차가 크다.
③ 사용 후에는 전극을 탈이온수에 담근다.
④ 표준 용액과 피검 용액의 온도는 가능한 한 같게 하든지 아니면 최대한 근접된 상태로 하여 측정한다.
⑤ 장시간 사용하지 않을 때는 전극을 분리하여 보관한다.

3) pH 교정과 표준 용액

피검 용액의 pH를 측정할 때는 먼저 측정할 pH에 가장 가까운 pH 표준 용액을 이용하여 교정한다.

표 8-1 pH 표준 용액

명 칭	조 성	pH(25℃)
옥살산염 표준 용액	옥살산칼륨	1.68
프탈산염 표준 용액	프탈산수소칼륨	4.01
인산염 표준 용액	인산일칼륨, 인산이나트륨	6.86
붕산염 표준 용액	붕산나트륨	9.18
탄산염 표준 용액	탄산수소나트륨, 탄산나트륨	10.02

5. 혈액 가스 분석기

혈액 가스 분석기(blood gas analyzer)는 전극을 사용하는 대표적인 검사장비이다. 이것은 그림 8-10에서 보듯이 "시료 주입구 → 시료 검출기 → 화학센서(전극) → 증폭기 → 조절 장치 → 프린터"로 구성된다.

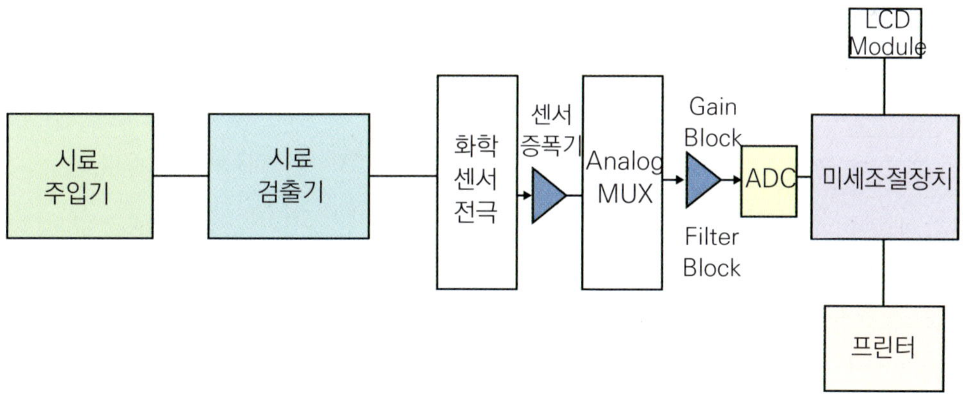

그림 8-10 혈액 가스 분석기의 구성

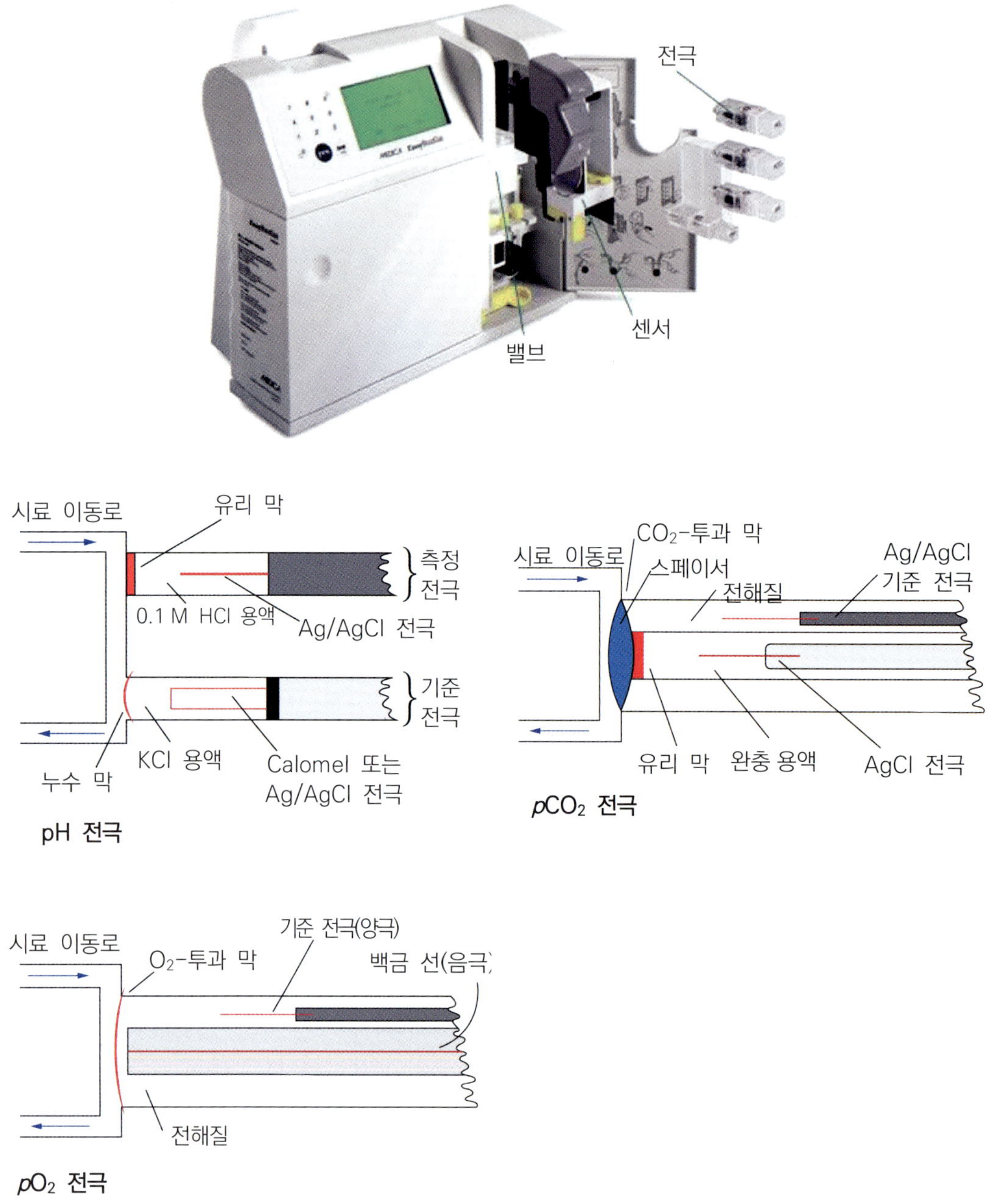

그림 8-11 최근 사용되고 있는 혈액 가스 분석기와 여기에 장착된 pH, pCO_2 및 pO_2 전극

Chapter 09

삼투압 측정

Osmometry

■ 핵심용어

오스몰랄농도, mOsm, 총괄성, 어는점 삼투압계

■ 학습목표

어는점 및 증기압 삼투압계의 측정 원리

1. 오스몰랄농도

신장이 소변을 농축시키지 못하는 것이 간혹 신장 질환의 첫 번째 징후가 된다. 그것은 또한 호르몬의 결핍을 가리키는 징후가 되기도 한다. 소변에 포함된 입자의 농도는 비중(specific gravity, SG)과 오스몰랄농도(osmolality, 오스몰랄농도를 삼투압농도라고도 함)를 측정하여 정량할 수 있다. 비중은 용액 내에 존재하는 입자의 수와 그 입자들의 밀도에 의존하는 반면, 오스몰랄농도는 오직 용액에 존재하는 입자의 수에 의해서만 영향을 받는다. 신장의 농축 능력에 대한 평가는 비중보다 오스몰랄농도가 더 정확한 지표이다. 여기서 관심의 대상이 되는 성분은 작은 분자들인데 일차적으로 나트륨 이온(Na^+ : 원자량, 23)과 염화물(Cl^- : 원자량, 35.5)이 중요하다. 요소(분자량, 60)는 신장 요세관에서 흡수하는 물질이 아니기 때문에 신장의 농축 능력을 평가하는 데 중요하지는 않지만 나트륨 이온과 염화물보다 비중에 더 큰 영향을 미친다. 이 세 가지 분자는 모두 검체의 오스몰랄농도에 똑같이 기여하기 때문에 오스몰랄농도를 측정하면 신장의 농축능력을 평가할 수 있다.

오스몰(osmole)은 물질 1 그램분자량을 그 분자가 해리하여 생긴 입자 수로 나눈 것으로 정의한다. 글루코스(분자량, 180)과 같은 비이온성 물질은 오스몰당 180 g을 함유하고 있는 반면에, 염화나트륨(NaCl)(분자량, 58.5)은 완전히 해리하였을 경우에, 오스몰당 29.25 g을 함유한다. 즉 이온성 분자의 오스몰농도는 몰농도(M)에 이온화했을 때의 입자 수를 곱하면 된다. 따라서 1 M NaCl은 2 Osm이 되고, 1 M Na_2SO_4는 3 Osm이 된다.

Osm = M × 이온화 후 입자 수

오스몰랄농도(osmolality)와 오스몰농도(osmolarity)는 물질의 농도를 나타내는 몰랄농도(molality)와 몰농도(molarity)처럼 사용하고 있다. 글루코스의 1 오스몰랄 용액(osmolal solution)은 용매 1 kg에 글루코스 180 g이 용해되어 있는 것이고, 1 오스몰 용액(osmolar solution)은 용매 1 L에 글루코스 180 g이 용해되어 있는 것이다. 임상검사에서는 체액 중에 존재하는 물질의 양 때문에 오스몰(osmole, Osm)보다 mOsm을 사용하고 있다(1 Osm = 1,000 mOsm).

용액의 오스몰랄농도는 수학적으로 용액에 있는 입자 수와 관련된 성질, 즉 총괄성(colligative property)을 측정하고, 이 값과 순수 용매에서 얻은 값을 비교함으로써 결정할 수 있다. 용매에 용해되어 있는 용질은 어는점(빙점) 저하(lower freezing point), 끓는점(비등점) 상승(higher boiling point), 삼투압 상승(increased osmotic pressure), 증기압 저하(lower vapor pressure)와 같은 용액의 물리적 성질을 변화시킨다.

증류수 1 kg에 용해되어 있는 글루코스와 같은 비전해질 1 그램분자량(아보가드로 수인 6.023×10^{23}개의 입자 수 포함), 즉 1 몰랄 용액(molal solution)은 증류수에 비해 끓는점 0.52℃ 상승, 삼투압 1,700 mmHg 상승, 증기압 0.3 mmHg 저하, 그리고 어는점 1.86℃ 저하가 일어난다. 이러한 용액은 1 Osm/H_2Okg을 포함하고 있는 것이고, 이를 1 오스몰랄농도(osmolality)라고 한다. 오스몰(Osm) 단위로서 오스몰랄농도가 오스몰농도보다 더 선호되는 이유는 오스몰농도는 온도와 용해되어 있는 용질의 용량-팽창 효과(volume-expending effect)의 영향을 받기 때문이다. 물은 소변과 혈장의 용매이기 때문에 시료에 존재하는 입자의 수는 시료와 순수(pure water)의 총괄성을 비교함으로써 결정할 수 있다. 삼투압계(osmometer)는 보통 어는점 저하나 증기압 저하 같은 용액의 총괄성을 측정하여, 이것을 오스몰랄농도로서 나타내고 있다.

엄밀하게 말하면 삼투압계는 오스몰농도 측정계라고 부르는 것이 타당하다. 삼투압(osmotic pressure)이란 용어를 사용하면 단위가 mmHg일 것으로 생각할 수 있기 때문이다. 하지만 삼투압계가 측정하는 것은 오스몰농도 또는 오스몰랄농도이다. 삼투압계 또는 삼투압이라는 용어를 사용하고 있는 것은 과거부터 관용적으로 사용해오고 있기 때문이다. 아무튼 오스몰농도와 삼투압은 정비례하기 때문에 그런 용어를 쓰게 된 것으로 생각된다.

2. 어는점 삼투압계

임상검사에서 가장 많이 사용하고 있는 삼투압 측정법은 용액에 존재하는 입자의 수에 반비례하여 어는점(빙점)이 저하하는 것을 측정하여 오스몰랄농도로 나타내는 어는점 삼투압계 측정법(freezing point osmometry)이다. 용액에 첨가된 입자 1 몰랄 분자량은 어는점을 1.86℃ 낮춘다. 이 방법에서 어는점 저하(freezing point depression)는 먼저 일정량의 시료를 약 -7℃로 과냉각시키고, 그다음 시료가 얼도록 한 다음 열감지장치인 서미스터(thermistor)로 시료의 온도를 측정한다. 측정된 용액의 어는점과 표준 용액의 어는점 차이가 어는점 저하에 해당한다.

이 과정을 그림 9-1에 설명하였다. 얼음이 형성되는 동안 일시적으로 방출되는 융합열은 용액의 온도를 어는점까지 상승시킨다. 동시에 기구는 어는점 저하를 측정하고 이것을 오스몰랄농도로 계산하여 mOsm/kg로 나타낸다.

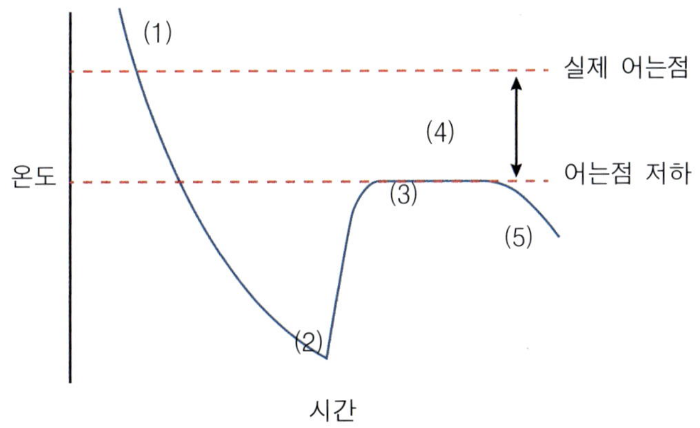

그림 9-1 어는점(빙점) 저하 곡선

(1) 강력한 냉각이 시작된다. (2) 과냉각 상태에서 결빙을 위해 교반이 시작되는 지점이다. (2-3) 시료 속으로 융합열이 방출된다. (4) 어는점의 평형 상태가 잠시 유지된다. (5) 강력한 냉각이 다시 시작된다.

전형적인 어는점 삼투압계(빙점 삼투압계)를 그림 9-2에 설명하였다. 정상 요의 오스몰랄농도는 50~1,400 mOsm/kg이고, 정상 혈청의 오스몰랄농도는 275~300 mOsm/kg이다.

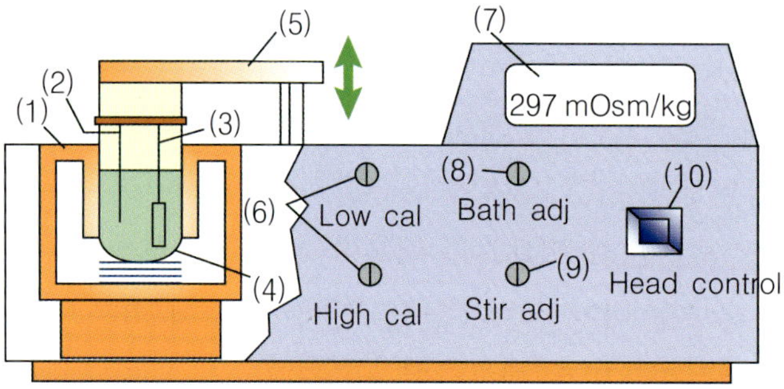

그림 9-2 전형적인 어는점 삼투압계

시료를 시료 컵에 넣고, 헤드 컨트롤 버튼(10)을 눌러 교반기 헤드(agitator head)(5)를 내린다. 온도 조절 장치에 의해 시료실(sample chamber)(1)의 온도가 천천히 어는점 이하(과냉각 supercooling 상태)로 될 때까지 내려간다. 이 시점에서 교반기(교반봉)(2)가 얼음 결정의 형성을 촉진하기 위해 작동된다. 얼음 결정 형성 시 방출되는 융합열이 열감지 프로브(thermister probe)(3)에 의해 측정된다. 온도가 안정화될 때 온도가 판독되고, 어는점 저하의 값이 기록된다. 이 장비에서는 시료에서 판독된 온도와 사전에 표준 용액에서 얻은 온도의 차이를 오스몰랄농도로 전환한다. 이 장비는 기지의 저오스몰 및 고오스몰 표준 용액(6)을 사용하여 검정한다. 시료실의 온도는 시료실 조정다이얼(8)로 조정하고, 교반기의 진동률(교반률)은 (9)다이얼로 조정한다.

3. 증기압 삼투압계

임상검사에서 사용하는 삼투압계의 대부분은 어는점 저하 삼투압계이고 그밖에 사용하고 있는 삼투압계는 증기압 삼투압계(vapor pressureosmometer)이다. 그러나 실제로 측정되는 것은 이슬점(dew point: 수증기가 액체로 응축되는 온도)이다. 용질에 의한 이슬점 온도의 저하는 증기압의 감소와 비례하며 그것에 의해 이러한 속일성의 측정을 가능하게 해준다.

시료는 온도-민감성 열전대 장치(temperature-sensitive thermocouple device)가 장착된 밀폐 공간에 놓인 작은 여과지 디스크에 흡수된다. 이 시료는 밀폐 공간에서 증발하여 수증기를 형성한다. 공간 내의 온도가 낮아질 때 물은 그 공간 안과 열전대 위에서 응축한다. 생성된 응축열(heat of condensation)은 열전대의 온도를 이슬점 온도까지 상승시킨다(그림 9-3).

이러한 이슬점 온도는 증발하는 시료에서 증기압과 비례한다. 온도는 NaCl 표준액의 온도와 비교하여 mOsm로 전환된다. 증기압 삼투압계는 0.01 mL 이하의 미량의 시료를 사용한다. 따라서 시험하기 전에 증발되지 않도록 주의해야 한다. 증기압 삼투압계에 의한 측정은 변동이 더 심하므로 신중하게 측정해야 한다.

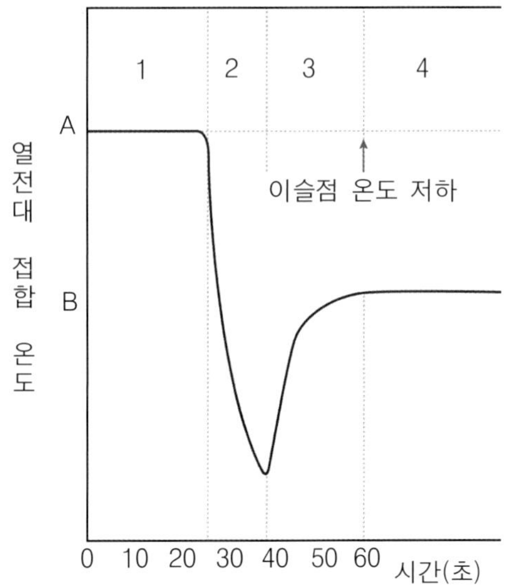

그림 9-3 증기압 저하(이슬점) 삼투압 측정법에서 나타나는 온도 변화

A: 기준점(출발) 온도 B: 이슬점 온도
1. 시료 평형 시간 2. 최대 열전대 냉각
3. 이슬점까지 상승(응축열) 4. 이슬점 평형

4. 삼투압 측정의 오차 요인

검체가 지방혈청(lipemic serum)이거나 젖산 또는 에탄올과 같은 휘발성 물질이 검체에 존재할 때는 오스몰(삼투)농도의 판정에 영향을 미친다. 지방혈청의 경우, 불용성 지질에 의해 혈청 수분의 치환이 일어나 증기압 삼투압계와 어는점 삼투압계 모두에서 오차를 일으킨다. 만일 혈청 시료를 분리하지 않거나 20분 이내에 냉장시키지 않으면 젖산의 형성으로 인하여 위양성이 나타난다. 증기압 삼투압계는 휘발성 물질은 검출하지 못한다. 그 이유는 휘발성 물질은 용매상(solvent phase)의 일부이기 때문이다. 그렇지만 유사한 시료를 어는점 삼투압계로 측정하면 값이 상승할 것이다. 어는점 삼투압계와 증기압 삼투압계로 측정한 오스몰농도를 비교해 보면 알코올 섭취로 인하여 혼수 상태에 빠진 환자를 신속하게 가려낼 수 있다.

어는점(빙점) 삼투압계 요약

용액 중에 포함된 비이온성 물질 1 M은 1 osmol에 해당하며, 이것은 어는점(빙점)을 1.86℃ 낮춘다.

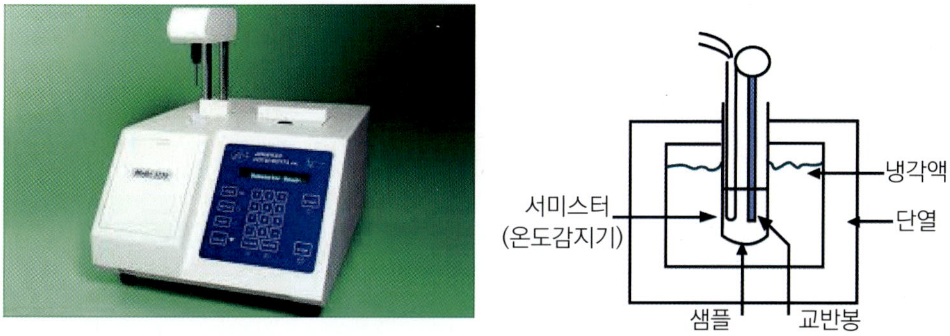

그림 9-4 어는점 삼투압계

[어는점 삼투압계의 측정 원리]

(1) 시료 컵을 냉매제가 들어있는 시료실에 넣고, 버튼을 눌러 교반기 헤드를 아래로 내린다.

(2) 과냉각(supercooling, -4℃)이 시작된다.

(3) 교반봉이 작동하여 얼음 결정이 형성된다.

(4) 얼음 결정 형성 시 융합열이 방출되는데, 이것은 서미스터(thermistor)에 의해 측정된다.

(5) 온도가 안정화되어 평형 상태(plateau)가 되면 온도가 판독되고, 이것이 오스몰랄농도로 기록된다.

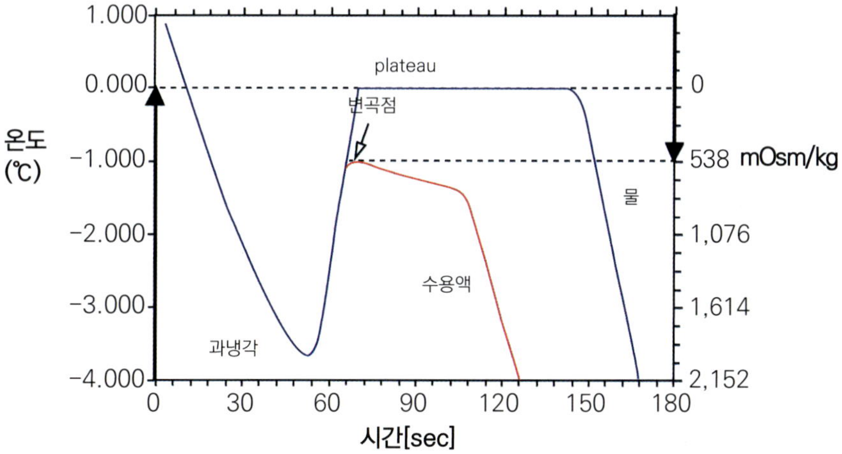

그림 9-5 어는점 하강 곡선

물(청색 곡선)은 0℃에서 얼지만 538 mOsm/kg의 수용액(적색 곡선)은 어는점을 1℃ 낮춘다. 다시 말하면, 1 Osm/kg(1,000 mOsm/kg)은 어는점을 1.86℃ 낮춘다.

Chapter 10

현장 검사

Point-of-Care Testing(POCT)

■ 핵심용어

현장 검사(POCT), 응급 검사

■ 학습목표

POCT와 중앙검사실에서 하는 검사의 차이 설명하기

POCT의 정도관리 설명하기

POCT의 장점 설명하기

POCT의 주요 장비 이해하기

POCT의 질 향상을 위한 대책 설명하기

1. POCT 개념

현장 검사(point-of-care testing, POCT)란 Near-Patient Testing이라고도 하며 환자가 병원의 검사실이 아닌 진료실이나 병실 또는 그 가까운 곳에서 시행되는 의학적 검사의 한 방식을 말한다. 다시 말하면, POCT는 병원의 검사실이 아닌 병상, 가정, 약국 또는 의사의 진료실에서 하는 검사와 보조 검사 등을 포함하는 개념이다.

POCT는 환자와 의사 그리고 환자 관리팀이 검사 결과를 신속히 얻어서 임상적 치료 방침을 바로 내릴 수 있게 해준다. POCT는 검사하는 데 있어서 특정한 검사 장소를 필요로 하지 않는 임상검사실 외부에서 수행되는 검사로 정의된다.

현장 검사를 시행하는 이유는 검사 시간 단축이 가장 큰 이유이고 그 외에 환자 만족, 입원 기간 단축, 경비 감축, 유사시 대비 등이다.

POCT는 보통 임상병리사가 아닌 환자 자신이나 의사, 약사, 간호사, 보호자 등이 약식의 교육과 연수를 받고 실시한다. 따라서 이 검사는 기본적으로 장비 작동을 포함한 검사 절차가 단순하고 이해하기 쉬워야 하며 유지보수가 용이해야 한다. 그리고 시약도 실온에서 오랫동안 안정되어야 한다. 검사란 단순히 결과를 얻는 것이 아니고 그 결과가 유효하고 타당성이 있어야 한다. 따라서 POCT는 검사 당사자가 어떤 경우에 오류가 일어날 수 있는지 등의 주의사항을 잘 숙지한 후 검사에 임해야 한다.

POCT는 대체로 검사 결과를 30분 이내에 알 수 있어서 외래환자의 경우에는 주치의로부터 현재의 상태에 대해 설명을 들을 수 있다.

POCT는 위급한 상태에 있는 환자를 가장 효과적으로 관리할 수 있게 해준다. 집중 치료를 받고 있는 중환자에 대한 POCT 항목은 혈액 가스, 전해질(Na^+, K^+, Ca^{2+}, Mg^{2+}), 글루코스, 응고, 헤모글로빈/헤마토크릿 등이다(표 10-1). 이러한 환자의 경우 신속하게 적절한 치료를 필요로 하기 때문에 POCT가 유용하다.

표 10-1 중환자를 위한 응급 검사 항목

생리적 기능	진단을 위한 검사 항목
에너지(원기)	글루코스, 헤모글로빈, 헤마토크릿, pO_2, O_2 포화도
자극 전도	Na^+, K^+, Ca^{2+}, Mg^{2+}
수축	Ca^{2+}, Mg^{2+}
관류	젖산염
산-염기	pH, pCO_2, Total CO_2, HCO_3^-
오스몰랄 농도	1.86(Na^+K) + 글루코스/18 + 요소 질소/2.8
지혈	PT, PTT, 혈소판, 헤마토크릿, ACT, 혈소판 기능
신장 기능	크레아티닌, BUN
심장 허혈	마이오글로빈, CK-MB, 트로포닌-T 또는 -I

ACT, Activated clotting time; BUN, blood urea nitrogen; CK-MB, creatine kinase-MB fraction; PT, prothrombin time; PTT, partial thromboplastin time

현재 많이 이용되고 있는 현장 검사는 그림 10-1과 같다.

혈액 가스(Radiometer ABL-800)

pH, pO_2, pCO_2, HCO_3^-, 염기과잉(BE), total Hb, Na^+, K^+, Ca^{2+}, Cl^-, 글루코스, 젖산 측정

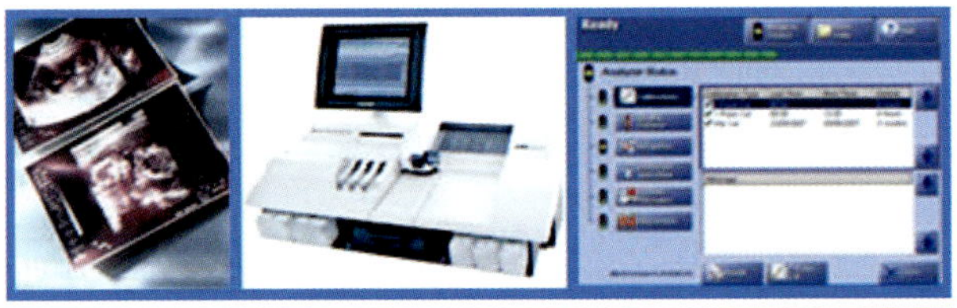

소변 선별 검사(Multistix)

글루코스, 빌리루빈, 케톤체, 비중, 혈액, pH, 단백질, 우로빌리노젠, 아질산염, 백혈구

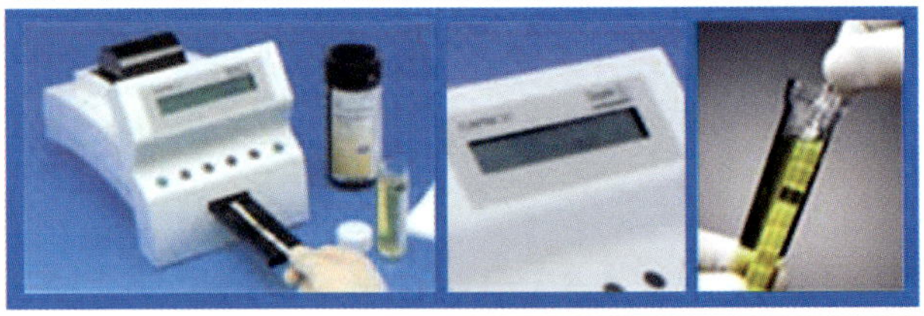

hCG-임신 검사
(Siemens Clinitek Status)

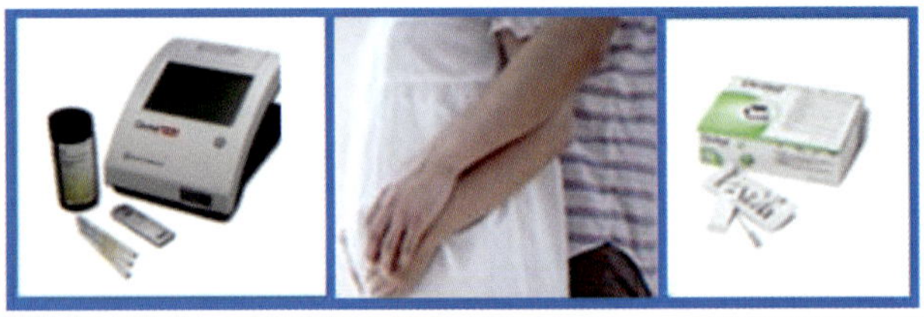

HbA_{1c}(Bayer DCA 2000)

소아 외래환자 용

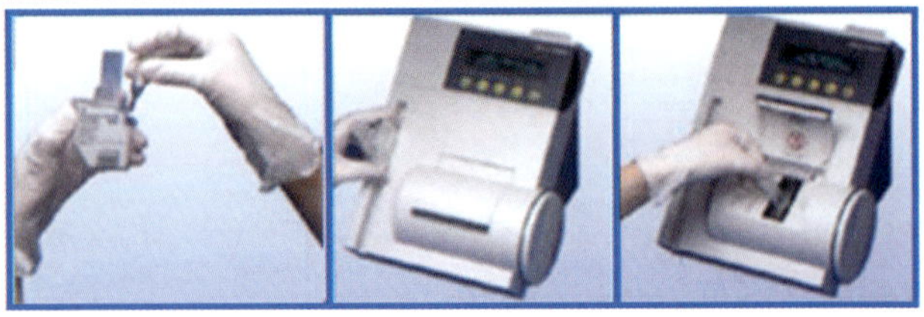

글루코스(Mediscene Optium Xceed)

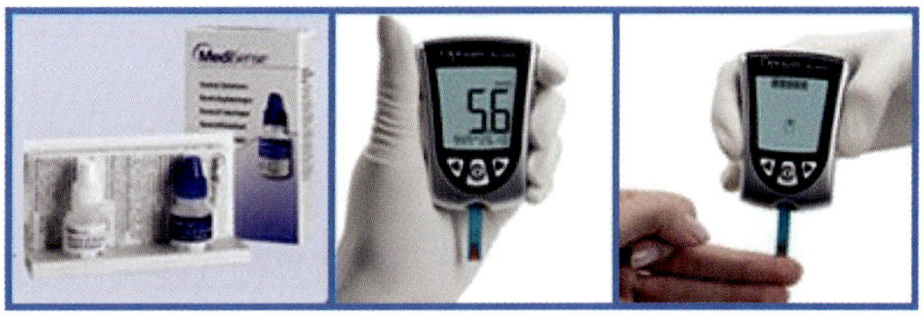

그림 10-1 많이 이용되는 POCT

2. POCT 적용 장소와 장단점

1) 적용 장소

POCT는 병원의 중앙검사실이 아닌 집, 약국, 1차 진료기관 등과 같이 1차 관리(primary care)를 맡고 있는 곳이나 병원과 같이 2차, 3차 진료기관의 환자를 관리하고 있는 장소에서 실시하는 검사이다. 그러한 장소는 표 10-2와 같다.

표 10-2 POCT가 필요한 환경 장소

1차 관리	2차 및 3차 관리
가정	응급실
일반 약국	입원실
진료실	이동진료실
의료 수송 수단(구급차, 헬리콥터, 항공기)	수술실
보건소	중환자실
거주지(요양원 등) 치료센터	병실
	외래환자 진료실

2) 장점 / 단점

POCT의 주요 장점 중 첫째는 업무 처리 시간이 단축되어 신속한 검사 진행과 임상적 결정을 내려서 검사 지연으로 인한 위험성을 감소시키며, 나아가 중환자실 치료 기간과 병동 입원 기간을 줄일 수 있고, 둘째는 진료일 수 감소는 전체 의료비 감소로 연결되며, 셋째로 의사나 간호사가 직접 쉽게 결과를 확인할 수 있어 결과에 대한 확신을 갖는다는 점이다. 그로 인해 환자의 건강과 관련한 여러 요인이 향상 된다(표 10-3).

단점으로는 검사 비용이 상대적으로 높고, 검사를 전문으로 하지 않는 의사, 간호사 등, 현장 검사 담당자에 대한 교육이 필요하다. 또한 정도관리와 장비 검정(calibration) 문제, 중앙검사실의 검사와 중복되는 검사 의뢰가 문제이다.

표 10-3 POCT의 장점

검사 결과의 업무 처리 시간(turnaround time, TAT) 절감
환자 관리 향상
검체 채취 및 검체 처리로 인해 생기는 지연 최소화
검사 의뢰와 관련된 업무시간 절감
검사실로 검체를 수송하는 데 걸리는 시간 절감
검체를 등록하는 데 걸리는 시간 절감
검사실에서 검체를 등록하는 데 걸리는 시간 절감

3. POCT 검사의 발전

POCT 검사는 1970년대에 개발이 시작되어 요당 검사, 임신 반응 검사, 혈당 검사가 실시되었으며, 1980년대 후반 국내에 혈당 검사 측정기가 도입되었다. 그 후 1996년에는 AACC(American Association for Clinical Chemistry)에서 공식적으로 POCT 검사를 논의하게 되었으며, 심근경색 진단을 위한 심장 효소 표지자 항목 등도 POCT 항목에 추가 되고 최근에는 AIDS 검사, 간염 검사, 혈액 응고 검사 등으로 POCT 검사 영역이 확장 되는 추세이다. 향후 개인검사기기(personal testing devices, PTDS)의 개발로 원격 진료, 재택 진료가 활성화되면 POCT 검사는 더욱 필요성이 증대될 것으로 보인다.

4. POCT 검사실

1) 변수

병원의 중앙검사실(main laboratory)에서 검사를 할 경우 검사부터 결과를 받기까지의 시간이 길어지기 때문에 많은 POCT 검사실이 개발되었다(그림 10-2). 중앙검사실에서의 검사 업무 처리 시간(turn around time, TAT)은 분석 전의 변수와 분석 중에 일어나는 변수, 그리고 분석 후에 일어나는 변수에 의해 영향을 받을 수 있다.

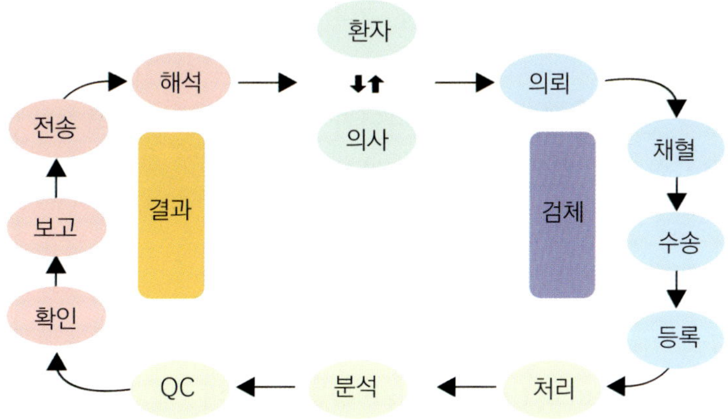

그림 10-2 검사 의뢰에서 검사 결과를 얻기까지의 주요 단계

2) 분석 전 변수

분석 전 변수(preanalytical variable)에는 의사가 검사의뢰서를 작성하고, 그에 따른 혈액 검체를 채취하여 검사실로 수송하는 시간을 말한다. POCT는 환자가 있는 특정한 장소에서 검체를 채취하고 곧바로 분석하기 때문에 많은 분석 전 변수에 의해 소요되는 시간을 절감할 수 있다.

만일 샘플이 중앙검사실 직원에 의해 채취된다고 생각해보자. 검사실에서는 채혈 담당 직원에게 알릴 것이고, 채혈 담당자는 환자가 있는 장소에 찾아가서 검체를 채취한 후 검사실로 가져올 것이다. POCT는 이러한 과정에서 소요되는 시간을 줄여준다. 기송관 시스템(pneumatic tube system)을 통해 검체를 중앙검사실로 수송하면 분석 전 시간을 많이 감소시킬 수 있다. 이것이 오히려 POCT보다 더 나은 해결책이 될지도 모른다는 주장도 있다.

대부분의 POCT 샘플은 손가락 천자를 통해 얻는다. 만일 검체를 적절하게 채취하지 않으면 샘플에 조직액이 혼입되어 분석 전 오차를 일으킬 수 있다.

3) 분석 중 변수

분석 중 변수(analytical variable)는 분석 장비로 검체를 분석하는 데 소요되는 시간을 말한다. 분석시간의 지연은 검사실에서 다른 검사와 함께 하기 때문에 발생한다. 만일 검사 담당자가 10개의 응급 검사 의뢰서를 받았다고 가정해보자. 그는 환자의 상태를 보지 못했기 때문에 어떤 환자가 가장 위급한지 알 수가 없다. 따라서 담당자는 의뢰서가 접수된 순서대로 검사를 진행할 것이다.

검체를 분석하는 데 소요되는 실제 분석 시간은 분석 방법이 비슷하기 때문에 POCT 검사실과 중앙검사실 간에 큰 차이가 없다. 다만 어떤 특정한 검사 한 가지만을 하는 것이 아니기 때문에 시간이 걸린다.

4) 분석 후 변수

분석 후 변수(postanalytical variable)는 결과의 보고와 관련된 것들이다. POCT 담당자는 분석이 끝난 후 몇 분 이내에 의사에게 직접 결과를 전달한다. 중앙검사실에서 검사를 하면 의사나 간호사에게 전화로 결과를 통보할 수도 있다. 이러한 결과는 환자 차트에 기록되거나 컴퓨터에 입력된다. 보고 시스템이 전산화되어 있으면 결과가 전송되기 전에 검사 담당자에 의해 확인될 수도 있다. 중앙검사실은 병원의 모든 부서로 결과를 전송해야 하기 때문에 의사가 결과를 알기까지는 시간이 걸릴 수밖에 없다. 만일 결과를 전산으로 검사를 의뢰한 부서에 보내면 이후의 결과 체크는 해당 부서의 책임이다.

5) 검사 요원

일반적으로 POCT는 검사실에 속한 임상병리사가 아닌 사람이 수행한다. 이러한 검사 담당자는 매년 검사 수행을 위한 교육을 받아야 한다. 검사를 수행하는 사람은 자기가 검사한 결과가 믿을만한 것인지 아닌지를 판단할 수 있어야 한다. 그러기 위해서는 방법에 대한 지식을 비롯하여 오류를 찾아낼 수 있는 지식을 갖추고 있어야 한다. POCT 검사 결과와 관련된 많은 문제점들은 검사를 수행하는 사람의 기술 미숙과 관련이 있다. 부정확한 검사 기법은 부정확한 결과를 초래한다.

6) POCT 필요조건

POCT가 필요하다고 생각되면 해당 기관에서 정책적으로 시행을 결정해야 한다. 이러한 결정의 기본 전제는 환자 관리가 개선되어야 한다는 것이다. 검사 결과가 중앙검사실의 것과 비슷해지기 위해서는 고도의 질적 수준이 요구된다. 이러한 질과 신뢰성은 특히 의사가 환자 관리를 연속적으로 평가하는 데 있어서 매우 중요하다. POCT를 실시하는 데 있어서 고려해야 할 다른 하나의 요소는 비용 문제이다. 보통 POCT 비용은 중앙검사실에서 할 때보다 더 많이 든다. POCT 장비는 중앙검사실의 것보다 저가이지만 시약이나 소모품의 비용이 중앙검사실보다 더 많이 든다. 중앙검사실은 여러 검체를 한 묶음으로 검사하기 때문에 소모품의 비용이 덜 들어간다.

POCT에서 사용하는 검사 장비는 주기적으로(보통 24시간마다) 정비·점검해야 하며, 환자 검체를 분석하기 전에 정도관리(quality control, QC)용 관리혈청을 먼저 분석해야 한다. 일부 POCT 장비는 QC를 24시간 간격으로 하며 또 어떤 것은 검사 때마다 수시로 한다. 관리혈청의 결과는 환자 검사가 끝나고 통보되기 전에 평가되어야 한다. 아울러 관리혈청의 결과는 월별로 다시 분석하고 평가해야 한다.

POCT에 영향을 미치는 다른 요소에는 요구된 검사를 수행하는 사람의 능력이나 검사수행에 들어가는 인건비 등을 들 수 있다. 일부 병원에서는 검사실에서 직원이 파견되어 POCT를 한다. 이러한 경우에는 POCT를 맡은 사람이 다른 업무를 하지 못하므로 결과적으로 검사 비용이 많이 들어가게 된다. POCT 담당자가 다른 업무를 맡고 있으면 처리 시간이 반대로 길어질 수도 있다. 간호사가 수행할 경우에는 담당 간호사가 다른 일을 못할 수도 있다. 검사를 하는 데 많은 시간이 걸리는 것은 아니지만 여러 번 하게 되면 그만큼 환자 관리가 소홀해진다.

장비는 주기적으로 점검을 받아야 한다. 장비를 사용하지 않을 때 보관할 공간도 확보해 놓아야 하고 냉장고에서 시약을 보관할 공간도 마련해두어야 한다. 새로운 시약은 환자 검체를 분석하기 전에 먼저 관리혈청을 측정하여 현재 사용하고 있는 시약과 측정값이 어떻게 차이가 있는지 비교하여 타당성을 확인해야 한다.

7) 평가

중앙검사실에서 하는 현재 시스템과 POCT 검사실의 설치 가능성에 대해 몇 가지 평가를 할 필요가 있다. 이러한 평가는 POCT를 원하는 의사, 책임 임상병리사, 간호사 및 POCT 검사실을 사용하는 사람들로 위원회를 구성하여 하는 것이 가장 좋다. 검사와 장비의 평가에는 시간이 걸린다. 장비의 선택, 결과의 상관관계, 비용 계산, 검사 요원 훈련 등에 대해 비용과 소비 시간을 평가한다. 그 밖의 다른 평가 내용으로는 기준 범위, 능률 시험, 결과 보고 등이 있다.

첫 단계는 무엇이 필요한지를 결정하는 것이다. 검사 항목과 이용할 최적의 장비를 구입한다. 장비가 갖추어지면 검사 결과와 중앙검사실의 결과의 상관관계를 조사한다. 그 다음 검사 요원을 교육시킨다.

8) 교육 프로그램

검사를 수행하는 모든 사람에 대해 교육을 시킬 필요가 있다. 교육 내용은 표 10-4와 같다. 임상병리사가 아닌 사람이 검사를 하려면 정도관리나 질 보증(quality assurance, QA)을 잘하도록 교육시켜야 한다. 임상병리사가 아니면 정도관리의 중요성을 이해하지 못한다. 임상병리사가 아닌 다른 사람들은 QC가 불필요하고 시간만 소비하는 것으로 생각할 수 있다. 어떤 사람들은 환자의 검사 결과가 나오면 단순하게 장비에 아무 문제가 없는 것으로 생각하기도 한다.

POCT를 검사하는 사람은 방법의 원리와 얻어진 결과가 의미하는 바를 이해하고 있어야 한다. 만일 그렇지 못하면 시스템의 적절한 기능을 결정하지 못한다. 모든 교육 과정은 인증을 위해 문서화해야 한다.

교육 과정을 이수하지 않거나 1년에 1회 수행능력시험을 통과하지 못한 사람은 검사를 수행할 수 없다. 교육 프로그램은 새로운 사람이 고용될 때마다 실시되어야 한다.

마지막 교육 과정은 결과를 보고하는 방법을 배운다. 결과는 문서화하고 문서에 들어가는 최소의 내용은 환자 이름, 환자의 병원 번호, 날짜, 시간, 검사 항목, 검사한 사람 및 결과 등이다.

표 10-4 POCT 교육 프로그램의 주요 내용

검사의 상황 이해하기 - 병태생리학적 상황
• 검사의 임상적 요구 조건
• 결과에 기초한 조치
• 사용한 검사 및 방법의 성질
환자가 준비해야 할 사항 - 일내변동에 관한 내용
• 약물요법 관련성
검체 요구 조건 및 검체 채취
분석 장치 준비 - 기기 및 소모품
검사수행
질 관리 수행
검사결과 및 질관리 결과 문서화
적당한 사람에게 검사결과 보고
결과 해석
안전사항(검체 및 기구 처리, 기기 및 검사장소 청소)

5. POCT 장비와 검사 현황

1) 장비

대부분의 POCT 장비에서는 일회용 시약이 사용되며 전혈을 분석한다. 이러한 장비들은 전형적으로 처리량은 적지만 반응 시간이 빠르다. POCT 장비는 제품마다 측정 방법이나 모양이 다양하지만 기본적으로 이동이 용이해야 하며 작동법도 간편해야 한다.

대표적인 POCT 장비에는 전혈을 이용하며 원심방식 분석기인 Abbott Vision과 개별 카트리지(cartridge)를 이용하는 Clinistat이 있다. 시중에서 가장 많이 볼 수 있는 POCT 장비는 i-STAT 분석기이다(그림 10-3a). 아무튼 POCT 장비는 분석 원리에 따라 다양하며 각각 특정한 물질을 측정할 수 있다(표 10-5). 이것은 교정물질과 시약이 포함되어 있으며 휴대가 가능한 분석기이다. 그림 10-3에 열거한 것은 현재 많이 사용하고 있는 주요 POCT 장비이다.

표 10-5 POCT 장비의 분류

기술 종류	분석 원리	분석 물질
단일-용도 정성 또는 반정량적 카트리지 시험지 검사	반사율 분석	소변 및 혈액 화학
	면역 분석	감염성 질환 인자, 심장 표지자, hCG
판독기를 가진 단일-용도 정량적 카트리지/시험지 검사	반사율 분석	글루코스
	전기화학적 분석	글루코스
	반사율 분석	혈액 화학
	산란광 분석	응고
	면역측정 분석	심장 표지자, 약물, CRP, 알레르기, 임신 검사
	면역혼탁 분석	HbA_{1c}, 소변 알부민
	분광광도 분석	혈액 화학
	전기화학적 분석	pH, 혈액 가스, 전해질, 대사물질
다-용도 정량적 카트리지/벤치-톱 장비	전기화학적 분석	pH, 혈액 가스, 전해질, 대사물질
	형광 분석	pH, 혈액 가스, 전해질, 대사물질
	다중파장 분광 분석	헤모글로빈, 빌리루빈
	형광 분석	심장 표지자, 약물, CRP
	전기 임피던스	혈구 계산(CBC)

i-STA

- Na, K, Cl, Ca^{++}, pH, pCO_2, pO_2
- O_2-sat, Total CO_2, HCO_3^-
- BUN, Glucose, Hct, Hb

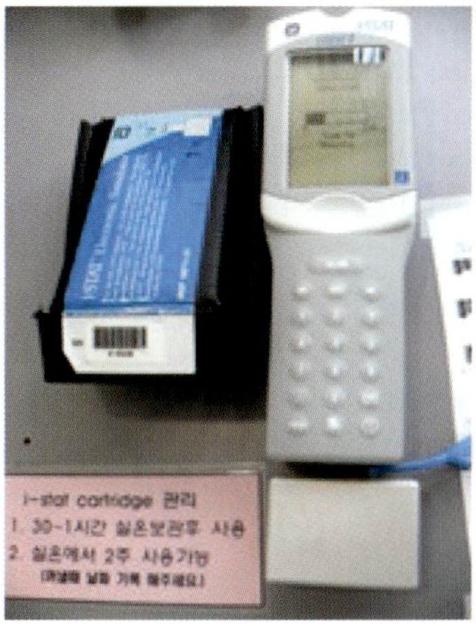

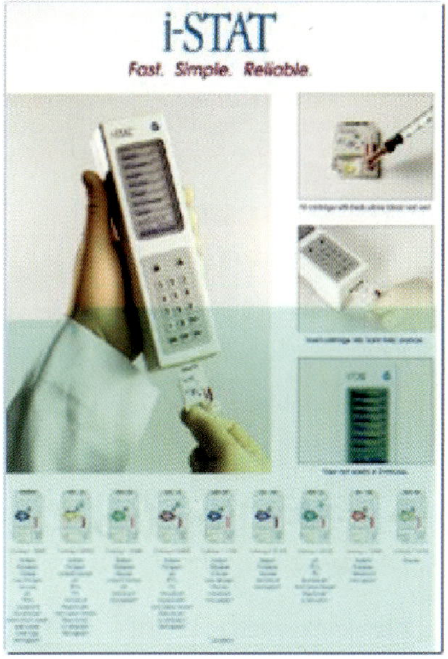

그림 10-3a Abbott i-STAT이 이용되는 POCT

Glucometer

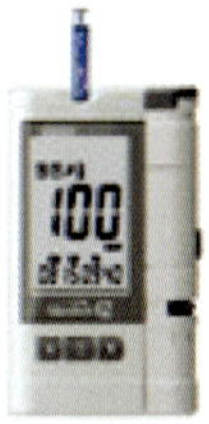

영동: Gluco Tech

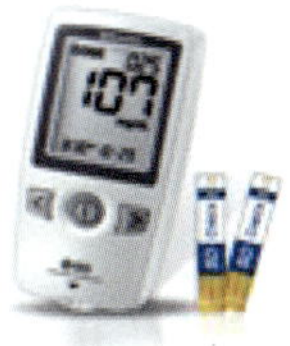

3D: CHECK GOLD

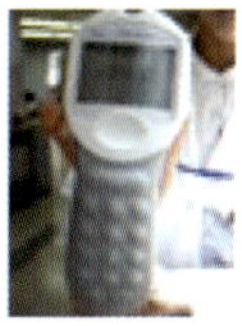

Pcx-Abbot

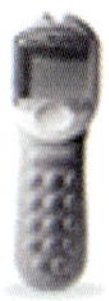

Preclalon PCx

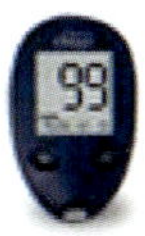

Omegar

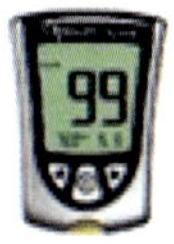

Optlum xceed

그림 10-3b 다양한 종류의 자가 혈당 측정기

ABGA-1

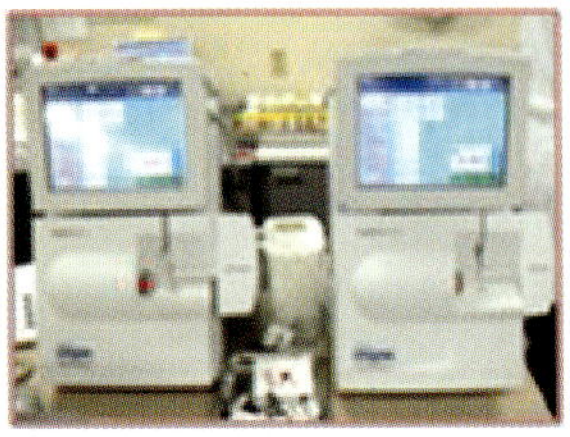

Rapidpoint 405

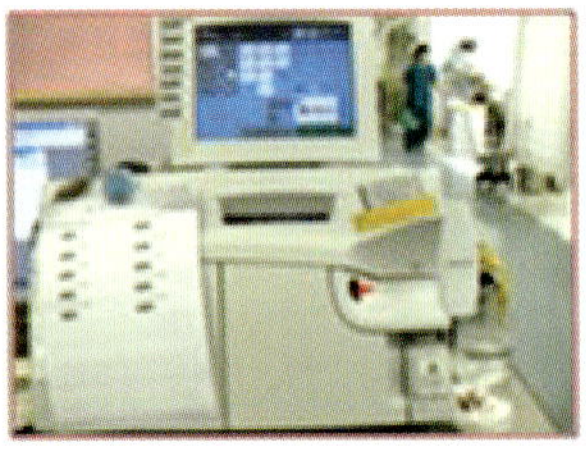

Rapidlab 1265

Test menu includes blood gas, electrolytes, glucose, hematocrit, neonatal total bilirubin and full CO-oximetry from a single sample

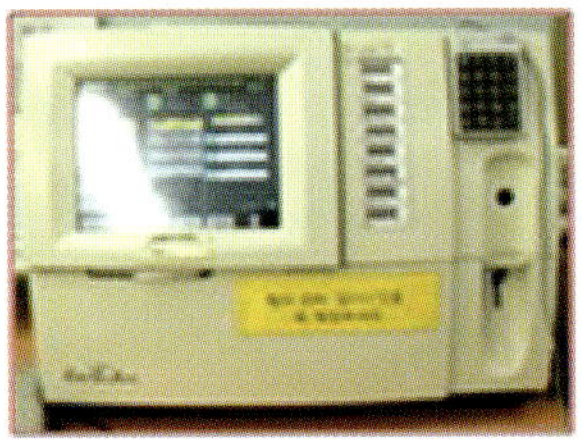

NOVA-CCX

ABGA-2

IRMA Blood Analysis System

- Three drops of blood & results in less than two minutes
- Compact and rugged, with a built-in handle for easy transport

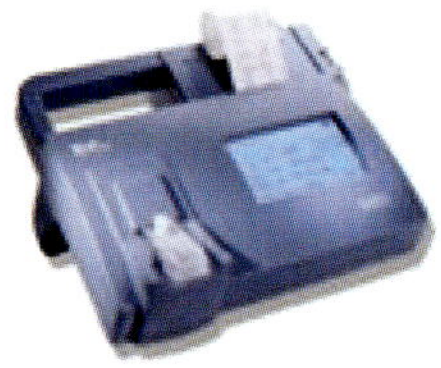

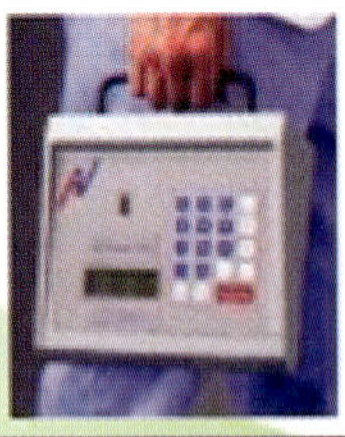

AVOXimeter 4000

tHb, O_2Hb, Met Hb, and COHb

그림 10-3c 혈액 가스 분석기

Cardiac

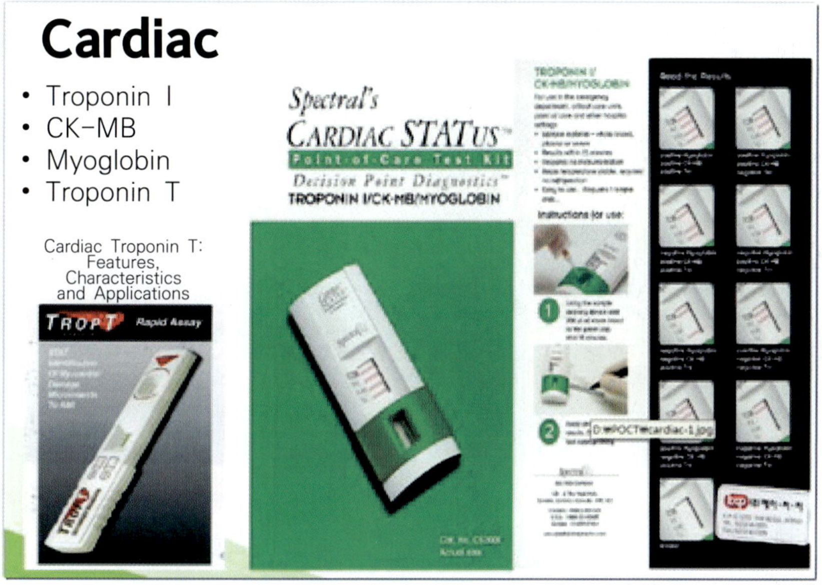

◆ Cardiac & Drug screenig

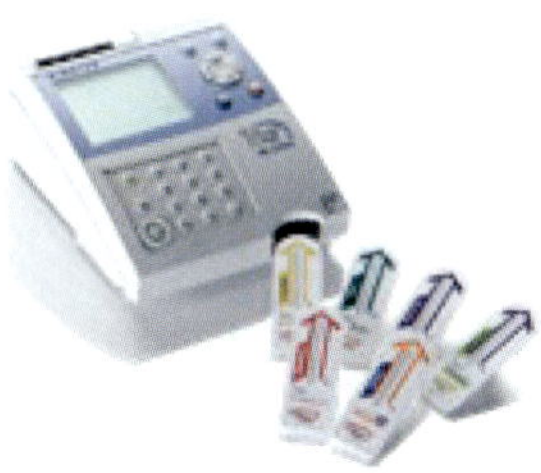

Triage® Merer ProTM

- Triage Cardioprof i le (Troponin I, CK-MB, Myoglobin, BNP)
- Triage BNP test
- Triage S.O.B. pnael (Troponin I, CK-MB, Myoglobin, BNP, D-dimer)
- Triage D-dimer test
- TriageTriage TOX drug Screening (AMP, mAMP, BAR, BNO, COC, OPI, PCP, THC, TCA, APAP, MTD) BNP test

그림 10-3d 심장 표지자 검사 장비

Drug screening-1

Amphetamines, Barbiturates, Benzodiazepines, Cocaine, Morphine, PCP, & THC

OnTrak Testcup ER (Roche)

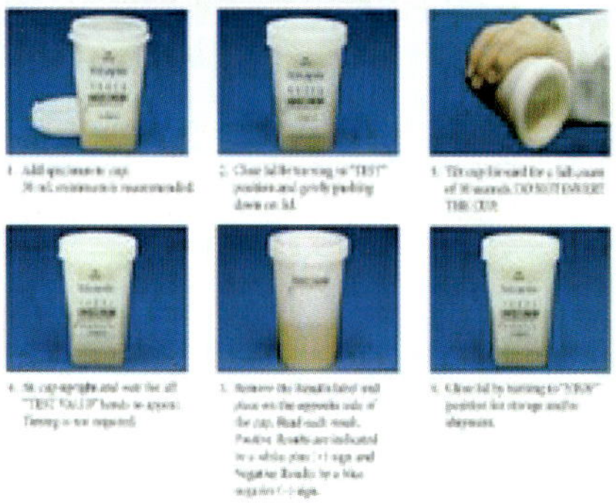

OnTrak Teststik

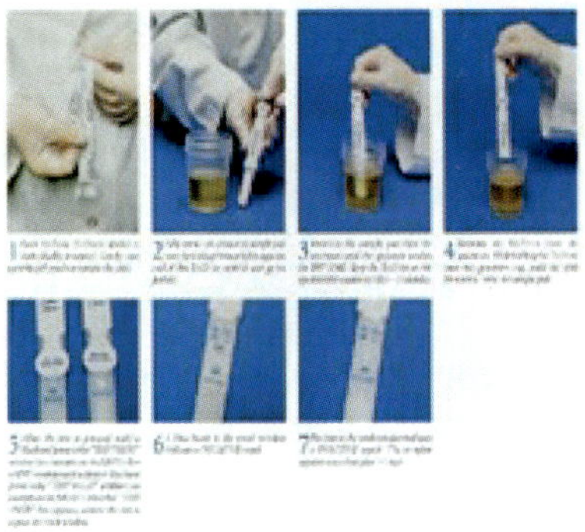

Drug screening-2

On-Site Alcohol Testing

- Saliva/urine
- In 2 min
- "+" : 〉0.02%

Saliva Testing Procedure*

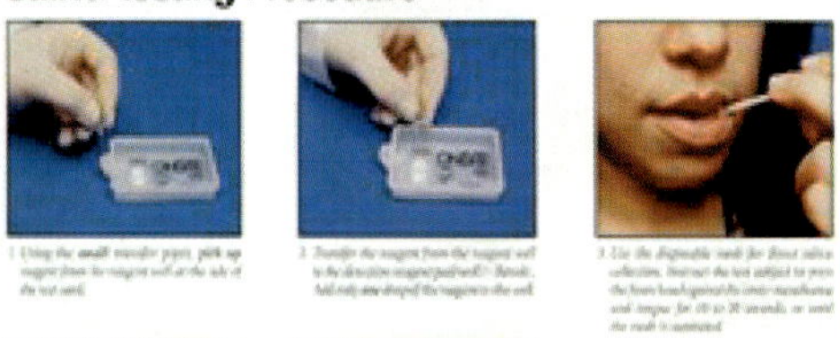

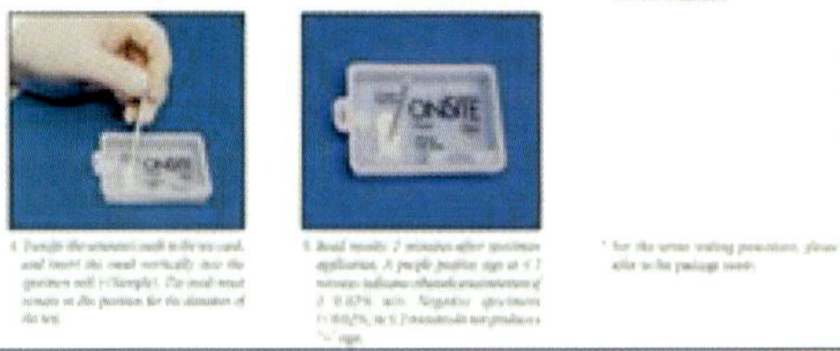

그림 10-3e 다양한 종류의 약물 검사 장비

Coagulation-1

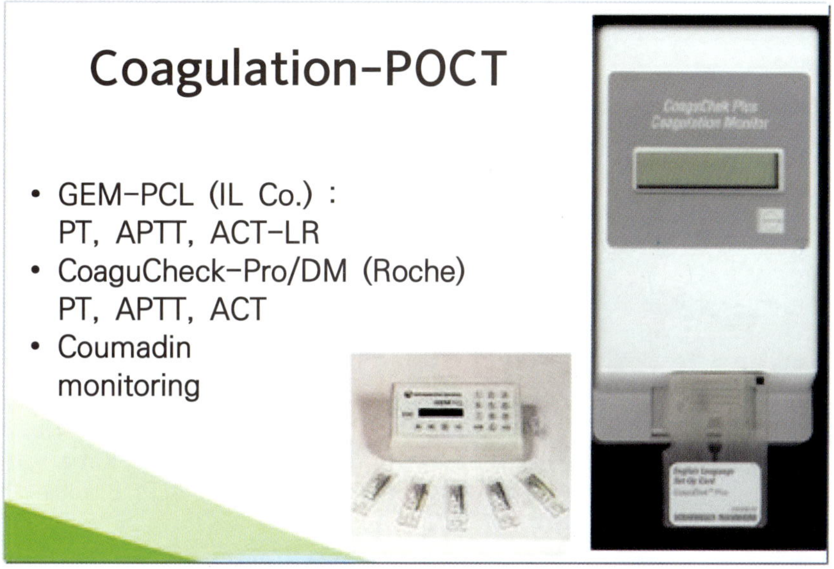

Coagulation-2

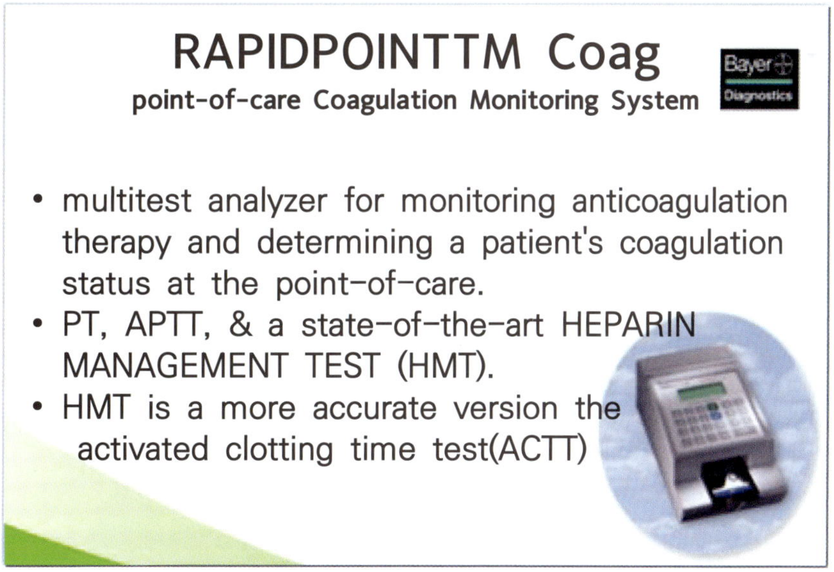

그림 10-3f 다양한 종류의 혈액 응고 측정기

Dry Chemistry

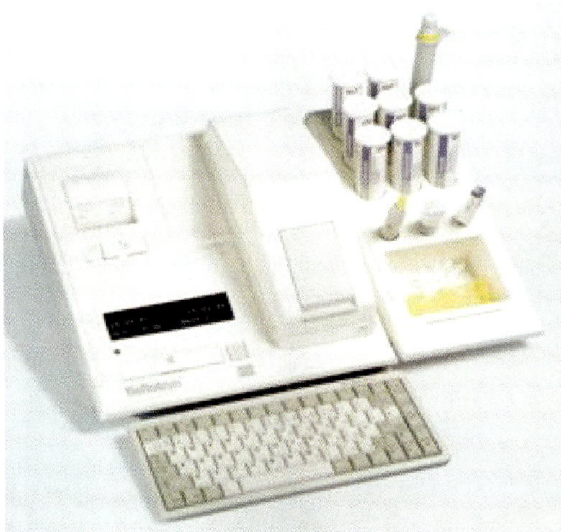

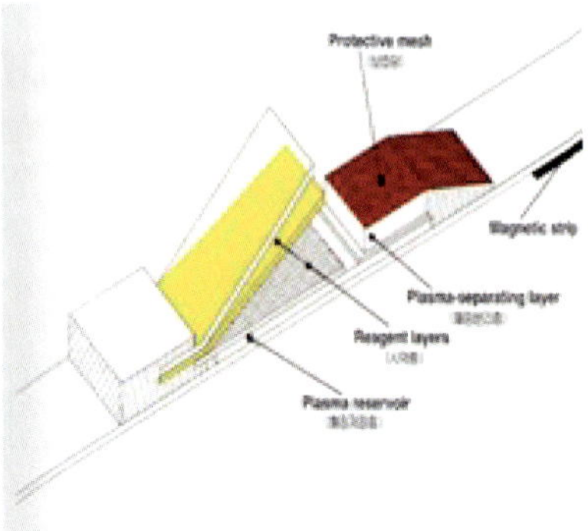

- Glucose, TG, Creatinine
- Cholesterol, TG, CK, Hb,
- AST, ALT, GGT, Urea
- Uric acid, ALP, Bilirubin

그림 10-3g 혈액 화학 검사 측정용 POCT 장비

Urine strips

Clinitek® 50 Analyzer

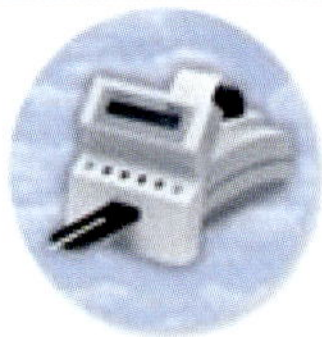

- MULTISTIX® 10 SG Reagent Strips

  1) Distinguishes between hemolyzed and intact RBCs
  2) Chemistries : leukocytes, glucose, Bilirubin, Ketone, specific gravity, nitrite, pH, protein, Urobilinogen, blood
  3) Automatic urine color determination

- CLINITEK® hCG Urine Test Strips
- CLINITEK® Microalbumin Reagent Strips

그림 10-3h 소변 화학 검사 측정용 POCT 장비

Virus

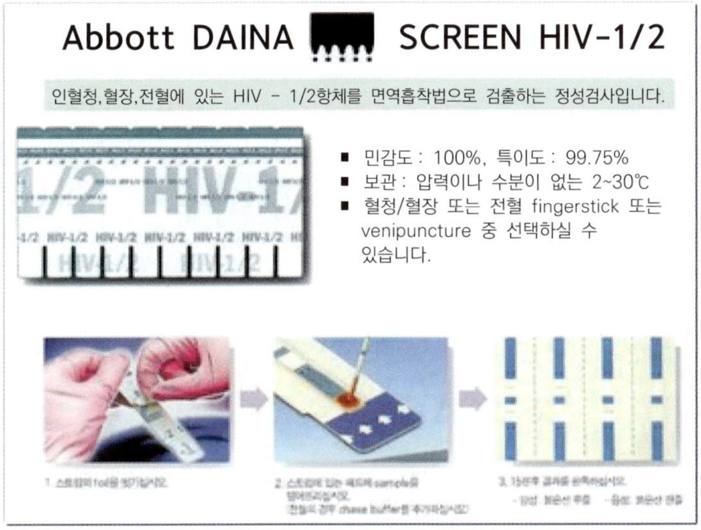

그림 10-3i 바이러스 검사용 POCT 장비

2) POCT 검사 현황

많은 검사들이 POCT로 수행될 수 있다. 하지만 모두가 다 환자를 관리하는 데 더 좋은 것은 아니다. POCT 검사 중 가장 많이 하는 것이 혈당 검사이고, 그 다음은 소변 검사나 응고 검사이다.

POCT로 측정하는 글루코스를 POC-글루코스라고 한다. 이것은 가정이나 건강관리시설에서 당뇨병 환자의 혈당을 관리할 목적으로 자주 이용되고 있다. 모세관 천자를 통해 얻은 혈액을 검사 시험지에 떨어뜨리면 시험지 안에 있는 시약과 혈액 사이에 반응이 일어난다. 기기가 반응을 측정하여 이것을 정량적인 결과로 전환시킨다. 실제 반응은 기기 제조사에 따라 변동한다. 오늘날 당뇨병 환자의 혈당 관리가 잘되어 건강이 많이 향상된 것은 POCT가 얼마나 중요한 역할을 하는가를 입증하는 것이다.

POCT 검사실이 규모를 갖고 설치되어 있는 곳은 응급실이다. 응급 검사로 분류된 검사는 전체 검사 항목에 비해 매우 제한적이지만 빠른 진단을 제공하고 특수한 치료를 실시할 수 있게 한다. 이러한 검사로는 혈당, 헤모글로빈 및 헤마토크릿, 혈액 가스 등이 있다.

많은 병원들이 응급실에서 필요로 하는 여러 가지 검사를 담당하는 부속 검사실을 갖추고 있어서 처리 시간이 많이 줄어들고 있다. 환자 관리에 유익한 다른 검사로는 심장 표지자 검사가 있다. 우리나라의 POCT 중 보험급여가 인정되는 것은 마이오글로빈(myoglobin), 심장 트로포닌 T(cTnT), 심장 트로포닌 I(cTnI), 뇌성 나트륨 이뇨 펩타이드(brain natriuretic peptide, BNP), 황체 형성 호르몬(정성 검사), 프로트롬빈 시간, 인슐린양 성장 인자, 결합 단백질-I(정성 검사) 및 레지오넬라 소변 항원(면역 크로마토그래피) 검사 등이다.

부갑상선 호르몬(PTH)은 부갑상선을 수술하는 동안 POCT로서 측정된다. PTH 측정은 부갑상선이 수술로 완전히 제거됐는지 어떤지를 확정하는 데 이용된다. 이것은 수술실에서 바로 검사하여 수술의 성공 여부를 판단하는 지표로 삼는다. 이 검사는 보통 임상병리사가 장비를 수술실로 갖고 와서 직접 한다.

3) POCT의 문제점과 대책

POCT는 중앙검사실 바깥에서 이루어지는 검사로 검사실 직원(임상병리사)에 의해 실행될 수도 있고 임상병리사가 아닌 사람에 의해 실행될 수도 있다. POCT의 발달을 위해서는 환자에게 POCT의 장점을 설명해야 한다. POCT 검사실은 단지 편리성만을 위해 설립될 수는 없다. POCT 검사실이 필요한 것은 분석 전 변수와 분석 후 변수를 줄일 수 있다. 성공적인 POCT 검사실을 갖추려면, 장비와 검사 요원과 이익이 평가되어야 한다.

POCT의 장점은 환자의 상태를 현장에서 바로 검사하여 의사가 필요한 임상적 조치를 바로 내려 환자가 더 빨리 치료될 수 있게 하는 데 있다. POCT는 결과의 질이 다소 떨어지며, 여러 장소에서 여러 사람이 다양한 장비로 측정하기 때문에 문서화하는 데 어려움이 있다. 그 밖에도 POCT는 정확도와 정밀도가 다소 낮으며, 검사 담당자의 교육을 시켜야 하고, 개별 의뢰의 남용이 있을 수 있고, QC를 잘 이해시키는 것이 필요하다. 이를 위해 진단검사의학 전문의, 임상병리사, 간호사 등이 참여하는 POCT 위원회를 조직하여 POCT의 범위, 기기나 방법 선정, 교육 프로그램 등을 만들어 검사의 신뢰성을 높이는 것이 향후 급증할 POCT에 대처하는 방법이 될 것이다.

Chapter 11

효소
Enzyme

■ 핵심용어

효소, 조효소, EC code, K_m, Michaelis-Menten 식, Lineweaver-Burk 식, 효소의 국제 단위, 경쟁적 저해, 초속도 측정법, 효소법

■ 학습목표

효소의 정의와 분류 이해하기

K_m 구하기

효소법 이해하기

종말점 측정법과 초속도 측정법의 특징 알아두기

1. 효소 반응과 활성 측정법

효소(enzyme)는 화학 반응을 촉진시키는 단백질 촉매제(catalyst)이다. 즉, 효소의 성분은 단백질이고 기능은 촉매 작용이다. 1926년 Sumner가 유리에이스(urease)를 분리·정제함으로써 효소의 성분이 단백질인 것으로 밝혀졌다. 1986년에는 Cech가 어떤 종류의 RNA는 자기 스스로 절단하고 결합한다는 것을 밝혀 RNA도 효소와 같은 기능을 발휘한다고 볼 수 있지만, 통상적으로 효소는 단백질로 설명되고 있다.

효소는 질환을 진단하고 치료하기 위해 측정된다. 이러한 응용효소학을 임상효소학(clinical enzymology)이라고 한다. 아울러 효소는 다른 물질을 측정하기 위한 시약으로도 사용되고 있는데 이러한 측정법을 효소법(enzymatic method)이라고 한다.

1) 효소의 작용

효소와 반응하는 물질인 기질(substrate)이 효소의 활성 부위(active site)라고 하는 특정한 부위에 결합하면 효소의 종류에 따라 다양한 화학 반응이 일어난다. 만일 효소가 촉매하지 않으면 화학 반응이 느리게 일어나며 생성물(product)을 형성하기까지 많은 에너지가 소모된다. 이러한 에너지를 활성화 에너지(activation energy)라고 한다. 만일 효소가 작용하면 생성물을 만드는 데 적은 양의 활성화 에너지가 사용된다(그림 11-1).

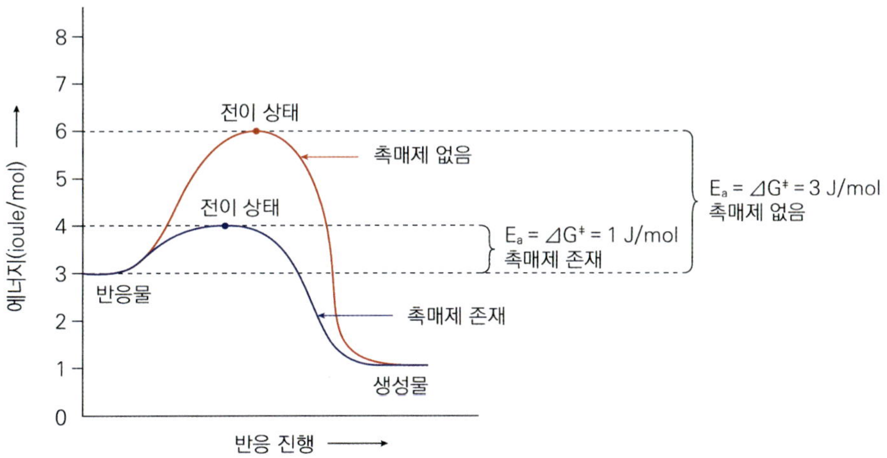

그림 11-1 효소 반응의 진행

촉매제(효소)가 관여하는 반응은 촉매제가 없을 때에 비해 생성물을 형성하기까지 필요로 하는 활성화 에너지의 양이 작다. 다시 말하면 촉매제는 활성화 에너지를 낮춤으로써 반응 속도를 증가시킨다.

2) 효소의 명명법

국제생화학회(International Union of Biochemistry, IUB)의 효소위원회(Enzyme Commission, EC)의 기준을 보면, 효소 이름은 기질의 이름에 접미어는 "-ase"를 붙이거나 반응 형태에 따라 "-ase"를 붙여 부른다. 예를 들어, 요소(urea)를 가수분해하는 효소의 이름은 urease라고 부른다.

3) 효소의 분류

효소위원회는 효소의 화학 반응 종류에 따라 표 11-1과 같이 체계적으로 분류하여 효소마다 번호를 부여하였다.

예를 들어, 크레아틴 카이네이스(creatine kinase, CK)는 다음과 같이 인산기를 전이하는 반응을 촉매한다.

크레아틴 + ATP ⇄ 크레아틴 인산 + ADP

CK의 효소 번호는 EC 2. 7. 3. 2로 표시한다. 여기서 EC는 효소위원회를, 첫 번째 숫자 2는 Class로 전이 효소(transferase)를 가리키고, 두 번째 숫자 7은 subclass로 인산 전이 효소(phosphotransferase)를 가리키고, 세 번째 숫자 3은 sub-subclass로 질소성 작용기나 수용체를 가리키고, 마지막 숫자 2는 sub-subclass 내에서의 효소 번호를 가리킨다.

EC는 표에서 보는 것처럼 화학 반응의 종류에 따라 Class를 크게 6개로 분류하였다. 이러한 분류 기준에 의거하여 임상에서 중요한 임상 효소를 표 11-1에 나타냈다.

1. 산화 환원 효소(oxidoreductase) : 산화-환원 반응 촉매

1.1 - CH - OH에 작용하는 것

1.2 - C = O에 작용하는 것

1.3 - HC = CH - 에 작용하는 것

2. 전이 효소(transferase) : 작용기 전달 촉매

2.1 탄소기에 작용하는 것

2.2 알데히드기(aldehydic group), 케톤기(ketonic group)에 작용하는 것

2.3 아실기(acyl group)에 작용하는 것

2.4 글리코실기(glycosyl group)에 작용하는 것

2.6 아미노기(amino group)에 작용하는 것

2.7 인산기(phosphate group)에 작용하는 것

3. 가수 분해 효소(hydrolase) : 가수 분해 작용 촉매

3.1 에스테르(ester)에 작용하는 것

3.2 글리코시드 결합(glycosidic bond)에 작용하는 것

3.4 펩티드 결합(peptide bond)에 작용하는 것

4. 분해 부가 효소(lyase) : 이중 결합 형성과 함께 작용기 제거

4.1 CO_2 제거(decarboxylase)

4.2 NH_3 제거(deaminase)

5. 이성질화 효소(isomerase) : 이성화 반응을 촉매

5.1 라세미에이스(racemease) : D형과 L형의 상호 전환을 촉매함

6. 연결 효소(ligase) : ATP 분해와 함께 결합 형성 촉매

6.1 C - O 결합

6.2 C - S 결합

6.3 C - N 결합

6.4 C - C 결합

표 11-1 주요 임상 효소

일반 효소명	EC 코드	임상적 의의
산성 포스파테이스 Acid phosphatase(ACP)	3.1.3.2	전립선 암
알라닌 아미노기 전이 효소 Alanine aminotransferase(ALT)	2.6.1.2	간 질환
알돌레이스 Aldolase(ALD)	4.1.2.13	근육 질환
알칼리성 포스파테이스 Alkaline phosphatase(ALP)	3.1.3.1	뼈 질환, 간 질환
아밀레이스 Amylase(AMY)	3.2.1.1	급성 췌장염
아스파르트산 아미노기 전이 효소 Aspartate aminotransferase(AST)	2.6.1.1	심근경색, 간 질환, 근육 질환
크레아틴 카이네이스 Creatine kinase(CK)	2.7.3.2	심근경색, 근육 질환
감마-글루타밀기 전이 효소 γ-Glutamyltransferase(GGT)	2.3.2.2	간 질환
젖산 탈수소 효소 Lactate dehydrogenase(LD)	1.1.1.27	심근경색, 간 질환, 악성 종양, 용혈
라이페이스 Lipase(LPS)	3.1.1.3	급성 췌장염
가성 콜린 가수 분해 효소 Pseudocholinesterase(PChE)	3.1.1.8	유기인 중독, 간 질환, 유전적 변종

4) 효소 반응 속도론

(1) 효소 반응의 양식

효소(enzyme, E)와 기질(substrate)이 결합하여 효소·기질 복합체를 형성하고 기질은 효소의 작용에 의해 변형되어 생성물(product, P)로 된다. 이 과정에서 효소는 소실되거나 변형되지 않는다.

$$E + S \underset{k-1}{\overset{k1}{\rightleftarrows}} ES \underset{k-2}{\overset{k2}{\rightleftarrows}} E + P$$

(2) 반응 속도(Velocity, υ)

반응 속도(υ)는 일정한 시간(dt)당 기질(S)의 감소나 생성물(P)의 형성 정도를 가리킨다.

$$\upsilon = -\frac{dS}{dt} = \frac{dP}{dt}$$

(3) 반응 속도(υ)와 기질 농도(S)의 관계(그림 11-2)

효소 농도가 일정할 때 생성물의 형성 속도는 기질의 증가에 비례하여 높아지지만 일정한 시점에 이르러서는 기질이 증가하더라도 더 이상 생성물의 형성 속도가 증가하지 않는다. 이러한 상태를 최대 반응 속도(maximum velocity, V_{max})라고 하며, 이 시점에서의 기질과 반응 속도의 관계를 0차 반응(zero order reaction)이라고 한다.

최대 반응 속도의 1/2에 해당하는 속도로 생성물을 형성할 때의 기질 농도를 K_m(미카엘리스-멘텐 정수, Michaelis-Menten constant)이라고 한다. K_m은 기질에 대한 효소의 친화성을 나타내며 K_m값이 작을수록 친화성은 높다.

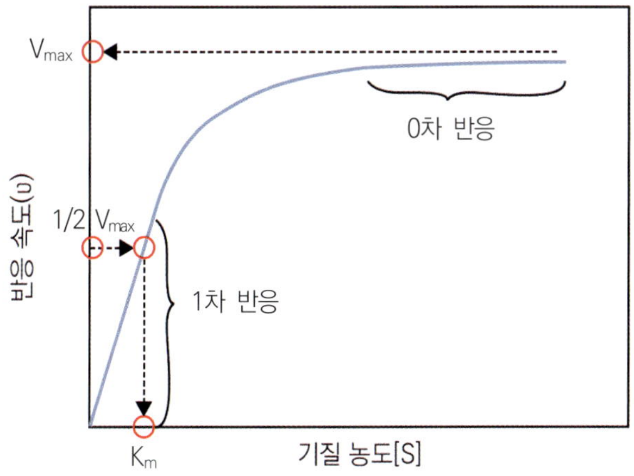

그림 11-2 미카엘리스-멘텐 곡선

(4) 미카엘리스-멘텐 식

효소의 반응 속도 v는 다음의 미카엘리스-멘텐 공식으로 구한다.

$$v = \frac{V_{max}[S]}{[S]+K_m}$$

V_{max} : 최대 반응 속도, [S] : 기질 농도, : K_m : 미카엘리스 정수

(5) 미카엘리스 정수(K_m)의 정의

① K_m은 효소의 기질과의 친화성을 나타내는 파라미터로, K_m이 작을수록 기질과의 친화성이 높다.

② K_m의 단위는 농도로서 1/2 V_{max}일 때의 기질 농도이다.

$$v = \frac{V_{max} K_m}{K_m + K_m} = \frac{1}{2} V_{max}$$ ([S]에 K_m을 대입)

(6) 라인위버-버크(Lineweaver-Burk) 식

마카에리스-멘텐 식의 양변에 역수를 취하면 다음과 같은 직선의 1차방정식을 얻을 수 있다. 이 식을 라인위버-버크 식이라고 한다.

$$v = \frac{V_{max}[S]}{K_m + [S]}$$

$$\frac{1}{v} = \frac{K_m}{V_{max}[S]} + \frac{[S]}{V_{max}[S]}$$

$$\frac{1}{v} = \frac{K_m}{V_{max}} \times \frac{1}{[S]} + \frac{1}{V_{max}}$$

$$y = ax + b$$

이 식을 이용하여 실험적으로 K_m을 구할 수 있다(그림 11-3).

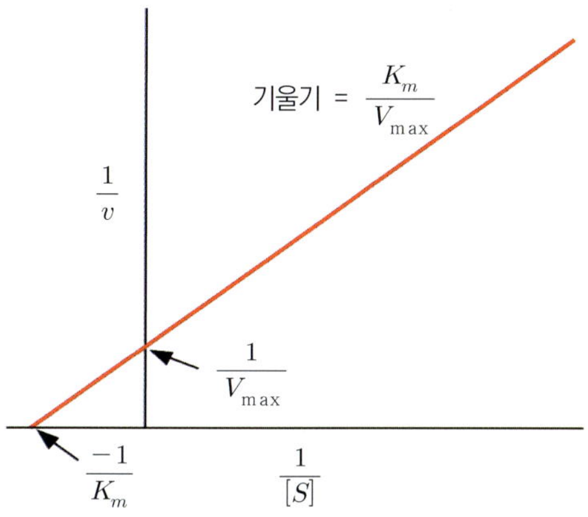

그림 11-3 라인위버-버크 도표

(7) K_m을 구하는 방법

효소의 기질에 대한 K_m값을 실험적으로 구할 수 있다. 측정에 소요되는 기질의 농도는 $V_{max}/2$부근(K_m부근)을 선택하여 전후에 적어도 2점씩(4점)을 취한다.

기질 농도(S)	실측 속도(v)
S_1	v_1
S_2	v_2
S_3	v_3
S_4	v_4

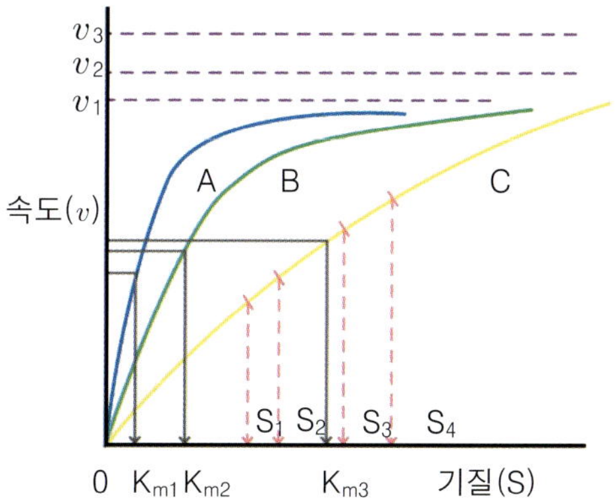

그림 11-4 K_m의 대소 관계

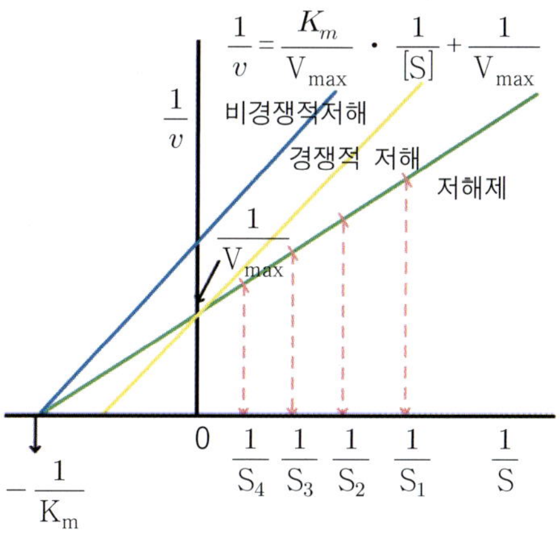

그림 11-5 라인위버-버크 도표 플롯

그림 11-4의 C에 표시한 포인트 수 이상의 기질 농도에 효소량을 일정하게 하여 속도 v를 측정한다. 이와 같이 하여 구한 속도 v를 미카엘리스-멘텐 식으로부터 유도된 라인위버-버크 식을 도표화함으로써 K_m을 구할 수 있다.

$v = V_{max}[S]/([S]+K_m)$의 양변에 역수를 취한다.

$$\frac{1}{v} = \frac{[S]+K_m}{V_{max}[S]} = \frac{K_m}{V_{max}} \cdot \frac{1}{S} + \frac{1}{V_{max}}$$

$y=1/v$, $x=1/S$, $a=K_m/V_{max}$, $b=1/v$로 하면 $y=ax+b$로 되는 1차식으로 나타낼 수 있다. $1/v$에 대하여 $1/[S]$을 플롯하면 그림 11-5와 같은 직선이 되고 x축과의 교차점이 $-1/K_m$이 된다.

(8) 0차 반응과 1차 반응

① 0차 반응은 기질 농도와 관계없이 반응 속도가 일정할 때를 0차 반응이라고 한다.

$[S] > K_m$일 때이다. 일반적으로 농도는 K_m의 10배 이상이 바람직하다.

② 1차 반응은 반응 속도가 기질에 비례하는 경우이며 $[S] < K_m$일 때 미카엘리스-멘텐식으로부터

$$v \fallingdotseq \frac{K_m}{V_{max}} \times [S]$$ 로 된다.

(9) 초속도

효소 반응 시작 직후의 반응 속도로, 기질 농도가 충분하고 생성물이 적으며 반응조건이 변하지 않은 시기의 반응 속도이다. 지연 시간(lag time)이 있을 때는 이것이 끝난 후 직선 부분의 초기에 측정한다.

(10) 지연 시간

반응 초기에 여러 가지 이유로 0차 반응으로 되지 못하고 약간의 시간이 흘러야 0차 반응에 도달하는 일이 있다. 이것을 지연 시간이라고 한다. 공역 반응이 있을 때 문제가 된다.

(11) 기질 저해(억제)

일반적으로 기질 농도가 높아질수록 반응 속도는 증가하지만 경우에 따라서는 기질 농도가 높아지면 반대로 반응 속도가 저하되는 일이 있다. 이것을 기질 저해(substrate inhibition) 또는 기질 억제라고 한다.

(12) 공역 반응

효소(E_1) 활성을 측정에서 생성물(P_1)을 측정하기 어려울 때는 이것에 다른 효소(E_2)를 작용시켜 P_2를 생성한 후 이것을 측정하는 경우가 있다. 이러한 것을 공역 반응(coupling reaction)이라고 한다. 경우에 따라서는 여러 단계의 공역 반응을 이용한다.

$$S \xleftrightarrow{E_1} P_1 \xleftrightarrow{E_2} P_2$$

5) 효소 단위

(1) 국제 단위(International Unit; IU)

1964년 국제생화학연합의 효소위원회에서는, 효소 1 IU(U/L)는 초속도로 측정하고, 기질 농도, pH, 조효소의 농도, 온도(30℃) 등을 최적 조건으로 했을 때, 1분 동안 기질 1 μmol을 생성물로 전환시킬 수 있는 효소량으로 정의하고 있다. 그렇지만 현재 임상화학 검사에서는 37℃에서 반응시키는 경우가 많다. 1 국제 단위의 1/1,000(mIU)인 mU/mL(U/L)로 표현되는 경우가 많다.

(2) 카탈(Katal, Kat)

매초 변화하는 기질의 몰수이다.

$$1\ \text{IU(U/L)} = 10^{-6}\ \text{mol/60s} = 16.7 \times 10^{-9}\ \text{mol/s}$$

(3) 관용 단위

각종 측정법에서 독자적인 관용 단위가 이용되고 있다. 이러한 경우에는 관용 단위를 국제 단위로 전환시키는 계수를 알아두어야 한다. 예를 들어, AST, ALT의 단위인 카르멘(Karmen) 단위는 키트를 이용하는 Reitman-Frankel 방법에서 사용했었다.

U/L = 카르멘 단위 × 0.476

6) 효소 활성(mU/mL, U/L)을 구하는 방법

시료 v mL, 최종 반응액량 V mL, 반응시간 t, 그 사이의 기질 변화에 상당하는 흡광도의 변화 $\triangle$E, 몰흡광 계수 ε로 하면 효소 활성은 다음 식으로 구한다.

$$\frac{\Delta E}{t} \times \frac{1}{\epsilon} \times \frac{V}{v} \times 10^{-6} mU/mL(U/L)$$

7) 효소 활성과 온도

① 일반적으로 어느 정도까지는 온도가 상승할수록 활성이 증가한다. 그러나 일정한 온도를 넘으면 효소는 변성되어 활성을 잃는다. 통상 10℃ 이상에서 최적온도까지는 10℃ 증가마다 효소 활성이 두 배로 증가한다.

② 온도 환산 계수 : 측정 온도가 다른 활성을 비교할 경우에는 특정 온도로의 환산 계수를 곱한다.

8) 효소 저해(억제)

(1) 경쟁적 저해

기질 분자와 유사한 구조를 지닌 어떤 물질들은 경쟁적으로 효소 활성을 억제한다. 이러한 저해제(억제제)를 경쟁적 저해제(competitive inhibitor)라고 한다. 말론산(malonic acid)은 석신산 탈수소 효소(succinate dehydrogenase)의 경쟁적 저해제이다. 경쟁적 저해에서는 그림 11-6에서 보는 바와 같이 K_m이 커지고 V_{max}는 변하지 않는다. 경쟁적 저해는 가역성 저해(reversible inhibition)이다.

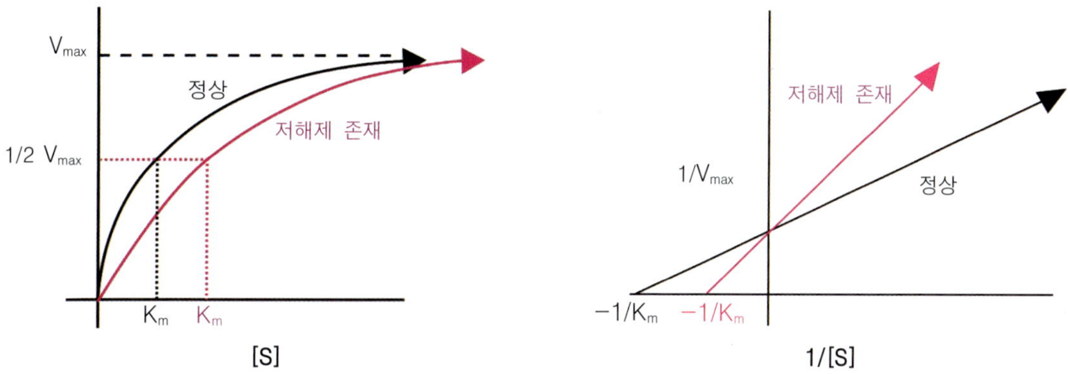

경쟁적 저해 시 V_{max}는 변하지 않지만 K_m은 증가한다.

그림 11-6 경쟁적 저해

① K_m은 커진다. ② V_{max}는 변하지 않는다.

(2) 비경쟁적 저해

비경쟁적 저해(noncompetitive inhibition)에서는 저해제가 효소의 2차 결합부위(second binding site)에 결합한다. 이렇게 되면 활성부위에 기질의 결합이 방해되든가 아니면 효소/기질 복합체가 생성물을 형성할 수 없게 된다. 비경쟁적 저해도 가역성 저해이다. 그림 11-7에 나타낸 바와 같이 **비경쟁적 저해에서 K_m은 변화하지 않지만 V_{max}는 작아진다.**

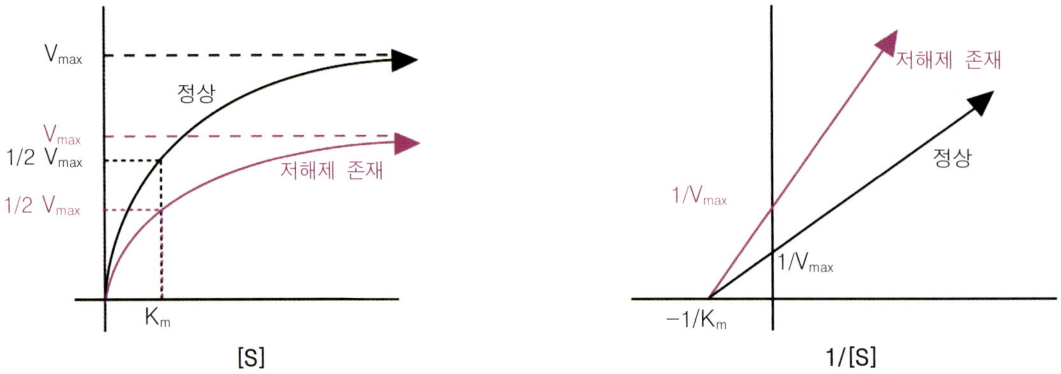

비경쟁적 저해 시 V_{max}는 작아지지만 K_m은 변하지 않는다.

그림 11-7 비경쟁적 저해
① K_m은 변하지 않는다. ② V_{max}는 작아진다.

(3) 무경쟁적 저해

비가역적 저해 또는 무경쟁적 억제(uncompetitive inhibition)에서는 저해제가 기질·효소 복합체에만 가역적으로 결합하여 기질·효소·저해제(E·S·I)를 형성하면서 생성물을 만들지 못하기 때문에 K_m과 V_{max}가 둘 다 작아진다(그림 11-8).

K_m과 V_{max}가 같은 정도로 변화하여 라인위버-버크 그래프는 저해제가 존재하지 않을 때의 직선과 평행하게 된다. 저해제가 ES에 의해 제거되므로 E와 S가 잘 결합한다.

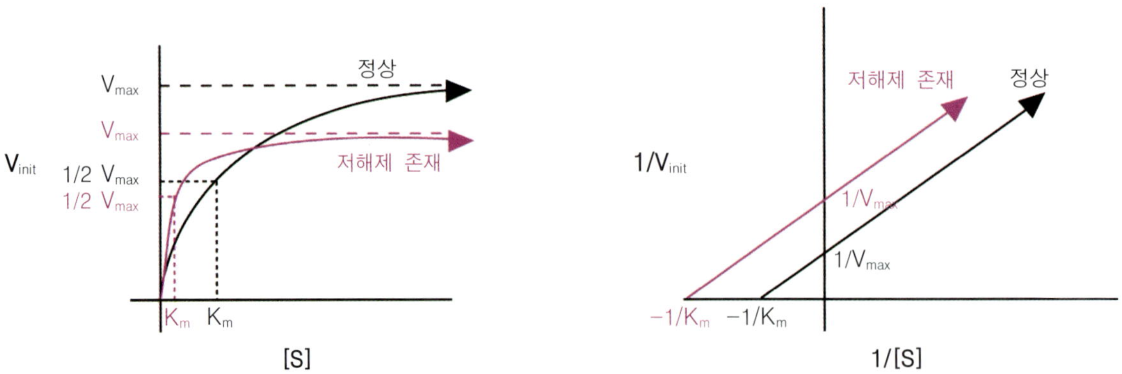

반경쟁적 저해 시 V_{max}와 K_m이 둘 다 작아진다.

그림 11-8 무경쟁적 저해
① K_m은 작아진다. ② V_{max}는 작아진다.

9) 조효소

(1) 정의

효소 중에는 효소 단백질인 아포 효소(apoenzyme) 외에 보조물질이 존재해야 활성형 효소인 전효소(holoenzyme)로 되는 것이 있다. 이러한 보조물질들이 저분자 유기화합물일 때 이것을 조효소 또는 보조 효소(coenzyme)라고 한다. 효소 단백질과 보조물질의 결합은 비공유적 결합이다.

(2) 주요 조효소

① 산화환원 반응에 관여하는 것 : NAD, NADP, FMN, FAD, FADP 등
② 아미노기 전이에 관여하는 것 : 피리독살 인산(pyridoxal phosphate)
③ 아실기 전이에 관여하는 것 : CoA

(3) NAD(nicotinamide adenine dinucleotide, 그림 11-9)

① 산화형(NAD)과 환원형(NADH)의 흡수 곡선(그림 11-10)
② 340 nm법 : 340 nm에서 NAD^+, $NADH \cdot H^+$의 변화를 측정하는 방법으로 소위 UV법의 주류를 이루고 있다. 그림에서 보는 것처럼, 환원형 NADH는 340 nm의 빛을 흡수하지만 산화형 NAD는 흡수하지 않는다.

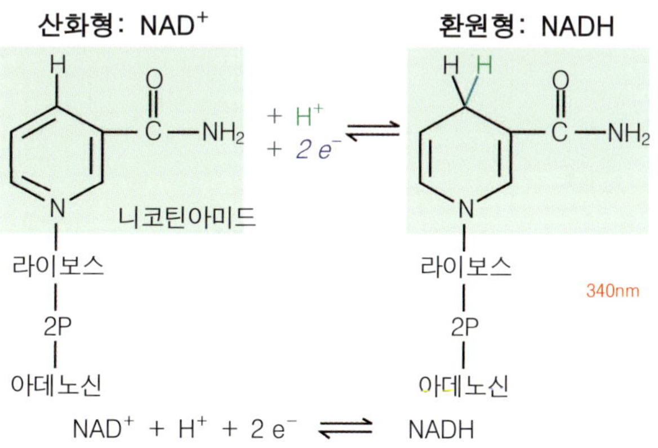

그림 11-9 산화형 NAD^+와 환원형 NADH

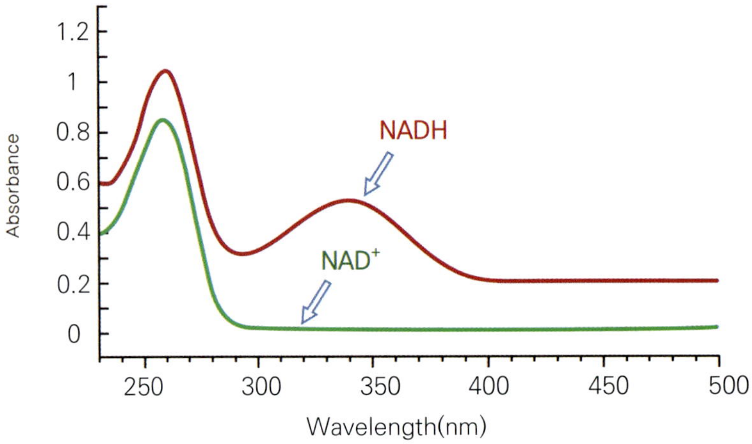

그림 11-10 산화형(NAD^+)과 환원형(NADH)의 흡수 곡선

2. 효소법과 효소 활성 측정

1) 원리

측정 대상이 되는 물질을 기질로 생각하여 이것에 특이적으로 작용하는 효소를 작용시켜서 그 생성물을 측정함으로써 기질을 정량하는 방법을 효소법(enzymatic method)이라고 하며 필요에 따라서는 공역 반응을 이용한다. 종말점 측정법(end-point assay)과 초속도 측정법(kinetic assay)이 있다.

2) 특징

① 특이성이 높고 추출, 제단백 등의 처리를 필요로 하지 않아 조작이 용이하며 시약도 사용하기 간편하다.

② 효소에 대한 간섭을 유의하지 않으면 안 된다. 특히 산화·환원 효소를 이용하는 경우에 수소 공여체의 영향이 문제가 된다.

3) 종말점 측정법과 초속도 측정법

(1) 종말점 측정법

목적 물질 S에 효소 E를 작용시켜 S를 생성물 P로 변환한다. 모든 S를 P로 변환시킨 후 그 변화량(S의 감소량이나 P의 생성량)을 측정한다. 반응이 평형 상태에 도달한 후 측정한다는 의미로 평형 분석(equilibrium analysis)이라고 하지만, 반응이 끝난 상태에서 측정한다는 의미로 종말점 분석(end point analysis)이라고 한다. 반응 개시 후 일정한 시간 후 0차 반응에서 기질의 감소나 생성물의 증가를 측정한다. 충분한 시간을 두고 효소를 작용시켜 완전히 평형에 도달한 상태에서 생성물을 측정하면 그 양은 본래의 기질 농도와 비례한다(그림 11-11). 효소법은 표준 방법으로 정밀도가 좋지만 맹검을 취할 필요가 있다.

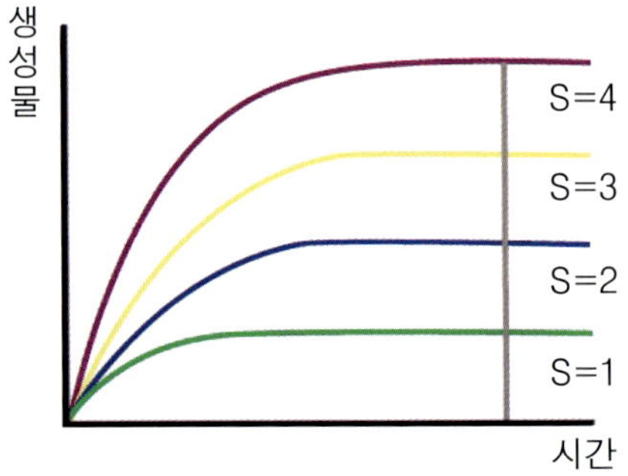

그림 11-11 기질 농도를 변화시켰을 때의 생성물의 시간적 변화
S: 기질 농도

(2) 초속도 측정법

초속도 측정법(kinetic assay)은 반응률 측정법(rate assay) 또는 다점 연속측정법(multipoint continuous assay)이라고도 한다. 초속도 분석은 반응 시간 0에서의 효소 반응 속도를 측정하는 방법이며, 실제로는 단위시간 당 효소 반응 속도가 직선인 부분을 측정한다. 초속도 분석이 효소 활성을 측정하는 일반적인 분석기법이다.

기질 농도가 낮을 때 ($S < K_m$), 미카엘리스-멘텐 공식으로부터

$$v \fallingdotseq \frac{K_m}{V_{max}} \times [S]$$ 로 된다.

반응 속도는 기질 농도와 비례하기 때문에 그림과 같은 1차 반응 영역에서 반응 속도를 초속도 측정법으로 구하여 기질 농도를 구한다. 통상 이 방법을 이용할 수 있는 것은 기질 농도가 K_m의 1/4 이하일 때이다. 초속도법은 이론적으로 시약 맹검이 필요 없지만, 반응 온도, 반응 시간, 검출기기의 조정 등에 주의를 기울여야 한다. 정밀도는 종말점법에 비해 낮다.

[초속도법에 의한 효소 활성 측정]

초속도법에 의한 효소 활성 측정을 그림 11-12에 나타냈다. 효소 반응의 시작은 기질을 첨가하는 방법과 효소를 첨가하는 방법이 있는데, 다음과 같은 이유로 인하여 기질 첨가 방법이 좋다. 그림 11-12a는 반응 용액과 효소 시료가 둘 다 전혀 문제가 없는 이상적인 상태에서 측정한 것으로 시간-변화량의 관계가 직선을 나타낸다. 이 경우는 기질 농도가 충분하게 높은 것으로 생각된다. 단위 시간당 변화량을 측정하여 변화율 $\Delta E/\Delta t$를 구하고, 이를 효소 활성치로 환산한다.

그림 11-12b는 기질 농도가 충분하지 않은 상태로서 반응의 진행과 함께 반응 속도가 저하하기 때문에 될 수 있는 한 반응 시간이 0에 가까운 상태에서 측정해야 한다.

그림 11-12c는 유도기를 나타내는 예이다. 유도기란 일종의 잠복기와 같은 것으로 반응 시작 후 잠시 완만한 반응 속도로 진행한 후 직선기로 들어간다. 이것은 공역 반응에서 최후의 검출 반응 효소(부속 효소)·기질 복합체의 형성이 늦어지기 때문에 일어나는 경우가 대부분이지만(아미노기 전이 효소, 크레아틴 카이네이스), 저해제의 혼입이나 비활성형 효소가 활성화되기까지의 시간 경과 등에 의한 것도 있다. 효소를 첨가하고 미리 가온을 한 후 기질을 첨가하면 유도시간이 단축된다. 아무튼 활성 측정은 유도기를 지난 후에 해야 한다. 크레아틴 카이네이스(creatine kinase)는 반드시 유도기가 존재한다.

그림 11-12d는 폭발 반응(burst reaction)이라 한다. 시료 첨가 직후에 급격한 변화가 일어난 다음 직선기로 들어간다. 이는 시료 중에 공존하는 성분에 의해 일어나는 일시적인 기질 소비 반응이며, 반응 용액 중의 공존 효소가 시료 중의 공존 물질에 작용하여 부반응을 일으켜 발생하는 경우도 있다. 이 경우에도 효소(혈청)를 미리 항온한 다음 기질을 첨가하여 방해 성분을 제거하면 효과가 있기도 하다. 초속도 측정은 당연히 폭발 부분을 피하여 한다. 폭발 반응은 혈액 응고 인자의 측정계나 NADH-탈수소 효소 공역 반응계에서 볼 수 있다. 이상으로 효소 활성을 측정하는 방법에는 1점 측정, 2점 측정, 다점 측정, 기록지 상에서 균배를 작성하는 방법 등이 있다.

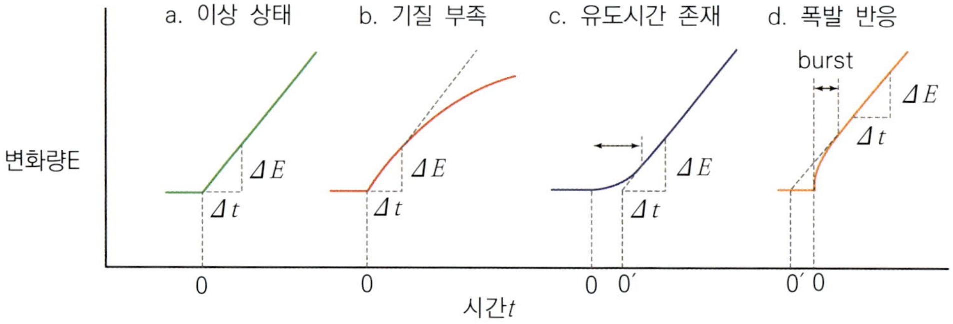

그림 11-12 초속도 측정

(3) 고정 시간 분석

고정 시간 분석(fixed-time assay 또는 two-point assay)은 평형 분석에서 K_m 값이 크든가 효소량이 충분하지 않을 경우에 이용되는 방법이다. 즉 반응 시간이 너무 길 경우에는 일정한 시간에 반응을 정지시켜 생성물이나 감소된 기질 양을 측정하는 방법이다. 이것을 고정 시간 분석이라고 한다. 이 방법은 1차 반응과 0차 반응을 혼합한 형태이며 자유롭게 측정 시간을 설정할 수 있는 자동분석 장치에만 응용이 가능하다.

검사실에서 처음 사용했던 효소 측정(아밀레이스, 라이페이스, 알칼리성 및 산성 포스파테이스)은 일정한 시간 동안 반응시키는 고정 시간 측정법이었으며, 효소 활성은 특정 조건 하에서 일정량의 혈청에 의해 변형된 기질의 양으로 나타냈다. 그러나 대부분의 경우에 고정 시간 측정법은 항온 시간(incubation time)이 너무 길어 약 30~60분을 필요로 한다.

따라서 일정 시간 후에는 효소의 불활성화(부분적인 변성), 생성물에 의한 저해작용 그리고 기질 농도의 부적합 등이 나타난다. 최근에는 분광광도계의 안정성이나 감도가 많이 향상되어 항온 시간의 단축이 가능해졌으며 이에 따라 이 측정법도 많이 개선되었다.

효소 활성을 정확히 측정하려면 항온 시간을 짧게 하고 반응 속도가 효소의 농도와 시간에 비례하도록 하는 것이 필수적이다. 이때 시간 변화에 따른 반응 속도는 직선의 비례식을 나타낸다. 첨가된 기질 속에 불순물이 포함되어 있거나 효소가 혈청 속의 어떤 대사물질과 결합하여 반응이 지연되는 경우가 있는데 이를 **유도기(lag phase)**라고 한다.

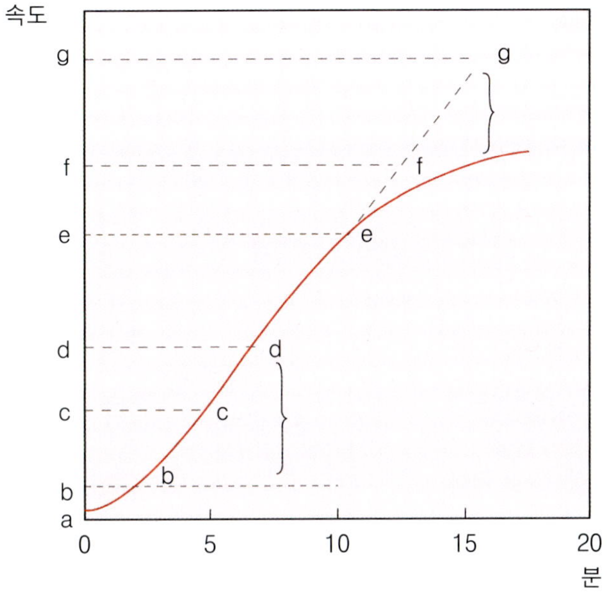

그림 11-13 고정시간 측정

유도기(그림 11-13의 분절 a-b)는 일시적인 경쟁적 억제에 의해 일어나는 것으로 기질을 첨가하기 전에 잠깐 예비가온을 하면 없어진다. 실제로 정확한 효소 활성도는 그림 11-13에서 보듯이 2~7분 사이(그림 11-13의 분절 b-d), 즉 5분간의 효소 활성도를 측정한다. 0~5분 사이(그림 11-13의 분절 a-c)에 측정한 효소 활성도는 유도기로 인하여 실제보다 낮게 나타난다. 또한 11분 후에는 기질이 더 이상 효소를 포화하지 못하기 때문에 분절 b-e 다음에는 0차 반응이 일어난다. 유도기 이후 15분에 효소 활성을 측정하면 분절 f-g가 가리키는 것처럼 실제보다 낮게 나타난다.

참 고

표 11-2 종말점 측정법(end point assay)과 초속도 측정법(reaction rate assay)의 비교

	종말점 측정법	초속도 측정법
조작	반응 시작 후 일정한 시간이 경과한 다음 반응을 정지시키고 생성물이나 기질을 측정한다.	반응 시작 후 반응 속도가 일정하게 되었을 때 흡광도의 변화로부터 생성물의 양을 구한다.
분석법	표준물질을 이용한 상대적 분석	표준물질이 불필요한 절대적 분석
측정기기	일반 분광광도계	온도 제어장치가 있는 자동 분광광도계. 정밀도가 높아야 한다.
활성치 계산	검량선으로 구함	몰흡광 계수로 구함
장점	다량의 검체를 한 번에 측정함	짧은 시간에 측정함
측정의 예	AST의 Reitman-Frankel법	AST의 Karmen(UV)법

4) 검출 반응에 이용되는 효소계

대부분의 효소법은 2종류 이상의 효소를 사용하는 공역 반응(coupled reaction)이다. 최초로 목적 물질에 작용하는 효소를 시발 효소라 하며, 최후의 검출 반응에 사용된 효소를 검출 효소 또는 지시 효소라고 한다. 검출 효소는 시발 효소에 대한 공역 효소이며, 시발 효소가 검출 효소와 직접 공역할 수 없을 때는 별도의 공역 효소를 개입시키는 일도 있다.

일반적으로 1단계의 주반응은 측정 대상 물질을 매우 빠르고 완전하게 전환시킨다. 여기서 생성된 생성물은 2단계의 부반응으로 측정하고 있다. 현재 임상 검사에서 이용되고 있는 검출 반응계는 탈수소 효소(dehydrogenase)를 공역시켜 조효소 NAD(P)H를 측정하는 방법과 산화 효소에 의해 생성된 H_2O_2를 과산화 효소(peroxidase)로 공역시켜 측정하는 방법이 대부분을 차지하고 있다.

(1) 탈수소 효소계

탈수소 효소는 조효소로 NAD(nicotinamide adenine dinucleotide)를 필요로 하는 경우가 많다. NAD는 기질로부터 수소를 얻어 환원되어 NADH로 되는데, 이 반응은 가역적으로 일어난다. NADP는 글루코스-6-인산 등으로부터 수소를 얻어

환원되어 NADPH로 된다.

NAD 및 NADP는 260 nm의 빛을 최대로 흡수하지만 340 nm의 빛은 흡수하지 않는다. 반면, NADH 및 NADPH는 260 nm뿐만 아니라 340 nm의 빛을 흡수한다. NAD(P)H의 분자흡광 계수 $\varepsilon_{340\ nm} = 6.3 \times 10^3\ mol^{-1} \cdot cm^{-1}$이다. 이것은 0.1 mmol/L의 NAD(P)H를 1 cm의 큐벳으로 측정했을 때, 흡광도 0.63을 나타낸다. 흡광도의 변화를 측정하여 정량 반응에 응용한다.

$$NAD(P)^+ + AH_2 \underset{340nm}{\overset{탈수소효소}{\rightleftharpoons}} NAD(P)H + H^+ + A$$

일반적으로 산화형은 알칼리 용액에서 불안정하며 환원형은 반대로 산성 용액에서 불안정하다. NAD(P)H의 증가반응에서는 자주 생성물에 의한 저해가 일어나기 쉬워 종말점 분석에서는 낮게 나오는 경향이 있다. 또한 현재는 거의 사용되지 않지만 NAD(P)H를 자외부로 측정하는 대신, 다이아포레이스(diaphorase) 및 테트라졸륨 색소(nitro blue tetrazolium, NBT)와 반응시켜 생성된 자색의 포마잔(for- mazan)을 측정하는 방법도 있다.

$$NAD(P)H + NBT + H^+ \xrightarrow{diaphorase} NAD(P)^+ + Formazan$$

(2) 산화 효소계

H_2O_2는 다음과 같은 3가지 방법으로 측정할 수 있다. ① 카탈레이스(catalase)로 알데히드를 생성시켜 발색 반응으로 유도하는 방법, ② 과산화 효소(peroxidase)로 색원체를 공역시켜 퀴논(quinone) 색소를 생성시키는 방법, ③ 과산화수소 전극으로 직접 측정하는 방법이 있다. 이중 ②가 가장 많이 이용되고 있다.

색원체는 수소 공여체(환원물질)인데, 4-아미노안티피린(4-aminoantipyrine, 4-AA)이 가장 많이 알려져 있다. 이것은 페놀의 존재 하에 과산화 효소의 작용에 의해 적색 퀴논 색소(500 nm)를 형성한다(그림 11-14).

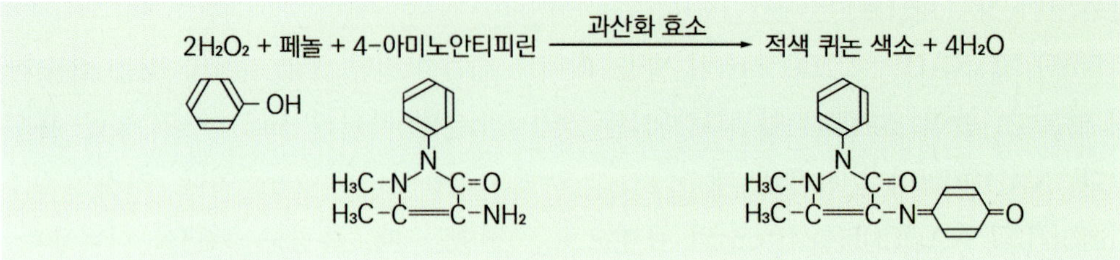

그림 11-14 과산화 수소·과산화 효소(POD)계의 정색 반응 원리

[혈청 글루코스 측정의 예]

1차 반응: 글루코스 + O_2 + H_2O $\xrightarrow{GOD}$ 글루콘산 + H_2O_2

2차 반응: H_2O_2 + 4-아미노안티피린 + 페놀 $\xrightarrow{POD}$ 적색 퀴논

GOD: glucose oxidase, POD: peroxidase

최근에는 페놀 대신 발색 감도가 높은 아닐린계·톨루이딘계의 DEA(diethylaniline), EMAE(*N*-ethyl-*N*-(3-methylphenyl)-*N*-acetylethylenediamine), ESPT(*N*-ethyl-*N*-sulfo-propyl-*m*-toluidine) 등을 사용하여, 자색 퀴논 색소(550 nm)를 생성시키는 정색법이 이용되고 있다. 시료 중의 아스코르브산, 요산, 빌리루빈 등과 같은 환원성 물질은 이 반응에서 수소 공여체로 되어 색원체와 경쟁적으로 반응하여 정색을 간섭한다.

5) 고정화 효소의 응용

효소는 단백질 촉매제로서 반응을 전후하여 변하지 않는다. 따라서 몇 번이라도 이용할 수 있지만 통상 효소법에서는 한 번만 사용하고 폐기한다. 고상에 고정한 효소가 활성을 잃지 않고 반복적으로 이용할 수 있는 효소가 개발되었다.

(1) 지지체

칼럼, 시험관 등이 이용되며 재질은 유리, 실리카, 다당류(녹말, 덱스트린), 단백질(콜라겐), 합성수지가 이용되고 있다.

(2) 응용

전극법과 조합시켜 효소 전극(예: GOD 전극)을 만들 수 있다.

Chapter 12

면역화학

■ 핵심용어

항원, 항체, 면역글로불린(Ig), 방사 면역 측정법,
효소 면역 측정법, 면역 계측법

■ 학습목표

항원-항체 반응을 이용한 물질 측정의 원리를 설명하기
RIA의 원리 알아두기
EIA의 종류, 특성, 임상적 응용에 대해 알아두기

면역화학적 정량 분석법(면역 측정법)은 항원항체 반응으로 항원 혹은 항체를 측정하는 방법의 총칭이다. 임상화학검사에서는 특이 항체를 시약으로 사용하여 목적 항원을 정량하고 있다. 본 법의 등장으로 인해 분광 분석법으로는 정량할 수 없었던 미량 성분을 고감도와 동시에 특이적으로 측정하는 것이 가능해졌다. 더욱이 단클론성 항체의 개발에 의해 면역 측정법의 특이성이 비약적으로 향상되었다.

면역 측정법의 원리는 ① 용액 내 침강 반응법, ② 담체 응집 반응법, ③ 표지 항원항체 반응법 등 크게 3가지로 나뉜다. 이들 중 여기서는 표지 항원항체 반응법을 이용한 방법에 대해 개략적으로 설명할 것이다.

특이성과 감도

특이성은 항원 항체에 의존한 반응을 가리키며, 감도는 가장 작은 양을 검출할 수 있는 능력을 말한다.

1. 항체 생산

항원(antigen)이 생체에 반복 주입되면 생체의 면역계(immune system)가 활성화된다. 이러한 항원에는 화학적 특성에 따라 단백질 항원, 다당류 항원, 지질 항원 및 핵산 항원으로 구분된다. 항원의 자극에 의해 B-림프구로부터 분화된 형질 세포(plasma cell)는 항원의 표면에 있는 몇 가지 반응군(reactant group)과 상보적으로 결합하는 항체(antibody)를 합성하기 시작한다. 항원의 반응군과 항체 사이의 결합은 만일 항원의 구조가 아주 유사하지만 않다면 자물쇠와 열쇠(lock and key)의 모델처럼 특이적으로 반응한다. 형질 세포에서 생성되는 항체들은 그 성분이 면역글로불린(immunoglobulin, Ig)이며 IgG, IgA, IgM, IgE 그리고 IgD 다섯 종류가 있다. 이들 중 면역화학 반응에 주로 이용되는 면역글로불린은 IgG이다(그림 12-1, 표 12-1). 모든 IgG는 구조상으로 가변부(Fab) 부분을 제외하고는 똑같은 아미노산 배열을 하고 있다. 항원에 따라서 이 가변부의 아미노산 배열이 달라져 상보적 구조의 항원과 특이적으로 결합한다. 그래서 이 가변부를 항원 결합 부위(antigen binding site)라고 하며, 각각의 IgG는 두 개의 똑같은 가변부 결합부위를 지니고 있으므로 2가항체이다. 항원은 항원성을 갖는 완전 항원과 항원성을 갖지 못하는 불완전 항원으로 나뉜다. 항체 생산을 유도할 수 있는 완전 항원이 되기 위해서는 이종물질이어야 하고, 고분자 물질(분자량 10 kd 이상)이며 충분한 양이

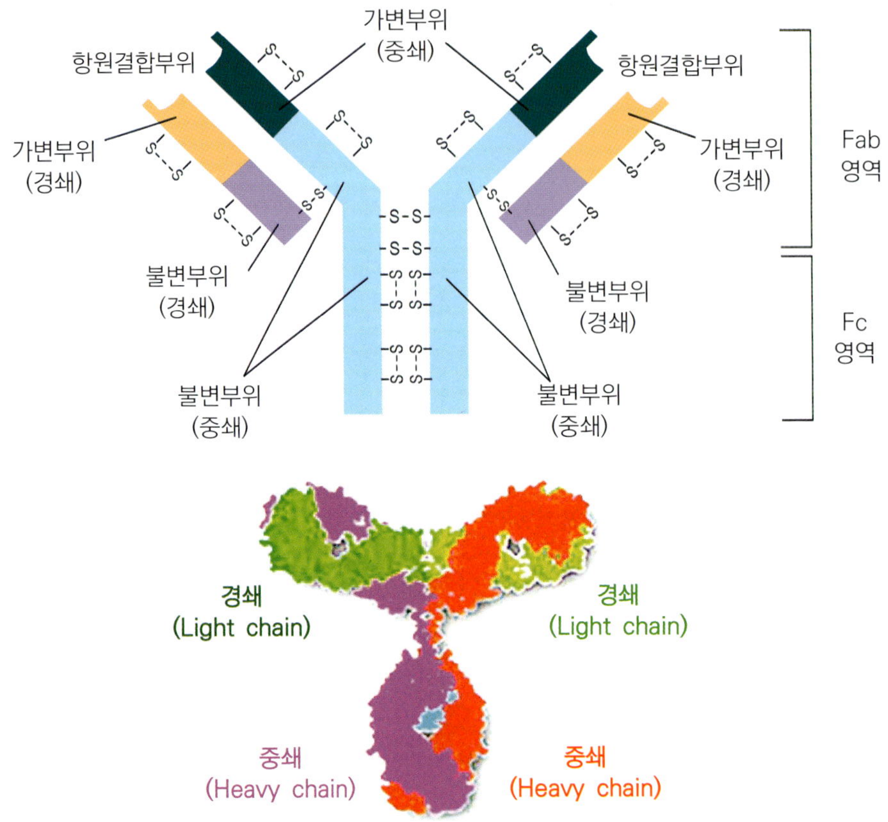

그림 12-1 항체의 기본 구조

있어야 하며 생체 내에서 일정한 기간 동안 존재해야 한다. 약물 혹은 스테로이드와 같이 분자량이 작은 분자는 그 자체만으로는 항원성을 지니지 못한다. 이러한 분자를 합텐(hapten)이라고 한다. 따라서 합텐이 항원성을 갖기 위해서는 항원성이 있는 거대분자(예: 알부민)와 공유 결합을 해야 한다.

표 12-1 면역글로불린의 종류와 특성

성질	IgG	IgA	IgM	IgD	IgE
중쇄	γ(gamma)	α(alpha)	μ(mu)	δ(delta)	ε(epsilon)
아형의 종류	1~4	1, 2	1, 2	없음	없음
경쇄	κ 또는 λ	κ 또는 λ	κ 또는 λ	κ 또는 λ	κ 또는 λ
형태	단량체	단량체 · 이량체	오량체	단량체	단량체
분자식	$\gamma_2\kappa_2/\gamma_2\lambda_2$	$\alpha_2\kappa_2/\alpha_2\lambda_2$	$\mu_{10}\kappa_{10}/\gamma_{10}\lambda_{10}$	$\gamma_2\kappa_2/\gamma_2\lambda_2$	$\gamma_2\kappa_2/\gamma_2\lambda_2$
J 사슬	없음	이량체에 있음	오량체에 있음	없음	없음
분자량 (달톤, 대략)	150,000	단량체 160,000 이량체 400,000	900,000	180,000	190,000
보체 고정	G3>G1>G2	없음	M1 및 M2	없음	없음
태반 통과	**Yes**	No	No	No	No
혈청 농도	8~16 mg/mL	1.4~3.5 mg/dL	0.5~2 mg/dL	≤0.14 mg/mL	≤300 ng/mL
위치	세포외액	세포외액과 분비물	주로 혈액	세포외액과 세포막	세포외액
기능	독소 중화, 보체 활성화	항미생물	면역반응에서 가 장 먼저 생성됨	세포 표면 항원 수용체	항알레르기, 항기생충

단일 B-림프구는 항원과 반응하여 IgG의 가변부 부분이 동일한 한 종류의 항체만을 생산한다. 다시 말하면 각각의 항체-생성 세포는 Fab 부분이 다른 항체를 생산한다. 따라서 어떤 항원에 자극받은 B 세포들은 형질 세포로 분화하여 그 항원에 존재하는 서로 다른 항원 결정기(epitope)에 상보적인 결합을 하는 특이적인 항체들을 생산한다. 이렇게 서로 다른 항체로 구성된 이들 혼합물을 다클론 항체(polyclonal antibody)라고 한다(그림 12-2).

면역화학 측정에 사용되는 대량의 항체는 토끼나 양 같은 동물에 항원을 주사하여 얻는다. 몇 주 후에 항체가 생산되면 혈액을 채취하여 IgG 단백질을 분리한다. 면역 측정에 적당한 항체는 오직 원하는 분석물질하고만 결합하여야 하며(특이성), 또한 강하게 비공유적으로 결합하여야 한다.

단일 항체-생산 세포를 동물로부터 분리한 후 적당한 B-세포계의 종양 세포와 융합시키면 빠르게 증식하는 잡종 세포(hybrid cell, 이를 hybridoma라 한다)가 만들어 지고, 이러한 잡종 세포군(클론 clone)은 원래의 세포와 동일한 항체(한 종류 항원 결정기 하고만 결합하는)를 대량 생산한다. 그리고 이들 항체는 분리될 수 있다. 이러한 항체를 단클론 항체(monoclonal antibody)라 한다(그림 12-2). 단클론 항체는 높은 특이성을 필요로 하는 면역 측정법에 유용하다.

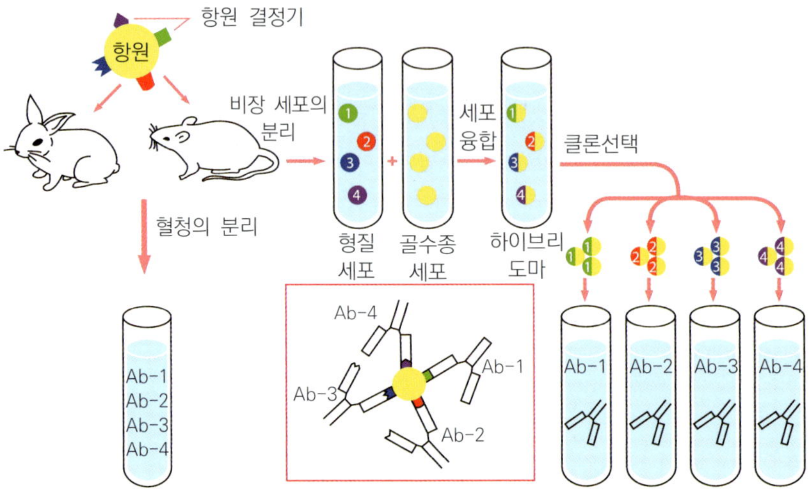

그림 12-2 다클론 항체와 단클론 항체 제조

생각하기

1. 면역화학 반응에 IgG를 주로 이용하는 이유는 무엇인가?
2. 면역화학 측정 시 단클론 항체의 장점은 무엇인가?

2. 항원-항체 결합(antigen-antibody binding)

1) 항원-항체 결합 요인

항원-항체 결합은 여러 가지 요인(factor)에 의해 이루어진다. 이 중 중요한 세 가지 요인으로는 1) 정전기적인 Van der Waals-London의 쌍극자-쌍극자 상호작용(dipole-dipole interaction), 2) 소수성(hydrophobic) 상호작용, 3) 항원과 항체에 존재하는 카복실기(COO^-)와 아미노기(NH_3^+)의 이온결합(inonic bond)이다.

2) 항원-항체 결합 평형 반응

이러한 항원-항체 결합은 세 단계를 거치며 평형 반응(equilibrium reaction)을 이루게 된다: 1) 여러 개의 항원결정기를 갖고 있는 항원(Ag)과 항체(Ab)들이 만나고, 2) 결합 부위가 일치하는 항원과 항체는 빠른 속도로 항원-항체 복합체를 형성하게 되며, 3) 형성된 항원-항체 복합체의 크기가 일정 수준에 이르면 침전이 일어난다.

이 반응의 속도는 전해질 농도(electrolyte concentration), pH, 온도, 항원과 항체의 종류, 그리고 항체의 결합 친화성에 의존한다.

항원-항체 반응의 등식은 다음과 같다.

$$Ag_n + Ab \underset{k_{-1}}{\overset{k_1}{\rightleftharpoons}} Ag_nAb \underset{k_{-2}}{\overset{k_2}{\rightleftharpoons}} Ag_aAb_b$$

n: 항원결정기 수 a: 항원의 수 b: 항체의 수

고분자화합물은 용액 중의 단백질 용해성에 영향을 미치기 때문에 낮은 결합력을 가진 항체의 결합력을 높이기 위해 고분자화합물을 이용하기도 한다. 고분자화합물의 분자량이 클수록 단백질의 용해성은 낮아진다. 고분자화합물 중 폴리에틸렌글리콜(polyethylene glycol, PEG) 6000, 3~5 g/dL가 가장 자주 이용된다. Ouchterlony법은 항원-항체의 상동성, 일부 상동성, 비상동성을 정성적으로 판정하는 데 널리 이용하고 있는 기술이다.

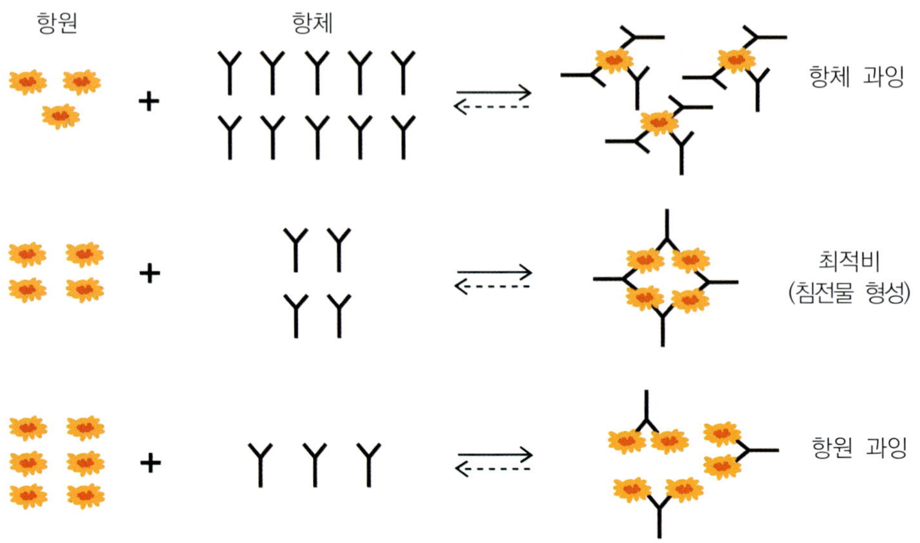

그림 12-3 항원·항체 침강 반응

면역전기영동(immunoelectrophoresis, IEP)은 전기영동으로 분리한 단백질을 면역학적으로 동정하는 방법으로 골수종 단백질의 검사에 특히 유용하다. 직접 겔에서 면역 반응을 시행하든가 아니면 니트로셀룰로스막(nitrocellulose membrane)에 전사하여 면역 반응을 시행하는 방법이 있다. 후자의 경우 블롯팅(blotting) 조작에 의해 면역 반응을 일으킬 수 있고, 또한 항체에 동위원소나 효소를 표지하여 면역 반응을 일으킬 수 있다. 이러한 방법이 직접 염색법에 비해 항원-항체 복합물의 검출 감도가 10~100배나 더 높다.

생각하기

1. 고분자화합물은 어떻게 단백질 용해성에 영향을 미치는가?

3. 경쟁법과 비경쟁법

표지 항원항체 반응법을 이용한 면역 측정법은 크게 경쟁법과 비경쟁법으로 나뉜다. 경쟁법은 분자가 작아 항원결정기(epitope)를 1개만 가진 항원(hapten)을, 비경쟁법은 분자가 어느 정도 커서 항원결정기를 2개 이상 갖고 있는 항원을 측정한다.

1) 경쟁법

경쟁법(competitive method)은 피검 시료와 표지 항원을 고상화 항체에 경쟁적으로 반응시켜 피검 시료 중의 목적 항원을 정량하는 방법이다. 목적 항원의 양이 많을수록 표지 항원과 고상화 항체의 결합은 경쟁적으로 저해되며, 고상화 항체와 결합하는 표지 항원은(bound; B)은 감소한다. 유리형의 표지 항원(free; F)을 제거한 후 표지 활성(B%)으로부터 목적 항원량을 구할 수 있다. B와 F를 분리하는 조작과정을 B/F 분리라고 한다. 경쟁법의 검량선은 대수 반비례하는 곡선을 나타낸다. 예를 들어, 방사 면역 측정법(radioimmunoassay; RIA, 그림 12-4)과 효소 면역 측정법(enzyme immunoassay, EIA) 중 하나인 경쟁적 ELISA(enzyme-linbked immunosorbent assay, 그림 12-5) 경쟁법이다.

균일 면역 측정법(homogeneous immunoassay)인 EMIT(enzyme multiplied immunoassay technique)는 주로 약물과 호르몬 같은 합텐(hapten) 성분을 분석하기 위해 개발된 방법이다.

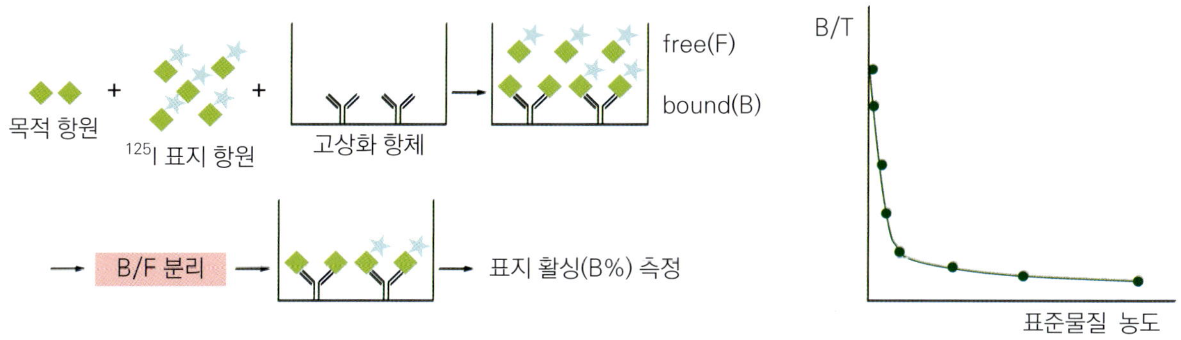

그림 12-4 경쟁법인 RIA의 원리와 검량선
RIA: radio immunoassay

항체에 환자 시료 중의 합텐과 효소 표지 항원(합텐)이 경쟁적으로 결합한다. 항체에 효소 표지 항원이 결합하면 효소는 구조에 변화가 일어나 기질과 반응하지 못한다. 항체와 결합하지 못한 효소 표지 항원만 기질과 반응하여 생성물을 만든다. 이 효소 반응은 NAHD를 생성시켜 340 nm에서 흡광도 변화를 측정하도록 고안되어 있다. 이 방법은 반응 과정에서 B/F 분리가 필요하지 않아 균일 면역 측정법으로 분류된다.

불균일법, 균일법

B/F 분리를 필요로 하는 방법을 불균일법(heterogeneous method), B/F 분리가 불필요한 방법을 균일법(homogeneous method)이라고 한다.

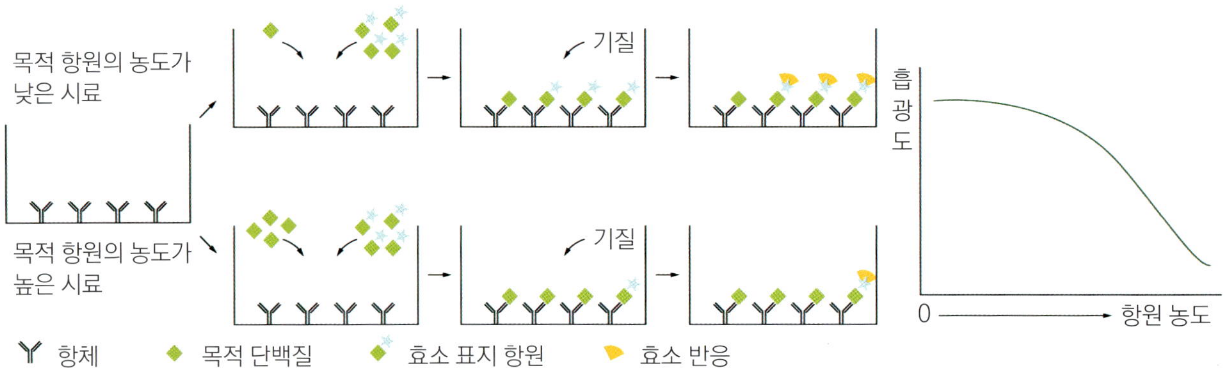

그림 12-5 경쟁적 ELISA

ELISA: enzyme-linked immunosorbent assay
이 방법은 저분자량 항원(히스타민, 살충제, 다이옥신 등)을 측정하는데 유용하다.

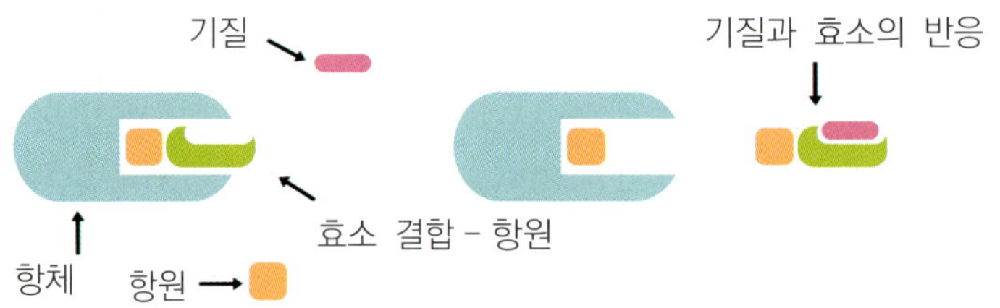

그림 12-6 EMIT의 반응 원리

항체와 결합한 효소 표지 합텐은 기질과 반응하지 않고 유리 상태로 있는 효소 표지 항원만 기질과 반응한다.

2) 비경쟁법

비경쟁법(noncompetitive method)의 반응 과정은 ① 피검 시료 중의 목적 항원과 고상화 항체(1차 항체)의 반응, ② 고상화 항체에 결합한 목적 항원과 표지 항체(2차 항체)의 반응, ③ 유리 표지 항체(F)의 제거(B/F 분리), ④ 표지 활성(B%)의 측정 등 4단계로 이루어진다. 표지 활성(B%)은 목적 항원량과 비례하여 높아진다. 따라서 검량선은 우상방 쪽으로 S자형의 곡선(양변을 대수로 하면 직선이 됨)을 나타낸다. 고상화 항체와 표지 항체로는 서로 다른 항원 결정기를 인식하는 항체가 이용된다. 이러한 항체가 목적 항원을 사이에 두고 결합하기 때문에 비경쟁법을 샌드위치법이라고도 부른다. 예를 들어, 면역 방사 계측법(immunoradiometric assay, IRMA, 그림 12-7)과 샌드위치 ELISA(그림 12-8)는 비경쟁법이다.

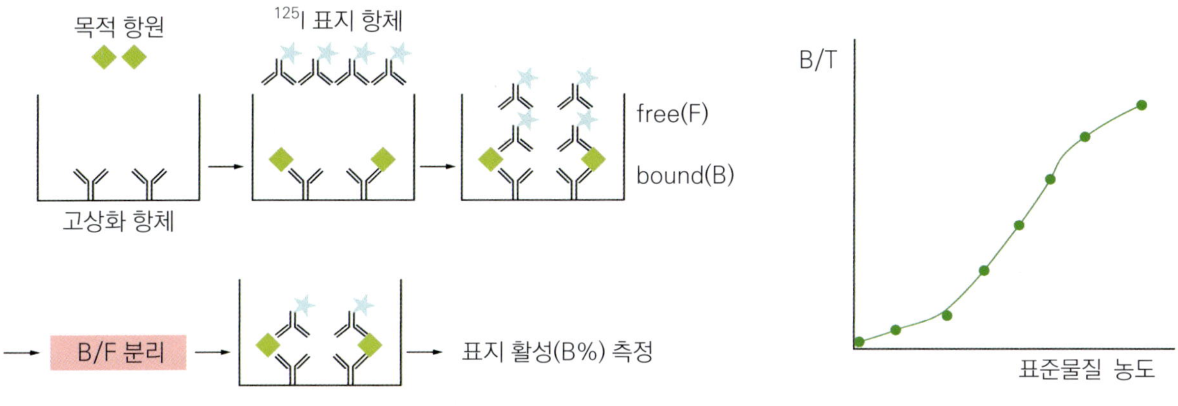

그림 12-7 비경쟁법의 원리와 검량선

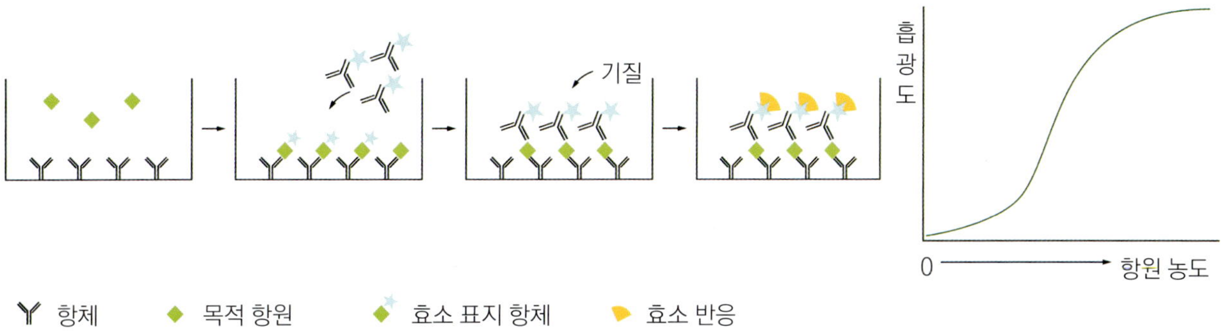

그림 12-8 샌드위치 ELISA

2개의 다른 항원결정기(epitope)를 가진 표적 단백질을 측정하는 데 사용되며, 특이성이 높다. 이 방법은 높은 정확도를 필요로 하는 분석에 유용하다.

4. 표지 항원항체 반응을 이용한 면역 측정법의 특징

표지 항원항체 반응을 이용한 면역 측정법은 검출법과 표지물질로 어떤 것을 이용하는가에 따라서 여러 종류의 측정법으로 분류된다(표 12-2).

표 12-2 표지 항원항체 반응법에 의한 면역화학 측정법의 분류

측정법	검출법	표지물질	기질	검출감도
RIA	방사활성	방사성동위원소	-	10^{-13}~10^{-14}
EIA	비색	효소	발색기질	10^{-13}~10^{-14}
FEIA	형광	효소	형광기질	10^{-14}~10^{-15}
FPIA, TRFIA	형광	형광물질	-	10^{-14}~10^{-15}
CLEIA	형광	효소	화학발광기질	10^{-14}~10^{-15}
CLIA	화학발광	화학발광물질	-	10^{-14}~10^{-15}
ECLIA	전기화학발광	루테늄(Ru)	-	10^{-15}~10^{-16}

1) 방사 면역 측정법

방사 면역 측정법(radioimmunoassay; RIA)은 표지물질로 방사성동위원소(radio- isotope, RI)를 이용한 방법이다. 표지에는 ^{125}I(반감기 60.0일)가 가장 많이 이용된다.

침강물이나 응집물을 측정하는 방법에서 방사활성을 측정하는 방법으로의 기술혁신은 획기적으로 감도를 향상시켰다. 또한 표지법이 간단하다는 것과 표지에 의한 항체 활성의 영향이 거의 없다는 것도 RIA의 장점이다. 한편, ① RI 표지는 활성을 일정 이상 높이는 것이 곤란하여 검출 감도에 한계가 있고, ② 반감기의 영향을 받아 시약 안정성이 떨어지고, ③ 취급자의 피폭 위험성이나 사용시설을 제한해야 하는 등의 단점이 있다. 그 때문에 지금까지 RIA로 측정했던 많은 검사항목이 RI를 사용하지 않는 고감도법(non-RIA법)으로 많이 교체되었다.

2) 효소 면역 측정법

효소 면역 측정법(enzyme immunoassay; EIA)은 효소 표지 항체를 사용한 측정법이다. 그 개발은 1960대 말 경에 시작하여 1971년 Engvall 등에 의해 면역글로불린의 ELISA(enzyme-linked immunosorbent assay)가 고안된 것을 계기로 본격화되었다. 현재는 RIA의 대체법으로서 RIA와 동등 이상의 감도를 가진 다양한 종류의 측정법이 개발되고 실용화되었다.

표지 효소로는 HRP(horseradish peroxide), ALP(alkaline phosphatase), β-갈락토시데이스(β-galactosidase), GOD(glucose oxidase) 등이 사용되고 있으며, 그 중에서도 HRP와 ALP가 압도적으로 많이 사용되고 있다. 표지 효소 활성의 검출은 발색 기질을 사용하여 비색법으로 측정하는 일반적인 EIA를 비롯하여, 형광물질을 사용한 형광 효소 면역 측정법(fluorescent enzyme immunoassay; FEIA), 화학발광물질을 사용한 화학발광 효소 면역 측정법(chemiluminescence enzyme immunoassay; CLEIA), 생물화학발광 기질을 사용한 생물발광 효소 면역 측정법(bioluminescence enzyme immunoassay; BLEIA)으로 하고 있다.

EIA의 발색기질

HRP 표지항체를 사용한 측정법에서는, 테트라메틸벤지딘(3,3, 5,5-tetramethylbenzidine, TMB), *o*-페닐렌디아민(*o*-phenylenediamine, OPD), ABTS〔2,2-azino-bis(3-ethylbenzothia-zoline-6-sulfonic acid)〕

고상(solid phase)으로는 Engvall이 고안한 ELISA에서는 아가로스 겔을 이용했지만 그 후 96 웰마이크로플레이트가 일반화되었다. 현재는 일련의 측정 과정을 모두 자동화한 96 웰마이크로플레이트 전용의 ELISA 프로세서가 사용되고 있다. 그러나 마이크로플레이트를 이용한 고상은 ① 표면적을 일정 이상의 크기로 할 수 없기 때문에 항체 결합량에 한계가 있고, ② 자유도가 낮아 반응 시간을 단축하는 것이 어렵다는 약점도 있다. 이러한 것을 극복한 지지체가 자성(磁性) 미립자이다. 자성 미립자는 충분한 표면적을 갖고 있기 때문에 항체 결합량을 최대화하여 감도를 향상시킬 수 있다. 또한 자성 미립자는 부유성도 풍부하여 고상의 자유도가 높아 측정 시간을 단축하는 것이 가능하다. B/F 분리가 간편하여 자동화에 적용하기 쉬운 점도 자성 미립자의 장점이다(그림 12-9).

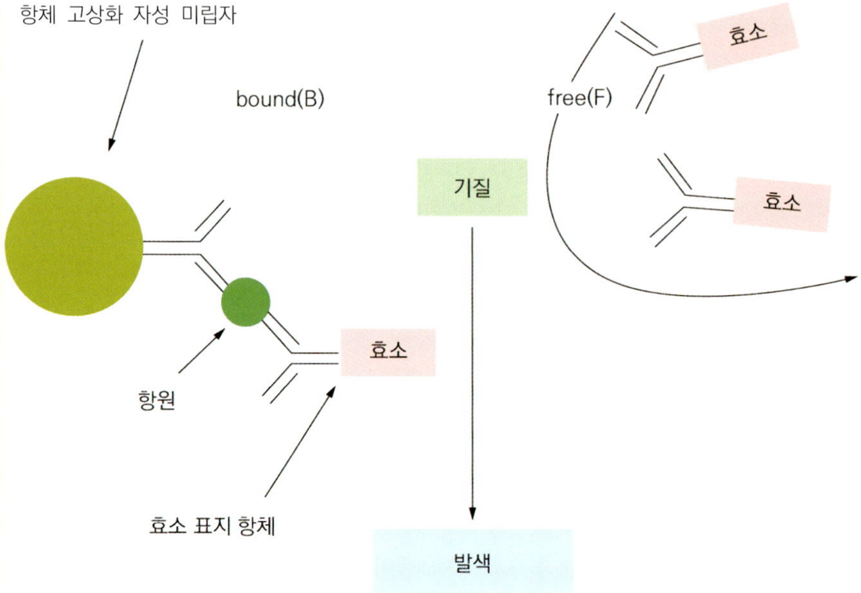

그림 12-9 자성 미립자를 고상으로 사용한 EIA법의 원리

3) 형광 면역 측정법

형광 면역 측정법(fluorescence immunoassay; FIA)은 형광을 검출하는 방법이다. 빛 조사에 의해 들뜬상태로 된 π전자가 바닥상태로 고상으로는 Engvall이 고안한 ELISA에서는 아가로스 겔을 이용했지만 그 후 96 웰마이크로플레이트가 일반화되었다. 현재는 일련의 측정 과정을 모두 자동화한 96 웰마이크로플레이트 전용의 ELISA 프로세서가 사용되고 있다. 그러나 마이크로플레이트를 이용한 고상은 ① 표면적을 일정 이상의 크기로 할 수 없기 때문에 항체 결합량에 한계가 있고, ② 자유도가 낮아 반응 시간을 단축하는 것이 어렵다는 약점도 있다. 이러한 것을 극복한 지지체가 자성(磁性) 미립자이다. 자성 미립자는 충분한 표면적을 갖고 있기 때문에 항체 결합량을 최대화하여 감도를 향상시킬 수 있다. 또한 자성 미립자는 부유성도 풍부하여 고상의 자유도가 높아 측정 시간을 단축하는 것이 가능하다. B/F 분리가 간편하여 자동화에 적용하기 쉬운 점도 자성 미립자의 장점이다(그림 12-6). 떨어질 때 방출하는 형광을 검출한다. 형광 효소 면역 측정법(FEIA) 외에 형광 편광 면역 측정법(fluorescence polarization immunoassay; FPIA)과 시간

분해 형광 면역 측정법(time-resolved fluoroimmunoassay; TRFIA) 등 다양한 측정법이 있다.

(1) FEIA

효소 표지 항체와 형광 기질을 이용한 방법이다. HRP를 이용한 측정계에서는 3-(3-하이드록시페닐)프로피온산(3-HPPA)을 기질로 하고, 생성된 HPPA 2량체의 형광(들뜸: 320 nm, 형광: 405 nm)을 측정한다. ALP를 이용한 측정계에서는 4-메틸움벨리페릴인산(4-methylumbelliferyl phosphate; 4MUP)을 기질로 하고, 생성된 움벨리페론(umbelliferone; 4MU)의 형광(들뜸: 380 nm, 형광: 450 nm)을 측정한다(그림 12-10).

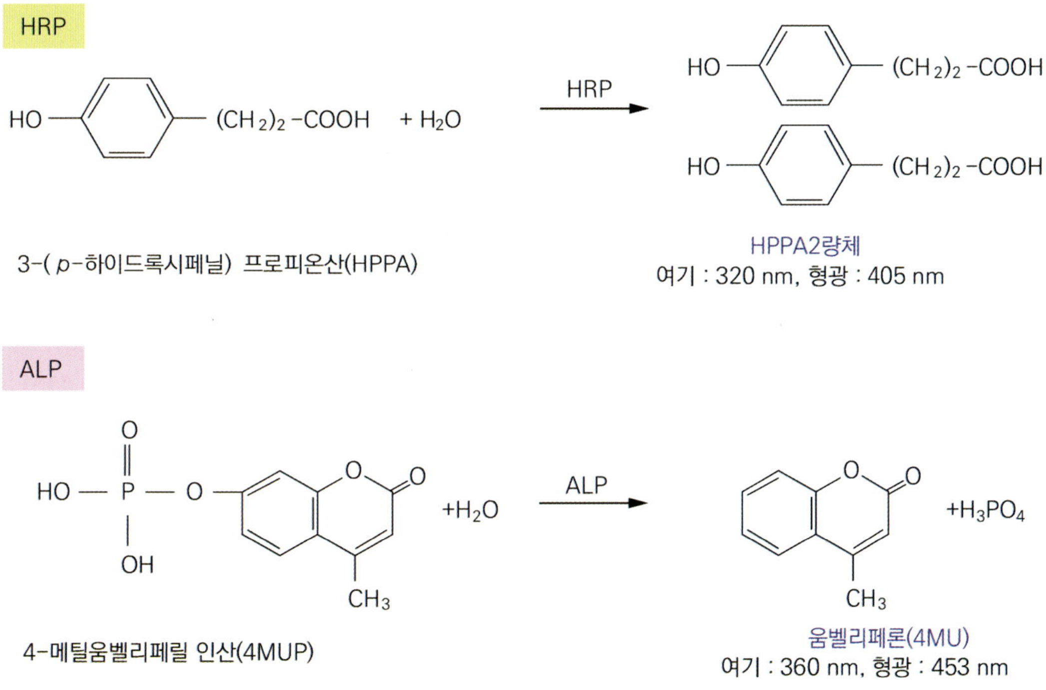

그림 12-10 FEIA의 기질과 방송

(2) FPIA

피검 시료 중의 목적 항원과 형광 표지 항원의 경쟁 반응에 동반한 형광편광도(polarization)의 변화로부터 목적 항원을 정량하는 방법이다. B/F 분리가 불필요한 동질(homogeneous)법이다. 목적 항원이 많을수록 활발히 운동하는 표지 항원이 증가하며 형광편광도는 저하한다(그림 12-11). 혈중 약물과 같은 저분자 항원의 측정에 이용되고 있다.

형광편광도

형광물질은 이것을 표지한 항원이 합텐이라면 분자운동이 활발하여 편광 여기광을 조사하여도 편광성을 가지지 않는다. 다시 말하면 형광편광은 작다. 그러나 표지 항원이 항체같이 큰 분자와 결합하면 형광물질의 분자 운동은 억제되고 형광편광도는 높아진다.

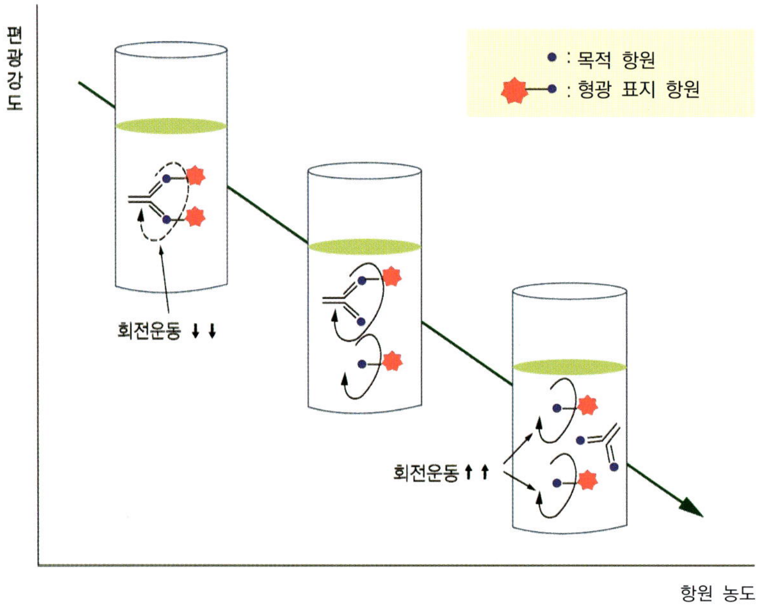

그림 12-11 FPIA의 원리

(3) TRFIA

유로퓸(europium; Eu^{3+}) 착체를 표지시킨 항체를 이용한 측정법이다. 통상 Eu^{3+}은 거의 형광을 내지 않는다. 그러나 적당한 배위자와 착체를 형성하면 수명이 긴 지연형광(들뜸: 340 nm, 형광: 615 nm)을 내게 된다. 일반적인 형광 색소가 10^{-9}초 정도에 감퇴하는 반면, Eu 착체는 100 마이크로초(μs) 이상의 수명을 가진다. 들뜨게 하는 빛(여기광)과 형광 파장의 차이가 클뿐더러 여기광 조사 후 일정한 시간이 경과하면서 형광을 측정하기 때문에 백그라운드(공존물질의 형광 등)의 영향을 억제할 수 있다.

① 화학발광 면역 측정법

화학발광 면역 측정법(chemiluminescence immunoassay; CLIA)은 화학발광법을 검색계로 한 방법이다. 화학발광은 산화 반응에 동반하는 에너지에 의해 들뜬 분자가 바닥상태로 떨어질 때 화학 에너지를 빛 에너지로 교환하여 발광하는 현상이다. CLIA는 협의 CLIA, CLEIA, 전기화학발광 면역 측정법(electrochemiluminescence immunoassay; ECLIA)로 크게 나뉜다.

가. 협의 CLIA

아크리디늄 에스테르(acridinium ester)나 루시게닌(lucigenin, 비스-N-아크리디늄 아세트산염) 등의 화학발광물질로 표지한 항체를 이용한 측정법이다. 아크리디늄 에스테르이나 루시게닌 어느 것이라도 알칼리 조건 하에서 과산화수소와 반응하여 발광한다.

나. CLEIA

효소 표지 항체와 화학발광 기질을 이용한 방법이다. HRP 기질로는 루미놀(luminol) 유도체가 많이 이용된다. 한편, ALP 기질로는 아다만탄(adamantan)계 디옥세탄(dioxetane) 화합물인 AMPPD(adamantyl-1,2-dioxetanearylphosphate) 및 그 유도체가 많이 이용된다. AMPPD는 아다만틸기로 안정화시킨 디옥세탄 골격을 가지며 ALP에 의해 인산기가 가수 분해되어 470 nm의 빛을 낸다(그림 12-12). 이 발광은 장시간 안정하게 지속하기 때문에 AMPPD를 기질로 한 측정계는 감도가 매우 높다.

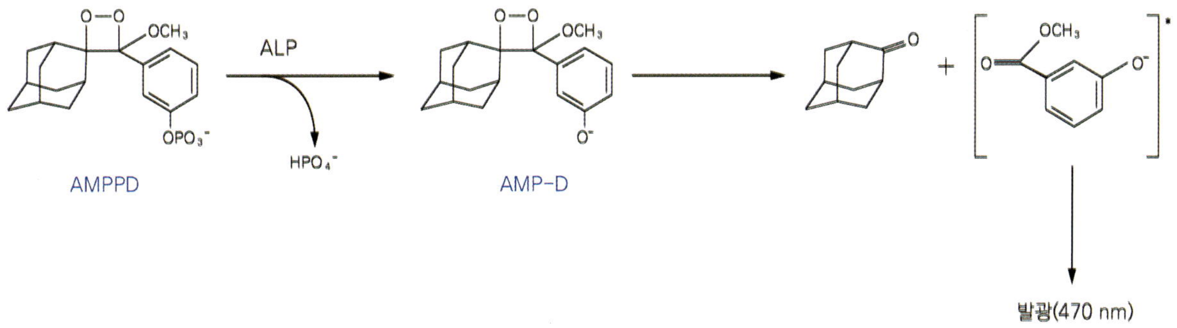

그림 12-12 AMPPD의 화학발광

(4) ECLIA

전기화학발광(electrochemiluminescence; ECL)을 응용한 측정법이다. 1991년 Blackburn 등에 의해 개발되었다. ECLIA 반응계는 자성 미립자 표면에서의 항원항체 반응과 전극 표면에서의 전기화학발광 반응 등 2단계로 이루어진다(그림 12-13). 비경쟁법을 예로 들면 그 측정 과정은 ① 목적 항원과 바이오틴(biotin)화 항체, 루테늄(ruthenium, Ru) 착체 표지 항체와의 반응, ② 스트렙타아비딘(strep- tavidin) 고상화 자성 미립자와의 반응, ③ B/F분리, ④ 전극에 있는 Ru 착체의 산화, ⑤ TPA의 라디칼화, ⑥ TPA 라디칼화에 의한 Ru 착체의 환원(3가에서 3가의 들뜬상태로), ⑦ Ru 착체가 들뜬상태로부터 바닥상태로 떨어질 때 내는 발광(620 nm)을 검출하여 목적 항원을 정량하는 흐름으로 된다.

이전의 화학발광계에서는 발광량을 제어하기 어려웠기 때문에 검출된 광자량을 한정시키는 문제가 있었다. 하지만 ECLIA에서는 발광량을 전기적으로 제어할 수 있기 때문에 광자량을 한정시키지 않고 고감도로 측정하는 것이 가능해졌다.

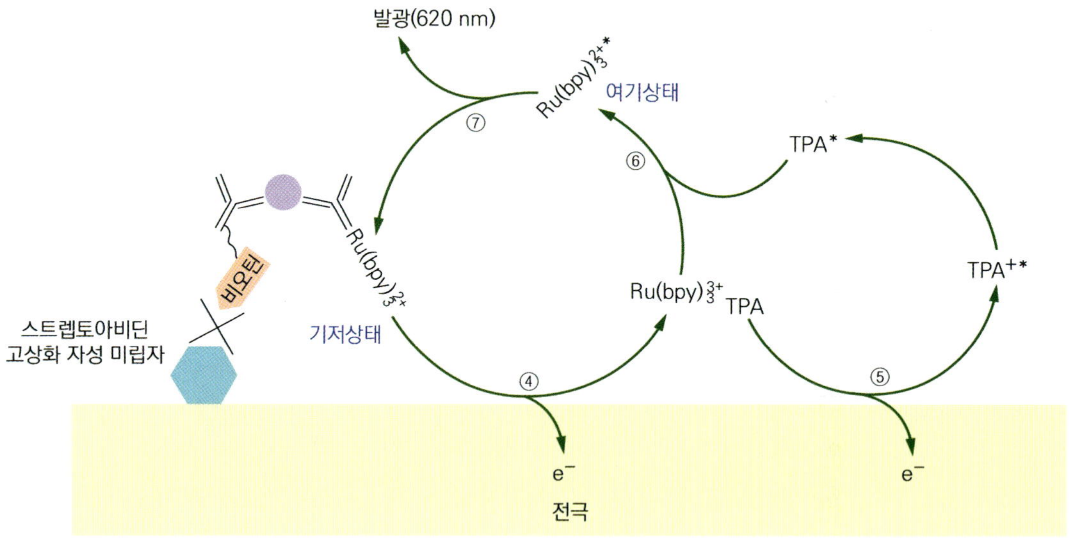

그림 12-13 ECLIA의 원리

4) 생물발광 효소 면역 측정법 (bioluminescence enzyme immunoassay; BLEIA)

표지 효소로 루시페레이스(luciferase), 기질로 루시페린인산을 이용한 방법이다. 루시페레이스는 반딧불이나 반딧불오징어가 가진 생물발광 효소이다. BLEIA에서 얻어진 발광은 화학발광보다 양자흡수율이 높기 때문에 CLEIA보다 감도가 더 높아질 것으로 기대된다. 최근에는 유전자 조작 기술에 의해 루시페레이스를 대량 생산할 수 있게 되었다.

5) 기타

임상검사법은 하루가 다르게 발전하고 있다. 특히 면역 측정법 분야에서 새로운 기법들이 계속 개발되고 있다.

(1) LOCI(luminescent oxygen channeling immunoassay)

항체를 감작시킨 2종류의 비즈[센시비즈(sensibeads)와 케미비즈(chemibeads)]를 이용한 단일(homogeneous)법이다. 먼저, 목적 항원을 2종류 구슬에 있는 항체와 반응시켜 면역복합체를 형성시킨다. 이것에 680 nm의 빛을 조사하면 푸타로시아닌(phthalocyanine)을 함유한 센시비즈는 빛을 흡수함과 동시에 그 주위의 산소가 들뜬상태가 되어 일중항 산소(singlet oxygen)가 발생한다. 그래서 케미비즈 중에 포함된 올레핀(olefin)이 일중항 산소와 반응하여 612 nm의 빛을 낸다. 한편, 면역복합체를 형성하지 않은 경우에는 센시비즈와 케미비즈가 접근하지 않기 때문에 일중항 산소가 발생하여도 케미비즈에는 도달하지 않아 발광하지 않는다. 그 때문에 B/F의 분리가 필요하지 않으며 단시간에 목적 항원을 정량하는 것이 가능하다. 종양 마커나 심근 마커 등의 측정에 응용되고 있다.

(2) 마이크로칩 전기영동형 면역측정 시스템

마이크로타스(micro total analysis; μTAS)로 불리는 분리 기술을 응용한 측정계이다. 소형 측정용 마이크로칩[47 mm(W)×17 mm(D)×6.5 mm(H)]에서 분주, 혼합, 반응, 분리, 검출 등의 모든 과정을 한꺼번에 한다. 먼저, 칩의 미세한 홈(流路)에서 피검 시료 중의 목적 항원과 형광 표지 항체를 반응시킨다. 그 다음에, 등속전기영동을 실시하고 DNA 표지 항체와 반응시킨다. 이때, 유리 형광 표지 항체는 영동되지 않기 때문에 세척 조작을 하지 않고 B/F 분리가 이루어진다. 그 다음에 모세관 전기영동(CE)으로 면역복합체를 분리한 후 레이저로 일으킨 형광을 측정한다. 면역복합체는 홈을 이동하면서 농축되기 때문에 고감도이다. AFP 총량, AFP-L3 분획, PIVKA-II(protein induced by vitamin K absence or antagonist-II) 등의 측정에 응용되고 있다.

6) 면역 측정법의 자동화

non-RIA법의 개발과 함께 1970년대 말부터 전자동 면역 측정법 장치의 개발도 활발하게 이루어졌다. 처음에는 B/F 분리에 원심 조작이 필요했는데 이것이 면역 측정법을 자동화하는 데 장벽이 되었다. 1980년대 말에 고상화로 페라이트(ferrite) 입자를 이용한 전자동 EIA 장치가 등장하면서 전자동 면역측정 장치의 개발이 가속화되었다. 현재는 시간당 최대 480테스트 처리 능력을 가진 장치도 시판되고 있으며 호르몬이나 종양 마커 등의 진료 전 검사를 가능하게 하고 있다.

Chapter 13

질 관리

Quality Management

■ 핵심용어

정도관리, 정확도, 정밀도, 평균, 표준편차, 변동 계수,
관리 물질, 표준물질, Levey-Jennings 관리도,
오차, 웨스트가드 멀티룰, 표준편차지수법, 변동지수점수법,
변화치 및 경고치, 상관 계수

■ 학습목표

정도관리를 위한 기본 통계학 알아두기
정도 관리도의 종류와 용도 설명하기
웨스트가드 멀티룰 적용 이해하기
외부 정도관리 이해하기

1. 질 관리(Quality Management)

환자의 측정치를 좌우하는 인자는 검체 채취부터 결과 보고까지의 모든 과정에 존재하므로 이 모든 것이 잘 관리되지 않으면 신뢰성을 보증하지 못한다. 검체 채취 · 검체 수송 · 검체 보존 · 정도관리 · 분석 · 결과 검증 · 결과 보고의 전체 과정에서 관리가 필요하며 분석 전 · 분석 중 · 분석 후의 변동 요인에 대한 파악은 매우 중요하다.

분석 중의 데이터를 관리하는 통계적 정도관리는 질 보증의 중요한 부분이다. 통계적 정도관리 하에 있는 측정치는 정확해야 하고 정밀해야 한다. 정확성이란 추정치(목표치)에서 벗어나는 것(바이어스, bias)이 작은 것을 의미하며 그 치우침의 정도를 한계치나 상대치로서 나타낸 값을 정확도(正確度, accuracy)라고 한다. 정밀성이란 반복성(repeatability)과 재현성(reproducibility)을 의미하는 분산(dispersion)의 정도로서, 그것을 표준편차(standard deviation; SD)나 변동계수(coefficient of variation; CV)로서 나타낸 값을 정밀도(精密度, precision)라고 한다. 임상검사가 의료에 제 역할을 다하기 위해서는 항상 일정한 정확도와 정밀도를 유지하고, 지속시켜야 한다. 이를 위해서 필요한 것이 정도관리의 실행(quality practice)이다.

우리가 흔히 사용해오던 정도관리(quality control; QC)라는 용어 및 개념은 이제는 질 관리(quality management)의 한 부분으로 인식되고 있다. 질 관리의 표준은 계획(planning), 실행 과정(process), 조정(control), 평가(assessment), 개선(improvement)의 과정을 순환하면서 총체적(종합적) 질 관리(total quality management; TQM)를 수행하게 된다(그림 13-1). 대형 의료기관의 경우 질 관리팀 혹은 질 향상(개선)팀 이라는 부서가 있어 의료기관의 전체적인 질 관리를 하고 있으며, 국가기관이나 국가로부터 평가를 위임받은 기관에서 시행하는 의료기관의 인증 평가에 대비하고 있다. 검사실에도 이에 따라 검사실의 질 관리를 총괄하는 팀이 있으며, 정도관리를 포함하여 검체 채취, 검체 처리 및 보관, 검사 소요시간 관리, 검사실 안전 등을 관리하고 있다. 이 단원에서는 검사실에서 널리 사용되고 있는 정도관리의 개념을 익히고 정도관리의 실제 기법 및 적용에 대해서 기술하고자 한다.

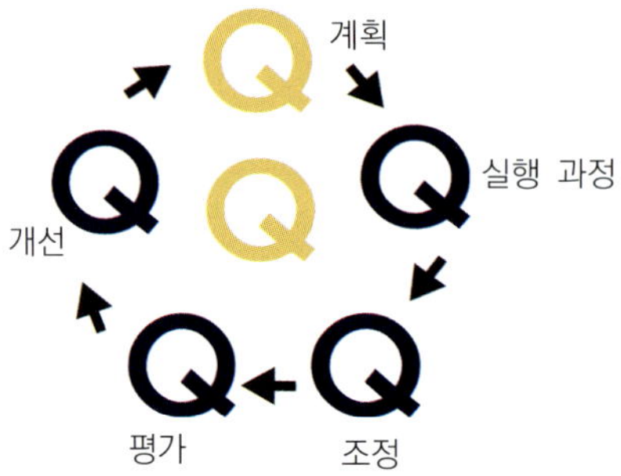

그림 13-1 총체적 질 관리 과정

1) 정도관리의 정의 및 목적

정도관리란 "분석 및 분석 전후의 모든 과정과 그것에 관여하는 인력, 장비, 환경 등의 요소들을 잘 관리하여 오류의 원인을 조기에 감지하고 예방하여 오류가 검사 결과에 미치는 영향을 최소화함으로써 신뢰성 있는 자료(데이터)를 만들고자 하는 노력"이라고 정의하고 있다.

정도관리의 목적은 임상병리 검사(진단검사의학 검사)를 이용하는 사람들에게 신뢰성 있는 검사 정보를 제공하는 것이며 이를 요약하면 아래와 같다

1) 검사의 정밀도와 정확도를 유지하고,
2) 오차가 임상적으로 허용할 수 있는 범위인가를 판정하며,
3) 오차의 원인을 파악, 분석, 제거하여 정도관리를 개선하고,
4) 오차의 원인이 제거되지 않을 경우 더 높은 정도관리 기법을 도입하여 해결책을 강구하며,
5) 기구 및 장비의 수행 능력을 비교, 평가, 추적하고,
6) 결국은 검사의 신뢰도를 높이기 위한 기술적 노력이다.

2) 정도관리 주요 용어

① 정확도(accuracy)

측정값이 참값(true value) 혹은 목표값(target value)에 근접하는 정도이다.

② 정밀도(precision)

2개 이상의 측정값 사이의 근접성 혹은 일치성의 정도로 재현성(reproducibility)을 평가한다. 이것은 무작위 변동을 측정하는 것이며, 측정값이 정규 분포한다는 가정 하에서 이루어진다.

③ 민감도(sensitivity)

측정할 수 있는 물질의 최소량을 판단하는 척도이다.

④ 특이도(specificity)

측정하고자 하는 물질과 어느 정도 특이적으로 반응하는가를 나타내는 척도이다.

⑤ 평균(mean; $\bar{x}$)

반복 검사한 값들의 합을 검사 횟수로 나눈 값이다.

$$\bar{x} = \frac{1}{n}\sum xi$$

xi : 개별적인 검사 값 , n : 검사 횟수

⑥ 표준편차(standard deviation; SD)

측정값들이 평균을 중심으로 분포한 정도이다.

⑦ 변동 계수(coefficient of variation; CV)

측정값에 대한 정밀도를 판정하는 데 유용하다.

$$\text{CV} = \frac{SD}{\bar{x}} \times 100$$

⑧ 동류집단(peer group)

동종의 장비, 시약, 검사 방법을 사용하는 집단(검사실)을 가리킨다.

⑨ 변동 계수비(coefficient of variation ratio; CVR)

동류집단과 수행하는 검사실의 변동 계수를 비교할 때 사용하는 지수이다.

$$\text{CVR} = \frac{\text{수행 검사실의 } CV}{\text{동류집단의 } CV}$$

목표(target) CVR은 1이다.

⑩ 표준편차 지수(standard deviation index; SDI)

외부 정도관리 조사에서 정확도를 평가하는 지수로서 동류집단과의 차이와 동류집단의 표준편차를 비교하는 지수이다.

$$\text{SDI} = \frac{\text{검사실 결과} - \text{동류 집단 평균값}}{\text{동류 집단 } SD}$$

⑪ 변동지수 점수(variance index score; VIS)

외부 정도관리 조사에서 표준편차 지수와 함께 정확도를 평가하는 지수로서 동류 집단과의 분산의 차이를 기준으로 정한 값과 비교한다. %변이(variation)를 먼저 구하고, 기준인 선택 변동 계수(chosen coefficient of variation; CCV)와의 백분율을 구한다.

$$\text{\%변이(V)} = \frac{\text{검사실 결과} - \text{동류 집단 평균값}}{\text{동류 집단 평균값}} \times 100$$

$$\text{VIS} = \frac{V}{CCV} \times 100$$

* 선택 변동 계수: 1971년 영국 국내 화학검사 외부 정도관리 조사에서의 종목별 변동 계수

⑫ 표준물질(calibrator 혹은 standard)

농도를 알고 있는 물질로, 장비에서 나온 측정 결과를 계산, 보정하는 데 사용한다.

⑬ 관리물질(control)

장비, 시약 등 검사의 전반적인 상황이 정상인지 확인하는 물질로서 검사나 분석체계 상의 변화가 있는 경우에 결과 값의 이상을 나타내기 때문에 이를 근거로 측정하는 환자 결과들이 오류가 있는지의 여부를 확인하고, 오류를 사전에 예방하는 역할을 한다.

⑭ 변화치 점검(delta check)

동일한 환자의 이전 검사 결과와 현재 검사 결과를 비교하여 오류 여부를 점검하고 판단한다.

⑮ 경고치 점검(panic value check)

검사 결과의 극단적인 최대치 혹은 최소치를 설정하여 오류가 있는지의 여부를 판단하고, 필요한 경우 임상의사로 하여금 신속한 처치를 하도록 연락한다.

3) 오차와 허용한계

(1) 오차의 분류

오차(error)는 측정치의 평균으로부터 참값(true value)을 뺀 값으로 "바이어스(bias; 편향)"의 크기이다. 통계적 정도관리에서는 오차를 계통오차(systematic error)와 우발(무작위)오차(random error; 우연오차라고도 부름)로 분류한다. 계통오차는 지속적으로 오차를 일으키는 원인에 의해 발생하는 오차로서 정확도와 관련이 있다. 우발오차는 돌발적이고 일시적인 원인에 의해 무작위로 우연히 발생하는 오차로서 정밀도와 관련이 있다. 계통오차에는 분산이 일정한 방향으로 일어나며, 그 정도가 측정 성분의 농도에 비례하는 비례계통오차와 바이어스가 측정 성분의 농도와 관계없이 같은 방향으로 같은 크기를 나타내는 일정계통오차가 있다. 현재 검체 취급이나 조작 실수 등에 의해 발생하는 오차는 과실오차로 불리고 있다.

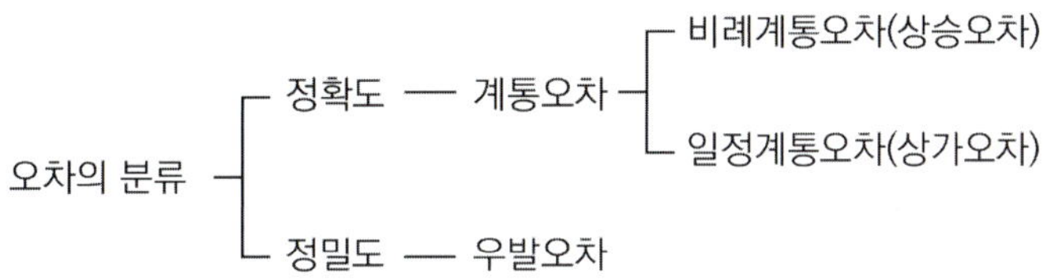

(2) 오차의 허용 한계

아무리 우수한 측정법과 자동분석장치를 이용하더라도 측정치의 분산은 항상 존재한다. 만일 같은 환자 시료를 100회 측정하면 그 측정치는 반드시 분포 폭이 생긴다. 일상 업무에서 환자 시료는 1회 측정으로 판단되며 그 측정치는 100개 중 하나의 데이터로서 오차를 포함하고 있다. 이 오차가 의학적으로 허용될 수 있는 것인가를 나타내는 지표가 필요하다. 오차의 허용 한계를 산출하는 방법으로서 개체간 변동과 개체내 변동이 있다.

Tonks 오차의 허용 한계

Tonks. D. B(1963년)는 개체간 변동을 이용한 평가 방법으로서 다음 식을 설정하였다.

$$\text{허용 오차 한계} = \pm \frac{\text{기준(참고)범위폭의 } 1/4}{\text{기준(참고)범위의 중앙치}} \times 100(\%)$$

기준(참고) 범위 폭의 1/4을 허용할 수 있는 오차 한계로 하고 10%를 넘는 것은 10%로 간주하고 있다. 일반적으로 기준범위는 건강자군으로부터 구한 측정치의 평균치±2SD로 정하고 있다. 그 폭의 1/4은, 1SD에 해당한다. 또한 측정오차는 일반적으로 95% 신뢰구간(평균치±2SD)로 표현된다. Tonks 오차의 허용 한계는 측정계의 오차가 건강자군으로부터 구한 측정치의 1SD(개체간 변동)를 넘으면 안 되는 것을 의미한다.

허용오차

개체내 변동(개인의 생리적 변동)으로부터 측정계의 일내 정밀도 및 일차 정밀도의 허용오차를 다음과 같이 설정하였다.

$$\text{허용오차} = \pm \frac{\text{생리적 변동 폭의 표준편차}}{\text{기준범위의 중앙치}} \times 1/2 \times 100(\%)$$

개체내 변동은 일반적으로 개체간 변동보다 작으며 게다가 개인의 생리적 변동폭의 1/2을 허용 한계로 하기 때문에, Tonks식과 비교하면 허용 기준이 상당히 엄격하다. 환자의 경과를 추적하는 경우에는 개체간 변동보다도 개체내 변동을 이용하여 만든 허용 폭이 합리적이어서 현재 허용오차 한계를 설정하는데 기본이 되고 있다.

4) 측정법의 평가와 신뢰 한계

일상 검사에 있어서 측정법(측정시약)의 변경에 따른 평가는 보다 신뢰성이 높은 측정 결과를 제공하기 때문에 중요한 항목이라고 말할 수 있다. 평가 피검법의 정밀성이나 정확성의 평가, 병행하여 측정법의 신뢰 한계를 구할 필요가 있다.

정밀도 및 정확도의 확인은 정도 보증의 출발점이다. 이전에는 정밀도(SD, CV)가 보다 작은 값이 나오는 것이 좋다는 해석이 주류였지만, 최근에는 개체내 생리적 변동폭(personal standard deviation, Sp)의 1/2과 CV 5%를 허용오차 한계로 하는 쪽이 주류를 이루고 있다.

(1) 정밀도의 평가

① 일내 재현성과 일차 재현성

관리혈청(control serum) 또는 환자 풀혈청(pooled serum)을 시료로 하고, 같은 조건에서 일내 재현성(동시 재현성, within-day reproducibility)은 하루

동안 10~20회 측정한다. 일차 재현성(between-day reproducibility)은 10~20 일간에 걸쳐 중복(duplication)해서 측정한다. 사용하는 시료는 기준범위 내에 있는 농도와 이상 농도 등 3종류 이상을 준비한다. 일내 재현성의 데이터로부터 얻은 평균치($\bar{x}$)와 표준편차(SD)로부터 변동계수(coefficient of variation, CV; 변이계수라고도 부름)를 구한다. 일차 재현성은 매일의 평균치로부터 $\bar{x}$, SD, CV를 구한다.

$$\text{표준편차(SD)} = \sqrt{\frac{\sum_{i=1}^{n}(xi-\bar{x})^2}{n-1}}$$

$$\text{CV} = \frac{SD}{\bar{x}} \times 100(\%)$$

일차 재현성으로부터 얻은 일내 정밀도(within-day precision)와 일차 재현성으로부터 얻은 일간 정밀도(between-day precision)를 합한 종합 정밀도로부터 정밀도가 허용되는 것인지를 판단한다. $\bar{x}$가 기준범위 상한 이하일 때는 Sp/2로, 상한치 이상일 때는 CV로 평가한다.

Sp(personal standard deviation, 개체내 생리적 변동폭)

개인의 생리적 변동폭의 표준편차는 과거에 Sp로 표현했지만, 최근에는 SDw(standard deviation of within-subject biological variation)으로 표현하고 있다.

② 환자 시료를 사용한 무작위(randomize) 2회 측정법

일상 검사에서 측정하고 남은 혈청 중 색깔이나 혼탁에 이상이 없는 50예 이상의 환자 시료를 표 13-1의 농도 분포에 따라 모았다. 보정(calibration)을 실시한 후, 첫 번째 측정을 실시한다. 두 번째는 첫 번째와 다른 시료를 무작위로 선정하고 재차 보정을 실시한 후, 측정을 실시한다. 이때 시료의 농축이나 변성이 생기지 않도록 주의한다. 두 가지 측정치의 상관도 및 첫 번째 측정치와 두 번째 측정치의 차이를 플롯하고(그림 13-2), 차이의 플롯이 시료의 농도와 무관하게 일정한지를 확인한다. 또한 측정대상 집단 평방화[Σ(xi-$\bar{x}$)2], 오차분산(오차의 제곱의 평균값)으로부터 표준편차(SD)를 구하고, Sp/2와 비교하여 평가한다.

표 13-1 환자 시료의 바람직한 농도 분포(%)

환자 시료의 농도 구역	기준범위가 저농도 구역인 경우	기준범위가 중등농도 구역인 경우
기준범위의 하한치 이하	15~30	10~30
기준범위의 하한치로부터 평균치까지		20~25
기준범위의 평균치로부터 상한치까지	20~30	20~25
기준범위의 상한치로부터 상한치의 2배까지	20~40	20~40
기준범위의 상한치의 2~4배	10~20	
기준범위의 상한치의 4배 이상	약 10	

(JCCLS 지침서에서 발췌함)

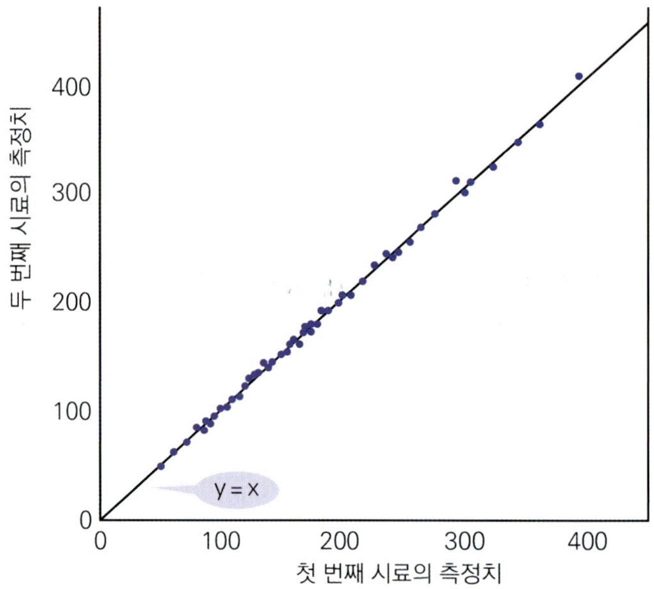

그림 13-2 무작위 2회 측정법

(2) 정확도의 평가

① 외부 정도관리(external quality control) 혹은 신빙도 조사(proficiency test) 프로그램 참여

외부 정도관리(external quality control)란 검사실에서 수행하는 검사의 질이 유효하다는 것을 객관적으로 보증하기 위해 신뢰성 있는 외부기관으로부터 평가받는 것을 말한다. 가장 흔한 형태의 외부 정도관리는 협회 혹은 학회와 같은 기관에 가입하여 정도관리 검체를 받아서 검사실에서 시행하고 있는 방법 그대로 검사하여 결과를 외부기관에 제출하고 외부기관에서는 이를 통계적으로 분석, 평가하여 그 결과를 각 검사실에 통보해준다.

② 표준물질의 측정

일상적으로 사용하는(이하 상용) 표준물질은 가능하면 기준범위 내에 있는 농도와 이상 농도 등 3종류 이상을 사용한다. 첨부되어 있는 지침서에 따라 제조한 후, 안정 기간 내에 검량용 표준 용액으로 보정된 평가 피검법으로 10회 이상 반복하여 측정한다. 표준물질은 일상적인 기준법 등으로 측정하여 선택한 혈청도 사용이 가능하다. 다중 측정치로부터 평균치의 95% 신뢰구간을 구하고, 그 상한과 하한의 범위 내에 표준물질의 표시치가 포함되어 있는지를 평가한다.

③ 기준법과의 비교

농도 표시 성분이면 실용기준법(실제로 사용하는 기준법), 효소 성분이면 상용기준법(일상적으로 사용하는 기준법)을 비교대조법(기준법)으로 하여 평가피검법의 정확도를 종합적으로 평가한다. 일상 검사에서 측정하고 남은 혈청 중 색깔이나 혼탁에 이상이 없는 50건 이상의 환자 시료를 표 13-1의 농도 분포에 따라서 모은다. 일간오차를 없애기 위해 비교대조법과 평가피검법으로 매일 5~10건씩 5일 이상 나누어 측정한다. 물론 검토기간 중에는 정도관리 물질로 정도를 확인해야 한다. 결과의 해석은 먼저 비교대조법(기준법)으로 얻어진 값을 x축으로 하고, 평가피검법으로 얻어진 값을 y축으로 한 상관도를 만들고, 직선관계식(회귀식: $y = ax+b$, a는 기울기, b는 절편)과 상관 계수(r)를 구한다. 그림 13-3에 구체적인 상관도를 나타냈으며 평가피검법이 높은 정확도를 가진 측정법이면 (a)와 같이 $y = x$ 선상에 각점이 분포한다. 평가피검법에 오차가 존재할 경우, 상가오차이면 (b)와 같이 $y = x+b$, 비례계통오차(상승오차)이면 (c)와 같이 $y = ax$, 양자가 섞인 오차이면 (d)와 같이 $y = ax+b$로 된다. 이와 같은 기준법과의 비교에 의해 평가피검법에 포함된 오차의 종류와 그 크기가 명확해진다.

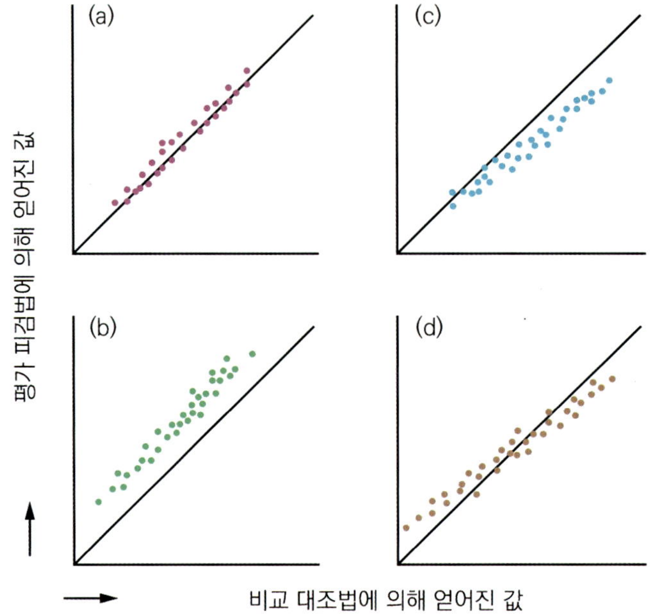

그림 13-3 비교대조법과의 상관도 예

④ 회수 시험

회수 시험(recovery test)은 비례계통오차(상승오차)를 검토하는 방법이다. 목적 물질의 순물질을 환자 시료에 첨가하고 측정계가 목적 성분과 특이적으로 공존물질의 영향 없이 표준물질과 똑같이 반응하는지를 조사하기 위하여 실시한다. 회수 시험의 예를 표 13-2에 나타냈으며 회수율은 다음 공식으로 구한다.

$$\text{회수율(\%)} = \frac{\text{첨가 혈청의 측정치} - \text{대조 혈청의 측정치}}{\text{첨가량(이론치)}} \times 100$$

회수 시험은 표준물질을 환자 시료에 첨가하는 것으로 첨가량은 1/10 이하로 하고, 목적 성분 이외의 조성에는 변화가 없도록 해야 한다. 또한 표준물질을 특별한 용매를 이용하여 용해한 경우에는 그 용매를 대조혈청에 첨가한다. 본 시험의 적용은 고농도 표준 용액의 제조나 구입이 가능한 성분에 한정된다.

표 13-2 회수 시험의 예

	대조혈청	첨가혈청		
		A	B	C
혈청	9.0 mL	9.0 mL	9.0 mL	9.0 mL
정제수	1.0 mL	-	-	-
500 mg/dL 글루코스 표준 용액	-	1.0 mL	-	-
1,000 mg/dL 글루코스 표준 용액	-	-	1.0 mL	
3,000 mg/dL 글루코스 표준 용액	-	-	-	1.0 mL
첨가량(mg/dL)	0	50	100	300
예측치(mg/dL)		135	185	385
측정치(mg/dL)	85	133	182	376
Bias		2	3	9
회수치(mg/dL)	-	48	97	291
회수율(%)	-	96	97	97

*회수치 = 첨가량 – Bias

상관(correlation)

상관은 두 변수(x, y) 간의 관련성을 나타낸 지표로서 그 값은 상관 계수 r로 나타낸다. n개의 시료에 대해 2종류의 물질(x, y)을 측정하고, 얻어진 데이터를 각각 (x1, y1), (x2, y2), …, (xn, yn)으로 했을 때, 상관 계수 r은 다음의 식으로 구한다.

$$r = \frac{\sum(\xi-\overline{x})\sum(yi-\overline{y})}{\sum(\xi-\overline{x})^2\sum(yi-\overline{y})^2},$$

r값은 −1≦r≦1, r값이 1일 때 완전 정(+)상관, 0일 때 무상관, -1일 때 완전 부(-)상관이라고 한다.

예를 들어, 많은 혈청 시료에 대해 알부민과 칼슘 간의 상관성, 기준법과 새로운 방법 간의 상관성을 구하는 데 많이 이용되고 있다.

⑤ 간섭 시험

간섭 시험의 시험법은 회수 시험과 같으며 간섭물질을 1/10 이하의 용량이 되게 혈청에 첨가하여 시행한다. 간섭물질은 내인성과 외인성으로 크게 나누며 내인성인 것으로는 빌리루빈, 용혈, 킬로미크론(chylomicron) 등이 있으며 외인성인 것으로는 약제(아스코르브산 등)나 항응고제 등이 있다. 간섭물질의 영향 시험은 임상적으로 중요한 범위의 첨가 농도로 하고 과다하게 첨가하지 않는다. 간섭율은 다음 식으로 구하며 첨가 시료의 색조나 포함된 성분의 영향에 의해 정(+) 혹은 부(-) 오차로 된다.

$$\text{간섭율}(\%) = \frac{\text{첨가 혈청의 측정치} - \text{대조 혈청의 측정치}}{\text{대조 혈청의 측정치}} \times 100$$

(3) 신뢰 한계

임상화학 분석에서는 정확하게 정량할 수 있는 범위가 존재하며 반드시 신뢰 한계가 있다. 상한이 직선성 한계이며 하한이 검출 한계이다.

① 직선성 한계

직선성 시험(linearity test)을 하려면 먼저 고농도 시료를 준비하고 10단계로 희석배수를 정해놓는다. 각 희석시료에 대해 2~3회 측정하고 그 평균치를 구한 후, x축을 희석배수, y축을 측정 평균치로 한 도표를 만든다(그림 13-4). 측정치와 이론치의 차이로부터 다음 식을 이용하여 바이어스%를 구한다. 일반적으로 바이어스% 5%를 허용한계로 하고 직선성 한계를 정한다.

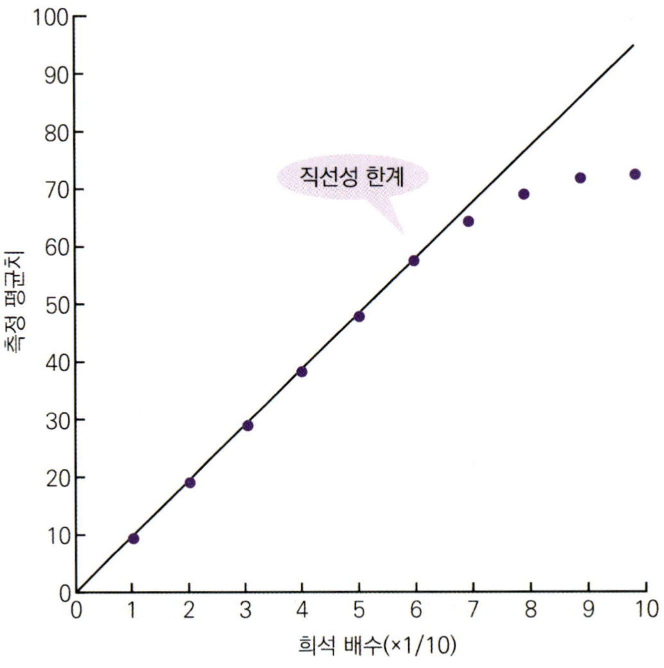

그림 13-4 희석직선성의 예

$$바이어스(\%) = \frac{측정치 - 이론치}{이론치} \times 100$$

직선성 한계를 초과하는 시료는 일반적으로 생리식염수를 사용하여 직선성 범위 내의 농도가 되게 희석한 후 측정한다. 혈청에 비해 고농도로 존재하는 소변 성분 등의 측정에서는 희석을 필요로 한다.

② 검출 한계

검출 한계는 저농도 시료를 맹검 시료(blank sample)하여 5단계 이상 희석한 것을 측정 시료로 한다. 희석 시에는 매트릭스, 즉 용매를 고려한다. 각 시료를 20회 이상 측정하고 표준편차를 구한다. 맹검 시료의 평균치+3SD(또는 2SD)와 희석계열의 각 측정치의 평균치-3SD(또는 -2SD)의 값이 겹치지 않은 시료의 측정 평균치를 검출 한계로 한다(그림 13-5). 산출의 기준이 되는 것은 SD이므로 각 농도의 데이터는 정규분포를 하고 있는 것이 전제조건이 된다. 건강한 사람에서 미량으로 검출되는 성분은 검출 한계를 설정할 필요가 있다.

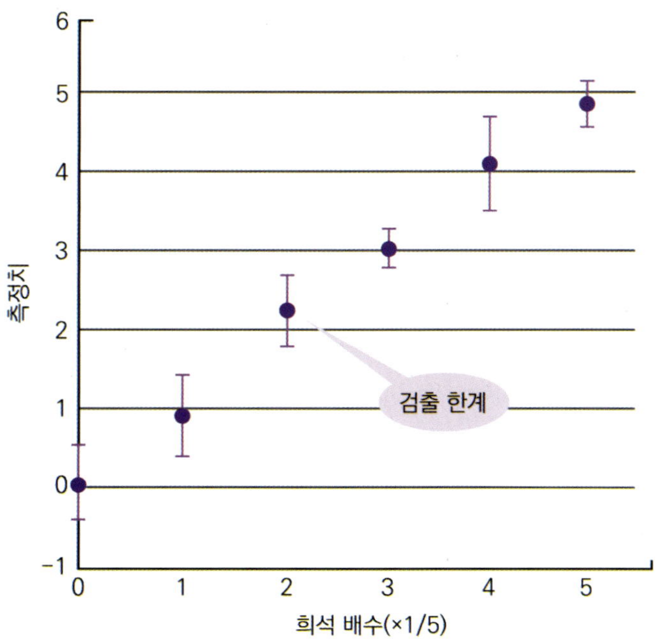

그림 13-5 검출 한계의 예

5) 불확실성

불확실성(uncertainty)은 참값을 이용하지 않고 측정치의 평가 방법을 확립할 필요성으로부터 생긴 개념이며 측정치에 대해 그 참값이 존재할 범위를 나타낸 추정치로 정의된다. 측정법에는 반드시 측정 오차가 있으며 참값을 안다는 것은 실제로 불가능하다. 그래서 측정치 등 실험적으로 얻어진 양에만 입각한 개념으로서, 정도와 오차 대신에 불확실성이 정의되었다. 불확실성의 크기는 표준값을 가진 시료를 여러 번 측정하여 얻어진 측정치에 의해 95% 신뢰구간의 크기로 나타낸다.

불확실성의 산출에는 반드시 이력이 보증된 수치가 필요하다. 즉 신뢰성이 보증된 인증치보다 상위의 표준물질을 사용하여 보정하고, 표준 측정 조작법으로 측정함으로써 하위 표준물질의 불확실성을 산출하는 것이 가능하다. 표준 측정 조작법이나 표준물질이 규정되고 있는 항목에 대해서는 확장 불확실성이 같이 사용되고 있으며 값의 전달 단계가 증가할수록 불확실성의 값도 커진다. 따라서 임상검사의 측정 체계에서 불확실성은 환자 시료의 측정치가 가장 크다.

확장 불확실성

측정 결과의 대부분, 예를 들면 95%가 포함된다고 기대되는 구간

2. 정도관리 방법

임상 검사에서는 검사실 내에서 검사 방법을 관리하는 내부 정도관리(internal quality control, IQC)와 검사실 간의 검사 정도를 관리하는 외부 정도관리 평가(external quality assessment, EQA)를 실시하여 일상 검사 결과의 정밀도와 정확도를 관리하였다. 이를 통해 신뢰성이 높은 검사 결과를 제공해왔다. 그러나 분석기기나 시약의 정도를 관리하는 것이 목적인 내부 정도관리와 외부 정도관리 평가에서는 분석 전후의 과정, 즉 검체 채취, 운반, 보존, 검사 결과의 보고 등을 포함한 진료 과정 중에서 생기는 오차는 관리할 수 없다. 그 때문에 최근에는 분석 전후의 과정을 포함한 검사 성적의 관리를 시행하는 종합적 정도관리(total quality control, TQC)의 필요성이 명문화되었고, 더욱이 검사항목의 선택이나 의뢰, 측정법의 도입과 검토, 검사치의 해석, 판정 기준의 설정 등을 포함한 관리를 시행하는 질 보증(quality assurance, QA)의 개념이 도입되고 있다(그림 13-6). 또한 검사실의 예산, 인재(구성원), 검사기록, 재고, 분석기기, 안정성 등의 관리운영에 관한 검사관리업무(good laboratory practice, GLP)를 포함하는 질관리체계(quality management system, QMS)를 구축하는 기관들이 늘어나고 있다.

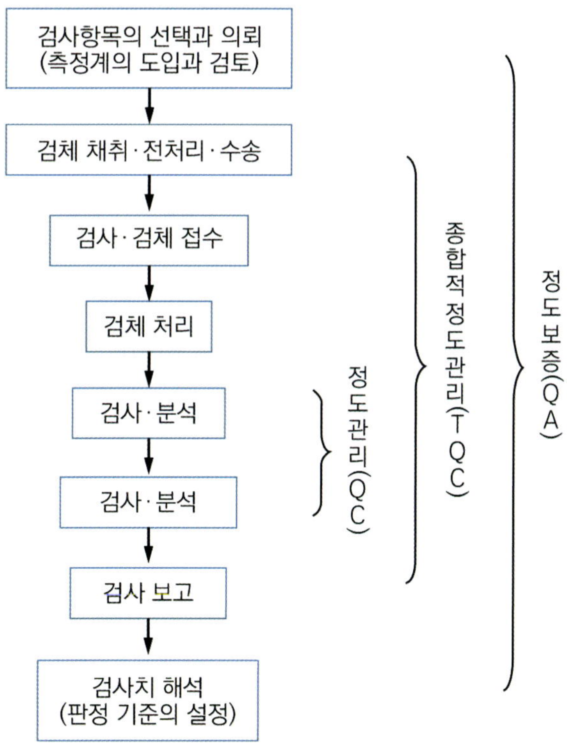

그림 13-6 검사 업무의 흐름과 정도보증

1) 외부 정도관리 평가

외부 정도관리 평가(EQA)란 신빙도 조사라고도 하며 검사실에서 수행하는 검사의 질이 유효하다는 것을 객관적으로 보증하기 위해 신뢰성 있는 외부기관으로부터 평가받는 것을 말한다. 가장 흔한 형태의 외부 정도관리는 협회 혹은 학회와 같은 기관에 가입하여 정도관리 검체를 받아서 검사실에서 시행하고 있는 방법 그대로 검사하여 결과를 외부기관에 제출하고, 외부기관에서는 이를 통계적으로 분석, 평가하여 그 결과를 각 검사실에 통보해준다.

(1) 표준편차 지수

외부 정도관리의 평가지표 중 가장 많이 이용되고 있는 것이 표준편차 지수(standard deviation index, SDI)이다. SDI는 같은 장비, 시약 및 검사방법을 사용하는 동등한 성격의 다른 의료기관의 검사실(동류 집단, peer group)과 외부 정도관리 조사를 받고 있는 해당 검사실 간의 정확도를 비교하는 지표이다.

$$\text{SDI} = \frac{\text{수행 검사실의 분석 결과} - \text{동류집단의 평균치}}{\text{동류집단의 표준편차}}$$

SDI 값 0은 외부 정도관리 조사를 받고 있는 해당 검사실과 동등한 성격의 다른 검사실 간에 차이가 없다는 것을 의미한다. 보통 SDI 값은 ±2까지는 허용되지만, ±1.5~2.0은 주의해야 하며, ±2.0 이상일 때는 결과를 신뢰할 수 없는 경우가 발생할 수 있으므로 반드시 원인을 규명해야 한다. ±3.0 이상일 때는 수용할 수 없는 결과이므로 반드시 원인 규명 및 대책을 강구해야 한다.

보기 1은 칼륨에 대한 외부 정도관리 조사의 결과이다. 칼륨 결과는 허용 한계를 벗어났고, BUN은 허용범위 안에는 들었지만 한계치에 가깝다.

보기 1

외부 정도관리 평가에서 칼륨은 평가기준을 평균치 ± 0.2 mmol/L(2SD)로 하였고, BUN은 평균치 ± 2SD를 허용 한계로 정하여 조사하였다. A 검사실의 검사 결과는 다음과 같다.

	A 검사실 결과	평균치	동류집단 평균(Mean)	동류집단 표준편차(SD)
칼륨	4.0	4.3		
BUN	24		21	1.5

칼륨의 허용 한계는 다음과 같이 계산한다.
"목표치 ± 허용 농도 편차"는 4.3 + 0.2 = 4.5와 4.3 - 0.2 = 4.1이므로 허용 한계는 4.1~4.5이다.

BUN의 SDI

$$SDI = \frac{\text{수행 검사실의 평균치} - \text{동류집단의 평균치}}{\text{동류집단의 표준편차}} = \frac{24 - 21}{1.5} = 2.0$$

그러므로 A 검사실의 칼륨은 허용범위를 벗어나 원인분석이 필요하며, BUN은 SDI가 허용범위 안에 들었으나 주의할 필요가 있는 것으로 나타났다.

(2) 변동 계수비

변동 계수비(coefficient of variation ratio, CVR)는 동류집단 검사실과 수행 검사실 간의 정밀도를 비교하는 데 이용된다.

$$CVR = \frac{\text{수행 검사실의 CV}}{\text{동류 집단의 CV}}$$

목표 CVR은 1.0이다. CVR이 1.5이면 정밀도가 동류집단 검사실에 비해 50%가 떨어지는 것을 의미한다.

(3) 변동지수 점수

① 변동률(% variation, V)

해당 검사실의 결과와 동류집단의 평균치의 차이를 동류집단 평균치에 대한 백분율로 나타낸 것이다. 다음은 나트륨에 대한 변동률을 구한 것이다.

$$변동률(\%) = \frac{해당\ 검사실의\ 분석결과 - 동류\ 집단의\ 평균치}{동류\ 집단의\ 평균치}$$

$$\frac{126.0 - 126.75}{126.75} \times 100 = 0.59$$

② 변동지수 및 변동지수 점수(variance index score; VIS)

변동률(V)을 선택 변동 계수에 대한 백분율로 나타낸 것이 변동지수(variance index, VI)다.

$$VI = \frac{V}{CCV} \times 100 = \frac{0.59}{1.6} \times 100 = 37$$

$$VIS = 37$$

* CCV: 선택 변동 계수(chosen coefficient of variation)

선택 변동 계수(chosen coefficient of variation; CCV)

① 영국에서 국내 화학 검사 정도관리 평가를 위해 1971년에 선택된 변동 계수이다.

② 검사 성적을 일정한 CCV치와 비교함으로써 시간 변화에 따른 검사 성적의 향상 여부를 쉽게 파악할 수 있다.

표 13-3 검사 항목별 선택 변동 계수(CCV)

항목	CCV	항목	CCV
나트륨	1.6%	총 단백질	3.9%
칼륨	2.9%	알부민	7.5%
염화물	2.2%	총 콜레스테롤	7.6%
BUN	5.7%	AST	12.5%
글루코스	7.7%	ALT	12.5%
총 칼슘	4.0%	ALP	17.5%
무기인	7.8%	LD	25.0%
철	15.0%	GGT	14.0%
요산	7.7%	pH	0.2%
크레아티닌	8.9%	pO_2	5.0%
총 빌리루빈	19.2%	pCO_2	5.0%

VI < 400 인 경우	VIS = VI
VI ≥ 400 인 경우	VIS = 400

③ 변동지수 점수 판정

VIS = 0	동류집단 평균치와 동일하여 차이가 없음
VIS = 100	CCV와 같은 정도의 오차
VIS = 100-200	주의, 관찰을 요함
VIS = 200 이상	원인 규명이 필요함
VIS = 400	CCV보다 4배나 더 많은 오차(최고치 한계)

2) 내부 정도관리

검사실 내부에서 주로 관리 물질을 사용하여 수행하는 정도관리를 내부 정도관리 (intralaboratory quality control)라고 한다. 일단 관리 혈청을 반복 측정한 데이터가 정규 분포를 나타냈고 분포가 평균을 중심으로 좁게 이루어져 있는 것으로 확정되었으면, 검사실에서 이 관리 혈청을 사용해도 된다. 관리 혈청은 환자 검체 측정 시 같이 측정된다. 관리 혈청의 측정치는 측정이 정확하고 정밀하다는 것을 증명하기 위해 미리 설정한 신뢰 구간에 대하여 감시된다. 정확도(accuracy)는 샘플에 대해 설정한 값 또는 참값(true value)을 얻는 능력이고 정밀도(precision)는 샘플을 반복 측정했을 때 같은 값을 얻는 능력(재현성, reproducibility)이다.

이들 두 정의는 매우 비슷한 것 같지만 전혀 다른 개념이다. 측정에서 정확도는 결과의 정확성을 증명하는 것인 반면, 정밀도는 반복 측정 시 그리고 측정 내내 이러한 정확성을 유지하기 위한 방법의 능력을 증명하는 것이다. 반복 측정한 값이 거의 같으면 측정법은 정밀한 것이 된다. 그러나 반복 측정한 값이 참값이 아니라면 부정확한 방법이 된다.

관리 모니터링 시스템은 환자 결과의 정확성(측정의 정확도)에 관해 결정을 내리는 검사 담당자에게 바로 정보를 주어야 한다. 또한 이 시스템은 방법의 전반적인 수행에 관하여 결정을 내리는 검사실 책임자에게 주기적인 정보를 주어야 한다(측정의 정밀도 및 장기간 정확도).

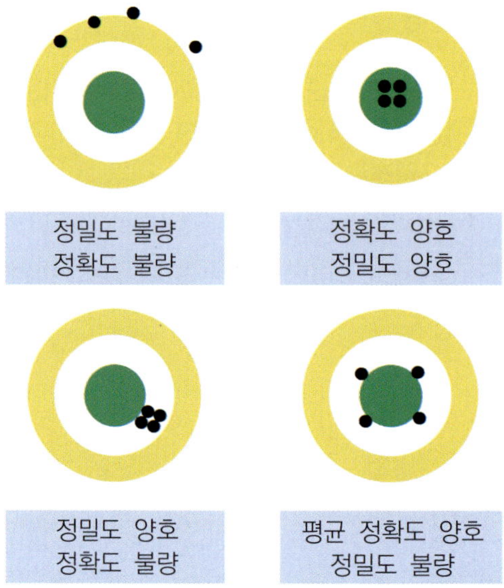

그림 13-7 정밀도와 정확도를 나타내는 표적 모형도

(1) 시약 및 관리물질 등의 관리

① 시약

여러 종류의 시약을 사용하는 일이 많아서 재고 관리는 항상 명확하게 해놓는다. 특히 로트(lot) 변경 시에 측정치가 변동하는 수가 있기 때문에, 로트 관리는 엄중하게 한다. 변동이 큰 시약의 경우는 먼저 선행 로트를 체크한다. 해당 로트 시약이 사용되고 있는 기간은 엄밀하게 기록해 놓을 필요가 있다.

② 정도관리 물질의 선정

정도관리 물질(quality control material)이란 정도관리를 수행하는 물질로서 일반적으로 관리물질 혹은 대조물질이라고도 한다. 혈청, 소변을 기질로 하여 수용액 등에 대부분의 경우 여러 가지 성분이 함유되어 있으며 액상이나 냉동 건조된 분말 제품으로 되어 있다. 관리물질은 표준물질(standard material) 혹은 기준물질(reference material)과 다르며, 차이점을 이해하는 것이 필요하다. 표준물질은 일정량의 피분석물을 포함하고 있는 물질로서 측정 방법을 조정하는 데 사용된다. 조정이 끝난 후 측정 결과가 계산된다. 한편 관리물질은 일단 조정이 된 측정 방법의 정밀도(precision)와 정확도(accuracy)를 측정하는 데 사용된다. 관리물질은 환자검체와 함께 측정한다. 허용 범위가 넓은 관리물질을 사용해서는 안 된다. 관리물질에는 측정값이 검사 방법에 따라 분석되어 있는 것(assayed material)과 전혀 분석되지 않아 검사실에서 직접 측정해야 하는 관리물질(unassayed material)이 있다. 또한 상품화되어 있는 관리물질 이외에 검사실 자체적으로 조제하여 사용하는 풀 혈청(pooled serum)도 있다. 풀 혈청은 매일 검사하고 남은 혈청 시료를 합쳐서, 멸균 여과 후 소량씩 냉동 보관시켰다가 사용하게 된다. 관리물질은 검사실의 검사 종류, 검사 건수, 규모, 형편에 따라 선정하게 되는데 일반적으로 고려해야 하는 사항은 표 13-4와 같다.

표 13-4 관리 혈청의 선택 기준

- 환자 검체와 기질이 유사해야 하며, 일정 기간 동안 안정성을 유지해야 한다.
- 분석물질들의 농도가 임상적인 유용성이 있어야 하며, 의학적 결정을 내리는 데 필요한 두 가지 농도를 가진 관리 혈청을 갖고 있어야 한다.
- 1년 동안 충분히 사용할 수 있는 동일한 로트 번호의 관리 혈청을 확보해야 한다.
- 사용이 편리하도록 작은 병에 일정량씩 담겨져 있어야 한다.
- 가격이 적절한 수준이어야 한다.

관리물질은 검사할 환자 검체의 특성과 비슷해야 한다. 만일 검체로 혈청이 사용된다면, 관리물질의 조성은 가능하면 혈청과 비슷해야 한다. 이를 위해 실제 사람이나 동물 혈청을 모으고, 혈청 시료를 동결건조하거나 탈수하고, 또는 혈청과 똑같은 물리적 특성을 갖도록 인공 단백질 용액을 사용한다.

또한 관리물질은 의학적 결정 수준에 초점을 맞춘 2가지 이상의 피분석물 농도를 가진 물질을 사용하는 것이 좋다. 다시 말하면, 기준범위의 것과 기준범위를 벗어난 이상치를 가진 것을 갖추고 있어야 한다. 경우에 따라서는 낮은 농도, 중간 농도, 높은 농도의 3가지 수준의 관리물질이 필요할 때도 있다.

동일한 로트 번호를 가진 관리물질의 양은 1년 동안 사용할 수 있을 정도로 충분한 것이 유리하다. 그 이유는 새로운 로트 번호를 가진 관리물질을 사용할 때마다 검사실에서는 질 관리에 대한 새로운 목표 범위를 재설정해야 하기 때문이다. 정확하게 수행하면 이러한 과정을 거치는데 약 1개월이 소요되어 1년에 한 번 이상은 불편하게 될 것이다.

관리물질은 매일 사용하기에 편리하게 일정량씩 분주되어 있다. 일단 관리물질을 담은 병을 열면, 증발하여 농도가 변할 수 있다. 상품으로 나와 있는 관리물질은 보통 1 mL, 3 mL, 5 mL, 10 mL 용량의 것이 이용되고 있다.

(2) 관리물질을 사용한 일상의 내부 정도관리

① 관리물질의 선택

임상화학 검사 분야에서 사용되는 관리물질은 다항목용, 효소 전용, 지질 전용, 감염증 전용, 종양 마커 전용, 호르몬 전용 등 다양한 제품이 시판되고 있다. 보통은 동결건조 제품이나 동결제품 형태로 공급되기 때문에 제조사의 사용 규정에 따라 사용하는 것이 원칙이다.

② 관리물질의 각 검사 항목 농도

적어도 2가지 농도, 가능하면 3가지 농도로 모니터하는 것이 바람직하다. 설정 농도는 기준범위 농도 · 저농도 · 고농도 등 3가지 농도가 좋으며, 시판 제품 중에서 희망하는 범위의 것을 선택하는 것이 좋다. 이상 고치 범위는 측정이 가능한 농도 범위(직선성의 범위 내)에서, 가능하면 고치 쪽이 좋지만, 현실적으로 그러한 시판제품은 적다. 이상 고치 범위의 모니터링을 실시할 경우에는 자가 제조한 관리 혈청을 사용한다.

③ 자가 제조 관리 혈청

시판 제품이 없는 검사 항목이나 상기의 이상 고치를 모니터하고 싶은 경우에는 자가 제조 관리 혈청을 만들어 사용한다. 이러한 혈청은 검사하고 남은 검체를 사용하거나 지원자로부터 조달하면 되는데, 어떠한 경우라도 비감염성 시료를 이용해야 한다. 윤리위원회 등이 있는 시설이라면, 제출하여 인가를 받도록 한다. 자가 제조 관리 혈청을 만드는 방법과 보존법을 잘 검토하고 매뉴얼을 만들어 놓는다.

④ 관리물질의 측정 빈도 · 시기

측정이 일괄(Batch)처리형인가 임의 접근(Random Access)형인가에 따라 타이밍이 다르며, 일반적으로 다음과 같은 타이밍으로 모니터한다.

① 기기 작동 시, 시약 교환 시, 보정(calibration) 시

② 환자 검체 측정 전, 측정 도중(일정 수의 검체 중에 넣거나 시간에 따라 삽입함), 측정 종료 후

③ Batch처리형의 경우, 1 Batch에 적어도 1세트(가능하면 2세트)

⑤ 관리물질 측정치의 판단과 데이터 정리

① 측정 후 곧바로 판단한다. 양호 · 경과 관찰 · 불량의 판단이 곧바로 이루어져야 한다.

② 하루 종료 시에 그날의 분석 상태에 대하여 판단한다.

③ 일정 기간(1주 · 1개월 · 1년 등)의 분석 상태에 대하여 평가한다. 월보나 연보 형식을 작성하고 객관적으로 판단한다.

④ 관리물질 데이터의 매월 평균치와 표준편차로 장기적인 변동을 평가한다. 평균치와 표준편차를 차트화하면 시각적으로도 판단하기 쉽다. 또한 일정 기간에 대해 불확실성을 산출하고, 이 데이터도 장기간에 걸쳐 모니터할 수 있도록 정리해놓는다.

⑥ 관리물질의 로트 변경 시 처리

관리물질의 로트가 바뀌면 측정치가 당연히 변하기 때문에 다음과 같은 처리를 해놓는다.

① 로트 변경에 앞서, 새로운 로트 관리 물질을 적어도 1개월 전에 구입해놓는다.

② 구(舊) 로트 관리 물질 사용 기간 중에 새로운 로트 관리 물질을 예비로 측정해놓는다. 가능하면 20일간 실시하는 것이 이상적이지만 경비나 운용상 곤란하면 적어도 5일 이상 실시한다.

③ 예비로 측정한 새로운 로트 관리 물질 측정치를 집계하고, 구 로트의 데이터와 비교하여 문제가 없다고 판단되면, 새로운 관리한계를 설정한다.

④ 새로운 로트 관리 물질로 새로운 관리 한계를 설정한 후 일상 검사를 실시한다. 가능하면 매월 1일에 시작하면 월간 집계 등을 내는 데 편리하다.

※ 새로운 로트로 바꾼 후에도 수일(2일~1주 정도)간 구 로트 관리 물질을 병행하여 측정하면, 중복기간으로 인하여 장기적인 정도관리에 유용하다.

(3) Levey-Jennings 관리도

관리 혈청 값을 모니터링 하는 가장 오래된 방법 중의 하나가 Levey-Jennings 관리도이다. Levey-Jennings 관리도는 그림에서 보는 것처럼 정규 분포(가우스 분포) 곡선을 연장시켜 놓은 것이다. 이 관리도의 왼쪽에는 평균과 SD의 값이 표시되어 있고, 하변에는 날짜가 기록되어 있다.

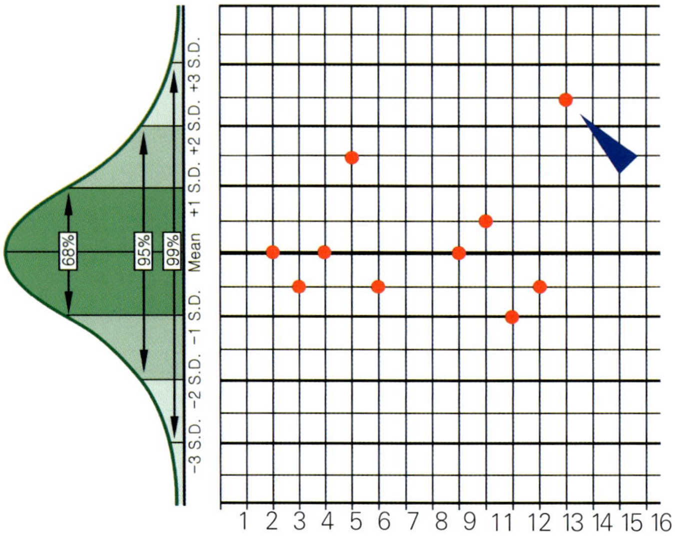

그림 13-8 Levey-Jennings 관리도

보기 2

작은 검사실에서 중간 범위의 글루코스 관리 혈청 값을 기록하고 감시하기 위해 Levey-Jennings 관리도를 사용하고 있다. 감시되고 있는 방법은 자동화 글루코스 산화 효소(glucose oxidase)법으로 하루에 세 번 측정된다. 검사실에서는 목표 범위를 설정하기 위해 30일 동안 관리 혈청을 측정했다. 그 결과 평균은 100 mg/dL, SD는 2 mg/dL였다. 95.5% 신뢰 한계($\bar{x}$ ± 2SD)는 96~104 mg/dL였다. 검사실에서는 이것을 바탕으로 관리도를 만들었다. 각 관리 혈청의 값을 측정한 후 관리도에 표시하였으며, 그 값은 책임자에 의해 매일 확인된다. 처음 10개의 값은 아래와 같다. 이러한 값을 그림 13-9와 같이 Levey-Jennings 관리도에 표시하였다.

날짜	측정 번호	값(mg/dL)
7-14	1	102
	2	100
	3	98
7-15	1	99
	2	102
7-16	1	103
	2	98
7-17	1	100
	2	101
	3	100

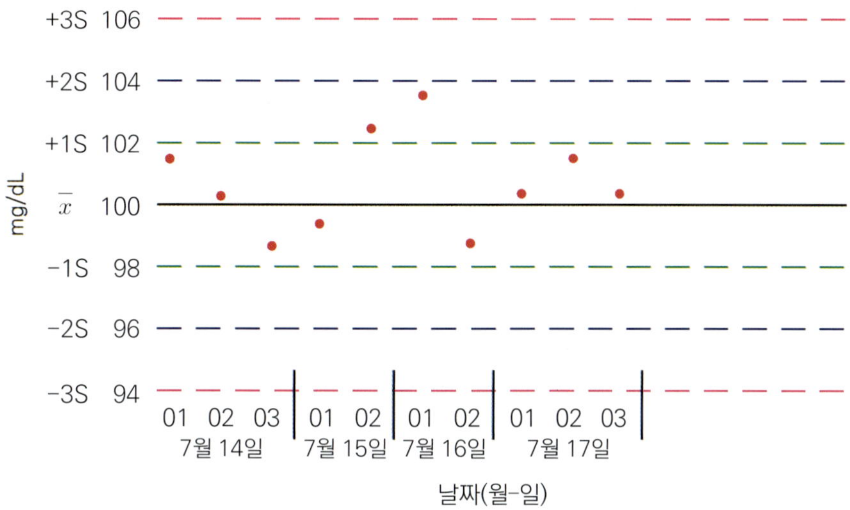

그림 13-9 자동화 글루코스 산화 효소법으로 중간 범위의 글루코스 농도를 가진 관리 혈청을 측정하여 표시한 Levey-Jennings 관리도

Levey-Jennings 관리도에서 관리 혈청의 모든 값이 95.5% 신뢰 구간 안에 있어야 한다(그림 13-10). 일단 관리 혈청 값이 나오면 그것을 Levey-Jennings 관리도에 표시한다. 그림 13-11과 같이 관리 혈청의 측정치가 95.5% 신뢰 구간 안에서 평균을 기준으로 위아래로 조금씩 변동하면 정밀도와 장기간 정확도(long-term accuracy)가 양호한 것으로 확정된다.

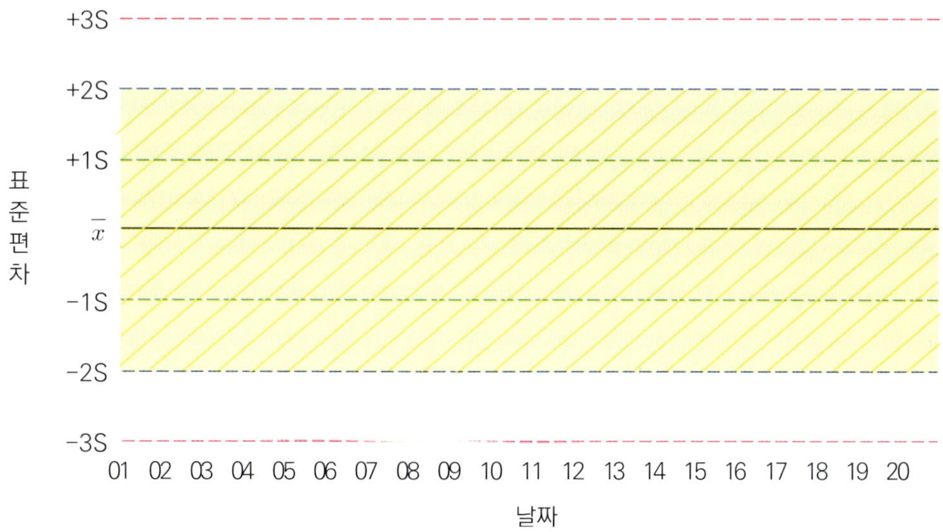

그림 13-10 Levey-Jennings 관리도

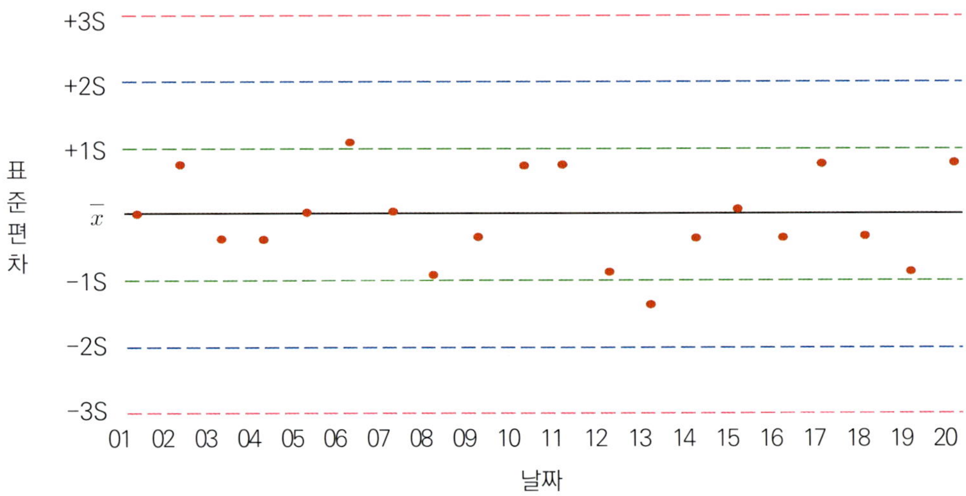

그림 13-11 양호한 정밀도를 나타내는 Levey-Jennings 관리도

그림 13-12의 Levey-Jennings 관리도에서 보듯이 관리 혈청의 측정치가 평균을 중심으로 위아래로 균일하지 않게 흩어져 있으면 측정이 정밀하지 않다는 것을 가리킨다. 정밀도의 불량은 불안정한 피펫팅이나 세심한 주의력 결핍 같은 기술오차(technical error)에 의해 일어난다. 정밀도 불량은 SD가 증가하여 평균을 중심으로 값들이 위아래로 넓게 퍼져있다.

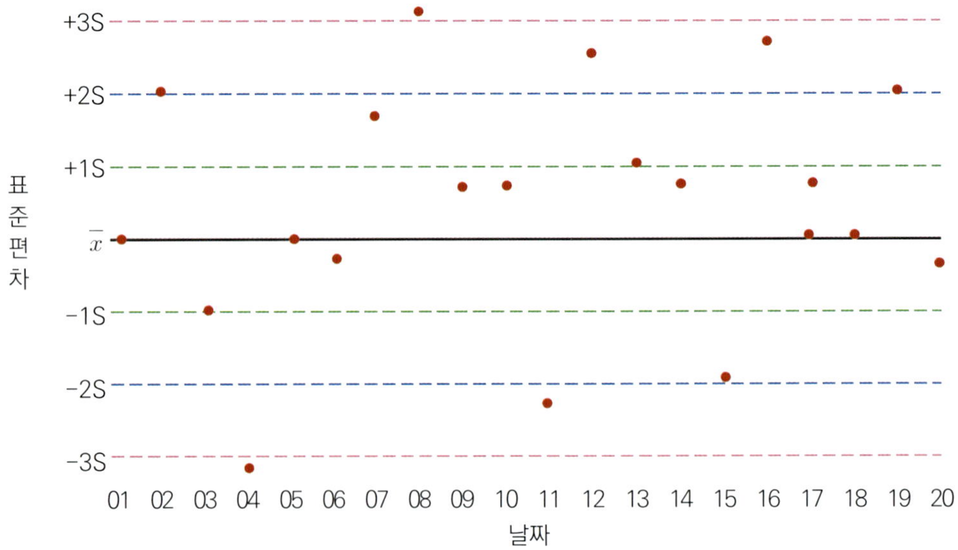

그림 13-12 불량한 정밀도를 나타내는 Levey-Jennings 관리도

장기간 나타나는 정밀도의 불량은 Levey-Jennings 관리도로 검출할 수 있다. 장기간 정확도의 변화는 방법에서 나타나는 미묘한 변화와 환자의 결과에 대하여 곧바로 결정을 내려야 하는 담당자가 발견하지 못한 미묘한 변화를 가리킨다. 이러한 종류의 정확도 불량은 지나치기 쉬운 측정 과정의 작은 변화로 인해 발생한다. 장기간 정확도 불량은 Levey-Jennings 관리도에서 경향변동(trend)이나 편측변동(shift)로서 나타난다. 장기간 정확도 불량은 계통오차(systematic error)에 의해 일어난다.

경향변동은 측정치의 점차적인 변화가 한 방향으로 진행되는 변화이다. 그림 13-13에서 보듯이 9일부터 20일까지 측정치가 조금씩 계속 증가하고 있다. 이러한 것을 상승경향변동(upward trend)이라고 한다. 이것은 시약 및 표준물질의 변질이나 장비의 노후화 등에 의해 일어난다. 이와 반대로 하강경향변동(downward trend)은 표준 용액이 농축될 때 나타난다.

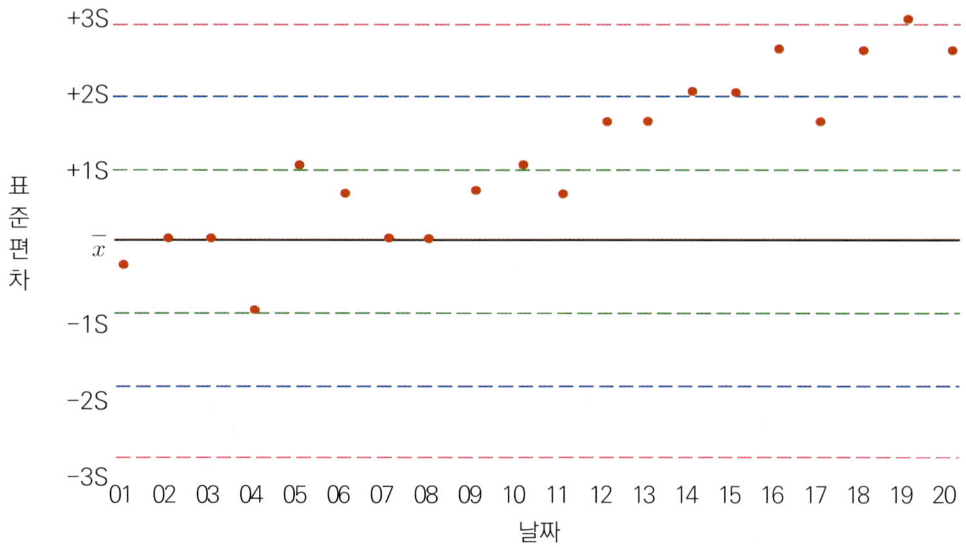

그림 13-13 경향(trend)을 나타내는 Levey-Jennings 관리도

편측변동은 측정치가 갑자기 평균보다 높거나 낮게 계속해서 나타나는 변화이다. 그림 13-14의 Levey-Jennings 관리도에서 보듯이 9일에 편측 변동이 나타난다. 이러한 편측변동은 새로운 방법의 도입에 의해 일어난다. 그밖에 편측 변동은 보통 표준 용액과 시약을 새로운 로트로 교체했을 때나 장비의 미세한 기능 이상 시에 나타난다.

Levey-Jennings 관리도의 가장 분명한 장점은 정밀도와 상대적 정확도를 시각적으로 잘 나타내는 것과 해석이 쉽다는 것이다. Levey-Jennings 관리도의 단점은 관리도 데이터를 유지시키는 데 너무 많은 시간이 걸린다는 것이다.

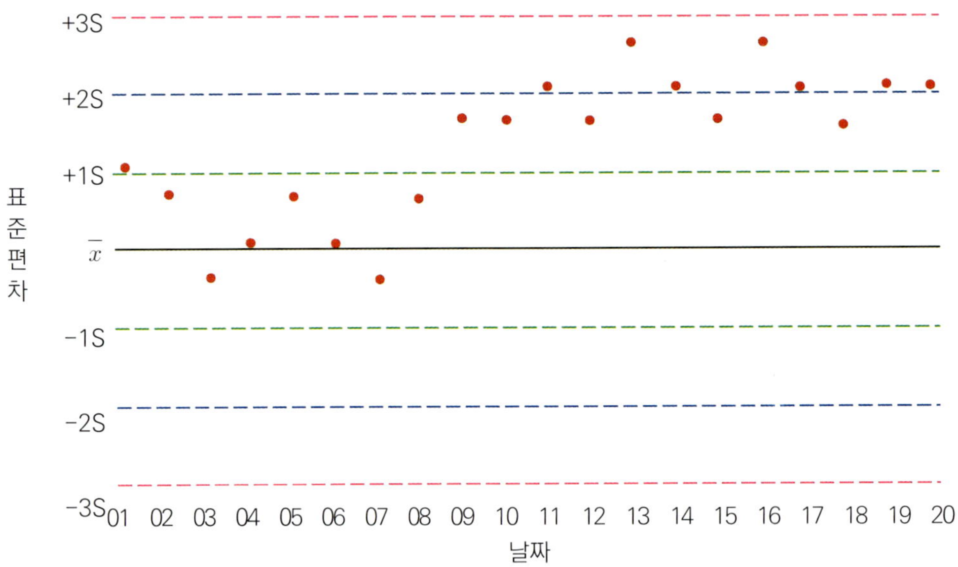

그림 13-14 편측변동(shift)을 나타내는 Levey-Jennings 관리도

(4) 다중규칙 시스템

정도관리 데이터를 표시하는 데 Levey-Jennings 관리도의 비실용성은 다른 정도관리 모니터링 방법의 개발을 촉진시켰다. 다중규칙 시스템(multirule system)은 Levey-Jennings 관리도의 가장 일반적인 대안 중 하나이다. 이 시스템에서는 특이한 한계를 정한 룰을 사용한다. 정도관리 멀티룰 중 가장 많이 사용하고 있는 것은 웨스트가드(Westgard) 다중규칙 시스템이다. 원래의 웨스트가드 다중규칙은 그림 13-15와 같다.

보기 3은 관리 혈청의 데이터를 감시하기 위해 웨스트가드 시스템을 어떻게 사용하는지 설명하고 있다.

1_{2s}	한 개의 값이 2SD와 3SD 혹은 -2SD와 -3SD 사이에 있다. 안정된 분석체계에서는 통상 경고(warning) 신호로 간주된다.
1_{3s}	한 개의 값이 +3SD나 -3SD를 벗어나 있다. 이것의 위반은 항상 거절의 이유가 된다. 우발 오차에서 나타난다.
2_{2s}	연속해서 두 개의 값이 같은 방향의 2SD와 3SD 혹은 -2SD와 -3SD 사이에 위치한다. 계통 오차에서 나타난다.
R_{4s}	전후의 값 차이가 4SD보다 크다. 우발 오차에서 나타난다.
4_{1s}	연속해서 네 개의 값이 같은 방향으로 1SD나 -1SD를 벗어나있다. 계통 오차에서 나타난다.
10x	연속해서 열 개의 값이 평균을 기준으로 어느 한쪽에 치우쳐 있다. 계통 오차에서 나타난다.

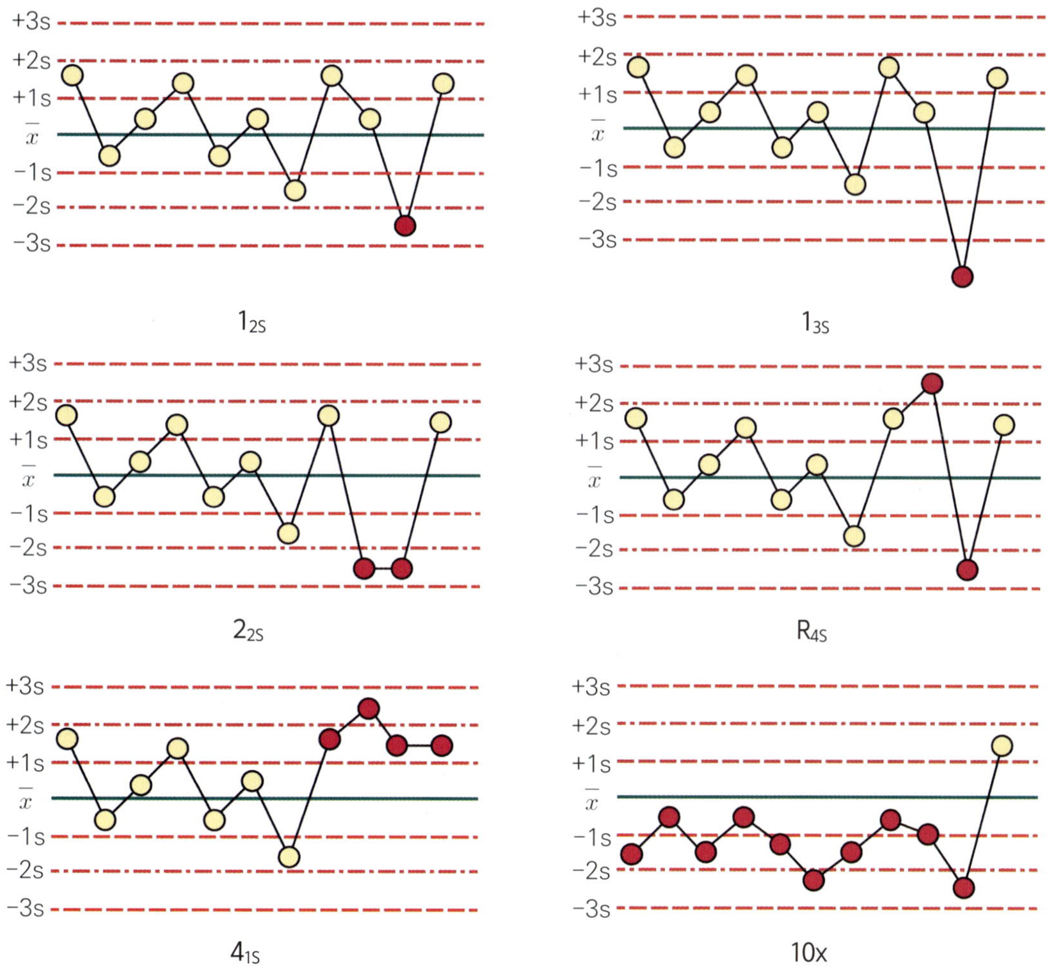

그림 13-15 웨스트가드-멀티룰을 나타낸 관리도

2종류의 관리 혈청을 사용할 때는 2개의 결과를 더한 값으로 보고한다. 만일 같은 날 2종류의 결과가 1_{2S}라면 합하여 2_{2S}가 된다(그림 13-16).

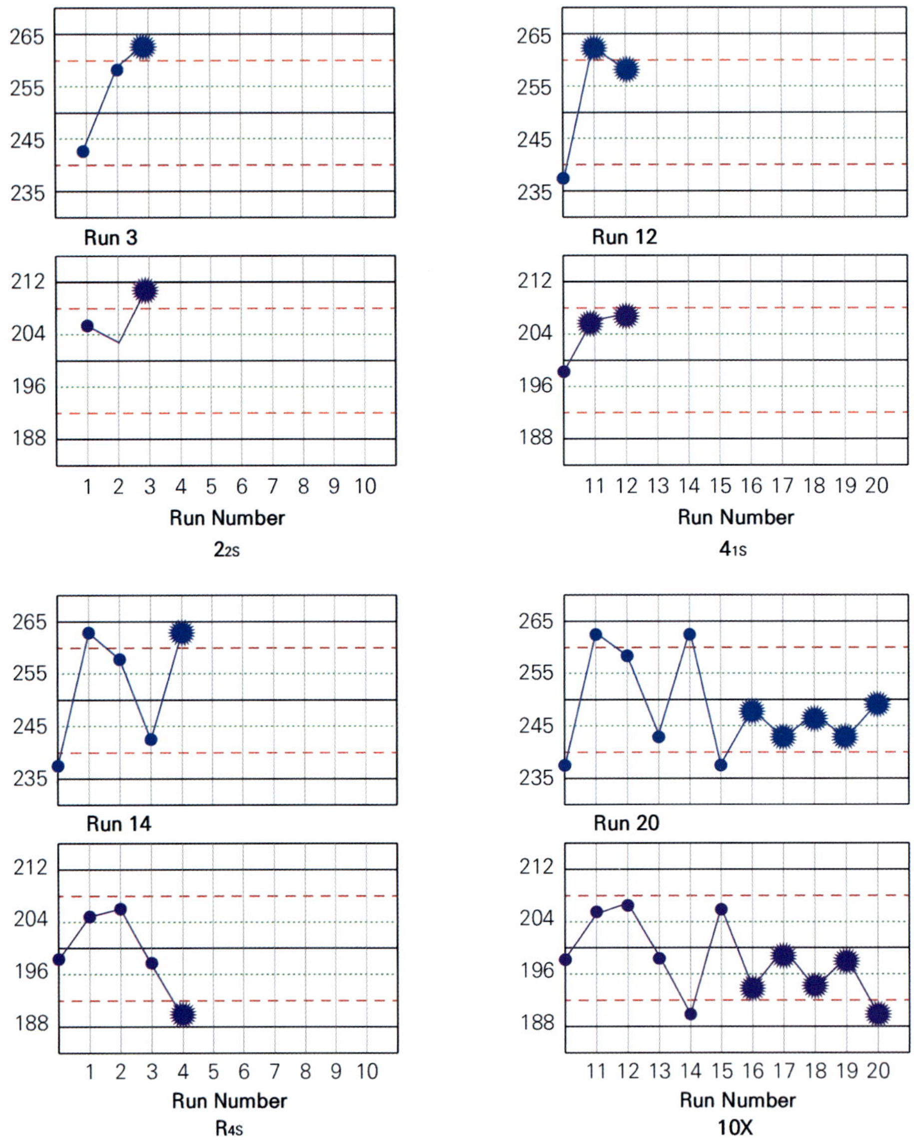

그림 13-16 2종류의 관리 혈청을 사용할 때의 웨스트가드-멀티룰 판독

보기 3

자동 분석기로 관리 혈청의 칼륨을 10번 연속 측정하였다. 단위는 mmol/L이고 1_{2S}는 경고를 가리키는 깃발이 표시되고, 웨스트가드 다중규칙 위반을 기호로 표시하였다.

[관리 혈청의 목표치]

평균 = 6.6 mmol/L SD = 0.1 mmol/L

평균 ± 1SD = 6.5~6.7 mmol/L 평균 ± 2SD = 6.4~6.8 mmol/L

측정 순서	값	경고(깃발)	웨스트가드 룰 위반
1	6.4		
2	6.5		
3	6.7		
4	6.4		
5	6.3	1_{2S}	없음
6	6.6		
7	6.5		
8	6.8		
9	6.9	1_{2S}	없음
10	6.9	1_{2S}	2_{2S}

웨스트가드 다중규칙 시스템의 가장 큰 장점은 우발오차와 계통오차를 구분할 수 있는 강력한 능력이다. 우발오차는 어떤 실제 패턴 없이 나타나는 오차이고, 계통오차는 연속해서 나타나고 모든 결과에 동일하게 영향을 미치는 오차이다.

Levey-jennings 관리도에서 우발오차는 다른 값과 유의한 차이가 나는 값을 가리키며 계통오차는 경향 변동이나 편측변동을 가리킨다. 계통오차는 그 원인을 반드시 규명해야 한다. 우발오차는 일회성 이벤트로 생각되며 재검으로 극복될 수 있다. 일관성이 있는 우발오차는 정밀도의 변화를 가리키기 때문에 조사를 필요로 한다. 웨스트가드 멀티룰 시스템에서 1_{3S}와 R_{4S} 규정의 위반은 우발오차의 존재를 가리키고, 2_{2S}, 4_{1S} 및 10x 규정의 위반은 계통오차를 가리킨다.

오차(error)

오차는 크게 분석 전 오차와 기술 오차로 분류한다.

분석 전 오차(preanalytical error): 분석 전에 검체 채취, 검체 취급, 측정 기구, 측정 방법 등에 의해 일어나는 오차이다.

기술오차(technical error): 분석 과정에서 발생하며, 분석자가 기술을 익히면 방지할 수 있다. 기술오차에는 우발오차와 계통오차가 있다.

① **우발오차**: 일회성으로 일어나며 조작 부주의, 기구 오염 등이 이에 속한다.

② **계통오차**: 시정을 하지 않으면 연속해서 발생하며, 표준 용액이나 시약의 변질, 분석 기구의 이상, 분석 방법의 변경, 분석자 교대, 시약 교체 등이 이에 속한다.

웨스트가드 다중규칙 시스템의 장점은 앞에서 언급한 우발오차와 계통오차를 구별하는 능력 외에 계통오차의 조사 방향을 가리키는 능력이 크다. 이러한 능력은 웨스트가드 규칙을 응용하는 다음과 같은 특수 과정을 통해 실현된다.

(1) 〈보기 4〉에서 보듯이 두 종류의 관리 혈청을 교대로 검사하여 계통오차를 확인한다. 보기 5에서 14, 13, 12, 11의 값은 "$\overline{x}$ ± 1SD"보다 같은 방향으로 높게 나왔다. 측정치가 1SD보다 높게 나왔지만 2SD 안에 있기 때문에 경고는 없었다. 따라서 오차가 없는 것으로 생각하고 지나치기 쉬우나 두 종류의 관리 혈청을 사용함으로써 미묘한 계통오차가 이미 일어났음을 알 수 있다.

(2) 웨스트가드 다중규칙을 두 종류의 관리 혈청을 사용하여 교대로 검사하는 데 적용시켰다. 4_{1S} 규정과 10x 규칙은 교차 연속 검사에 대한 가장 강력한 규정이다. 이것은 Levey-Jennings 시스템에서 관리도를 이중으로 사용하는 것이 된다.

(3) 일단 위반이 확인되면, 담당자는 모두 검사할 때까지 규칙 적용을 계속한다. 이것이 보기 5에 설명되었다. 이 보기에서 담당자는 첫 번째 규칙 위반을 확인했지만 멈추지 않았다. 만일 검사가 관리 혈청 II로만 하여 4_{1S} 위반을 확인한 후 종결되었다면 충분히 오차를 찾지 못했을 것이다. 이 보기에서 계통오차가 양쪽 관리 혈청에서 내내 나타난다.

보기 4

자동 분석기로 농도가 다른 두 종류의 관리 혈청을 교대로 측정하여 다음과 같은 결과를 얻었다.

높은 값의 관리 혈청(high)
평균 = 6.6 mmol/L
$\bar{x}$ ± 1SD = 6.5~6.7 mmol/L
$\bar{x}$ ± 2SD = 6.4~6.8 mmol/L

낮은 값의 관리 혈청(low)
평균 = 3.5 mmol/L
$\bar{x}$ ± 1SD = 3.4~3.6 mmol/L
$\bar{x}$ ± 2SD = 3.3~3.7 mmol/L

측정 순서	값	경고(깃발)	웨스트가드 규정 위반
1 low	3.6		
2 high	6.7		
3 low	3.3		
4 high	6.4		
5 low	3.7		
6 high	6.3	1_{2S}	없음
7 low	3.5		
8 high	6.6		
9 low	3.4		
10 high	6.5		
11 low	3.7		
12 high	6.8		
13 low	3.7		
14 high	6.9	1_{2S}	교차 관리 혈청에서 4_{1S}

보기 5

두 종류의 관리 혈청을 교대로 측정하여 다음과 같은 피분석물의 결과를 얻었다.

관리 혈청 I
평균 = 16.1 mmol/L
$\bar{x}$ ± 1SD = 15.8~16.4 mmol/L
$\bar{x}$ ± 2SD = 15.5~16.7 mmol/L

관리 혈청 II
평균 = 25.6 mmol/L
$\bar{x}$ ± 1SD = 25.2~26.0 mmol/L
$\bar{x}$ ± 2SD = 24.8~26.4 mmol/L

측정 순서	값	경고(깃발)	웨스트가드 규정 위반
1 I	16.2		
2 II	25.8		
3 I	16.0		
4 II	25.4		
5 I	16.2		
6 II	26.1		
7 I	16.5		
8 II	26.2		
9 I	16.3		
10 II	26.3		
11 I	16.6		
12 II	26.3		
13 I	16.7		
14 II	26.5	1_{2S}	관리 혈청 II에서 4_{1S} 교차 관리 혈청에서 4_{1S} 교차 관리 혈청에서 10_x

① 웨스트가드 규정의 실제 적용

웨스트가드 다중규칙 중에서 어떠한 규칙을 실제 검사실에서 선택, 적용할 것인가는 그렇게 간단하지는 않다. 관리 물질의 수, 관리 물질 시행 횟수, 각 검사 항목들의 수행 성능을 고려하여 적용할 수 있다. 웨스트가드 박사의 논문에서 주장하고 있는 거절 규칙(reject rule, 검사를 중단해야 함)은 1_{3s}, 2_{2s}, R_{4s}, 4_{1s}, 10x 규칙이지만, 너무 엄격하여 규모가 작은 검사실에서는 그림과 같이 1_{3s}, 2_{2s}, R_{4s}만 거절 규칙으로 하고, 1_{2s}, 4_{1s}, 10x 규칙은 경고(warning) 규칙으로 적용하는 경우가 많다.

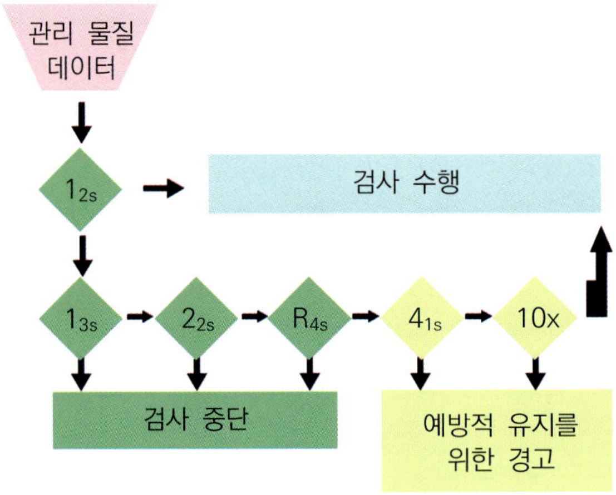

그림 13-17 웨스트가드 멀티룰 적용

(5) Youden Plot(Twin Plot) 관리도

기준범위의 값을 갖는 관리 혈청과 높은 값을 갖는 두 종류의 관리 혈청을 사전에 측정하여 각각의 평균($\bar{x}$, $\bar{y}$)과 표준편차를 구한다. 이것을 가지고 x축에 $\bar{x}$ ± 2SD, y축에 $\bar{y}$ ± 2SD의 그려서 겹치는 부분에 만들어진 사각형에 매일 측정치 xi와 yi가 만나는 점을 그림 13-18과 같이 점으로 표시한다. 다시 말하면, 이 관리도는 두 개의 Levey-Jennings 관리도를 겹쳐놓은 것으로 생각하면 된다. 안정 상태에서는 그림과 같이 값들이 사각형의 중앙에 분포한다. 계통오차가 있으면 점들이 x축과 y축이 만나는 모서리에서 시작하여 오른쪽 위로 그은 대각선을 따라 분포하고, 우발오차가 있으면 점들이 대각선에 직각 방향으로 분포한다. 이 관리도는 우발오차와 계통오차를 쉽게 구별할 수 있는 방법이지만, 이용은 적은 편이다. 일본에서는 이 관리도법을 쌍치법(双値法)이라고 한다.

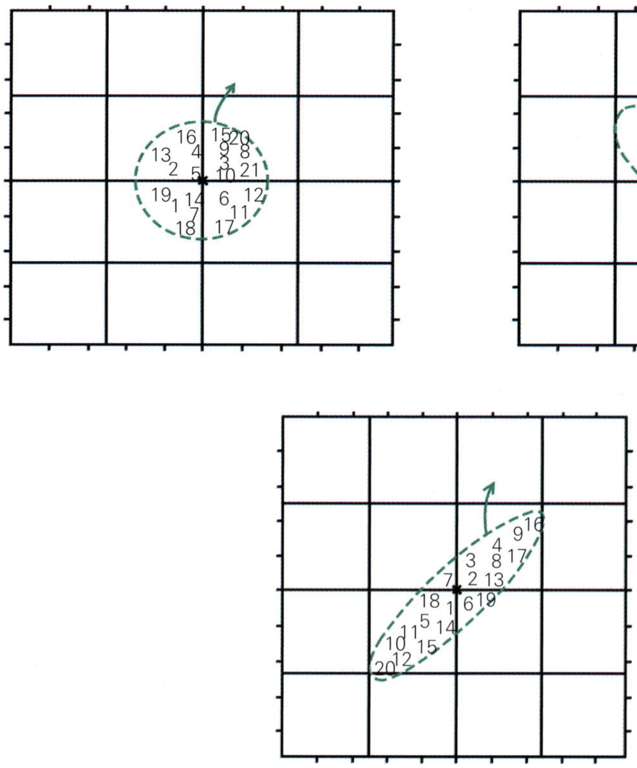

A. 안정형(총 단백질 측정)　B. 우발오차(LD 측정)　C. 계통오차(아밀레이스 측정)

그림 13-18 Youden Plot 관리도 보는 방법

A. 전형적인 안정형으로서 정상 혈청과 이상 혈청 둘 다 양호한 결과를 나타내고 있다.

B. 우발오차가 눈에 띄는 예이다. 정상 혈청이 낮(높)게 측정되고 있음에도 불구하고, 이상 혈청이 높(낮)게 측정되고 있다.

C. 계통오차의 전형적인 예이다. 측정치가 높을 때(낮을 때)는 정상 혈청과 이상 혈청 모두 똑같이 측정치가 높거나 혹은 낮게 나타나고 있다.

(6) 누화(Cumulative sum, Cusum) 관리도

사전에 관리혈청을 20회 이상 연속 측정하여 평균($\bar{x}$)을 구한다. 매일 측정치와 평균 간의 차이를 누적하여 기록한다.

$S1 = x1 - \bar{x}$, $S2 = (x1 - \bar{x}) + (x1 - \bar{x})\cdots\cdots$, $Sn = Sn\text{-}1 + xn - \bar{x}$

$$= \sum_{i=1}^{n} xi - n\bar{x}$$

보통 기준선의 상하로 변동하며 관리에 문제가 있으면 경향변동, 편측변동 등이 나타난다. 이 방법은 Levey-Jennings 관리도보다 미세한 계통오차를 더 예민하게 알 수 있는 정도관리도이다(그림 13-19).

표 13-4 누화 관리도를 위한 관리지표 계산법

n	측정치(x_i)	편차 $d=x_i-\bar{x}$	누적화(S_i 또는 Σd)
1	142	±0	±0
2	144	+2	+2
3	144	+2	+4
4	141	-1	+3
5	141	-1	+2
6	141	-1	+1
7	143	+1	+2
8	143	+1	+3
9	144	+2	+5
10	141	-1	+4
11	141	-1	+3
12	141	-1	+2
13	141	-1	+1
14	140	-2	-1

$\bar{x}$ = 142

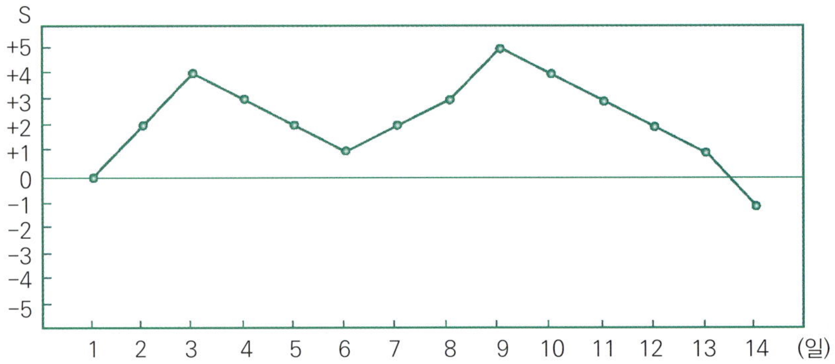

그림 13-19 누화관리도

(7) 변화치 및 경고치 점검(delta and panic value check)

정도관리 물질을 이용한 정도관리를 잘 하고 있어도 분석기에서 일어나는 우발오차나 검체가 바뀌는 오차 등은 그 수는 많지 않더라도 항상 발생할 수 있고, 임상에 대한 검사실의 신뢰도를 저하시키는 중요한 원인 중의 하나이다. 이러한 오차에 대하여 정도관리 물질을 이용한 정도관리 방법은 그렇게 효과적인 개선을 기대할 수 없다. 환자의 검체 측정치를 사용한 경고치 점검(panic value check)과 변화치 점검(delta check)은 앞에서 말한 오차에 대하여 다른 방법으로는 찾기 어려운 오차를 찾을 수 있기 때문에 많은 검사실에서 사용되고 있다.

경고치란 환자에 대해 빠른 임상적 판단을 내려 즉시 치료적 대응을 해야 하는 극단적인 위험한 값을 말한다. 만일 측정치가 경고치를 넘어서면 바로 의사에게 전화로 통보해야 하지만 그 전에 검사실에서는 어떤 오류에 의해서 이 값이 나온 것은 아닌지 확인할 필요가 있다. 그래서 이것을 경고치 점검이라고 한다. 또한 변화치 검색이란 환자의 이전 검사 값과 현 검사 값을 비교함으로써 환자 상태의 변화를 확실히 알 수 있고, 그 변화폭이 일정범위 이상 벗어날 때, 그 검체를 환자 정보 확인이나 재검 등의 방법을 통하여 확인하는 방법이다. 즉 과거 검사 값과 비교하였을 때, 현재의 검사 값이 현저한 변화가 있을 때, 이 검체가 검사 전, 검사 중, 검사 후 오차의 발생이 있었을 가능성이 다른 검체보다 커지므로 이에 대한 오차의 원인 규명과 재검을 통해 오차를 수정하고, 실제 정확한 측정값일 경우 현저한 측정치간 변화는 임상의사도 빠른 시간 안에 알아야 하는 중요한 정보가 되므로, 변화치 점검은 검사실 내부의 정도관리와 환자의 경과 추적의 양면에서 중요한 의미를 갖는다. 이러한 환자의 과거 검사 값과의 비교는 사실상 인력으로 하기는 불가능하며 검사실 정보 시스템의 구축을 필요로 한다.

경고치 점검의 기준은 검사실 내부에서 현재 사용하는 검사 기기와 검사 방법을 사용한 검사 값들의 분포에서 1%와 99%를 각각 상한치와 하한치로 정하는 것이 바람직하다.

변화치 검색은 환자의 과거 검사 값과 비교함으로써 매우 중요한 정보를 제공한다. 이는 환자 질환의 진행이나 치료에 대한 반응 등을 검사실에서 추정할 수 있는 기회를 마련한다. 정도관리 측면에서는 여타 통계학적인 확률 모델에 의거한 정도관리방법에서 보다 임상적인 고려가 된 정도관리를 함으로써, 변화치 검색이 모든 문제에 대하여 절대적인 해답을 제시하지는 못하지만 다른 방법으로는 찾을 수 없는 오차를 찾아 오차의 범위를 줄이는데 기여를 한다. 변화치 검색 방법은 여러 방법이 있지만 여러 검사실에서 사용하고 있는 선택적 변화치 검색(difference delta check) 방법의 계산식은 아래와 같다.

변화차(delta difference) = 현재 검사 값 - 이전 검사 값
변화비(delta percent change) = (변화차 / 이전 검사 값) × 100%
기간당 변화차(rate difference) = 변화차 / 변화 기간(delta time)
기간당 변화비(rate percent change) = 변화비 / 변화 기간
(변화 기간 = 현재 검사일 - 이전 검사일)

선택적 변화치 검색은 이 계산식을 각 검사 종목의 특성에 따라 선택적으로 적용하는 것이다 계산 방법이 결정되면 해당 계산방법에 따른 검사결과치의 변화치 분포들로부터 2.5%와 97.5%를 기준으로 하여 변화치 검색의 기준을 정한다. 경고치 점검은 전산화가 되어 있지 않더라도 시행할 수 있는 항목이다. 그러나 변화치 점검은 동일 환자의 이전 검사 값과 비교가 필요하므로 검사실의 전산화가 전제되어야만 한다.

3) 일상 검사에서 주로 사용하는 기구 및 기기의 정도 관리

(1) 피펫류

유리 제품의 계량 피펫(혈청학적 피펫, 모아형 피펫)이나 용량 피펫은 구입 시의 보증서를 보관해 놓는다. 일상적으로 많이 사용하는 마이크로 피펫의 규격은 제조사의 규격을 따르는 것이 일반적이다. 사용자 측에서는 중량법이나 색소법을 이용하여 정기적으로 정밀도와 정확도를 체크하는 것이 필요하다. 제품의 검정 체제 등도 확인하고 그 성적 데이터에 대해서는 문서로 보관해놓는다.

(2) 자동분석장치

사용하고 있는 자동분석장치에 대하여 매일 · 주간 · 월간 혹은 3개월이나 6개월 · 연간의 관리유지에 대한 계획이 세워져야 하고 실행되는 것이 필수사항이다. 도입 시에는 기본적인 하드 성능 평가를 실시한다. 도입 후에도 정기적으로 하드 성능 평가를 실시하는 것이 바람직하다. 특히 기본 성능인 샘플과 시약의 용량 체크, 항온수조의 온도 체크 등은 적어도 1년에 1회 정도는 실시하는 것이 바람직하다. 관리 · 유지(maintenance)나 하드 성능 평가는 실시 기록을 남기는 것이 필요하다. 서식을 잘 정리해 놓는다. 또한 트러블이나 그 대처 기록도 기기관리의 정보로서 반드시 보존해 놓는다.

(3) 냉장고 · 냉동고 등의 보관 장소 관리

시약이나 검체를 보관하는 냉장고와 냉동고의 관리 · 유지나 온도 관리는 매일 실행한다. 온도 관리 기록 및 관리 · 유지 기록하는 서식을 정비하고 보존해놓는다.

(4) 분광광도계 · 저울 · pH 미터

이러한 기기는 모두 절대치를 계측하는 것으로 정확도 관리가 절대적이며, 정기적인 관리 · 유지 및 제조사의 점검이 필요하다.

3. 기준(참고)범위

1) 기준범위의 정의 · 목적

(1) 기준범위란?

기준범위(reference interval)란 질병으로 인해 검사치에 영향을 주는 모든 인자를 가능한 한 배제한 개인(기준개체)을 대상으로 측정된 검사치(기준치, reference value)의 95%가 포함되는 범위(95% 신뢰구간)를 가리킨다(그림 13-20). 과거에는 기준범위(reference range)로 표현하기도 했으나 분포에서 최대치와 최소치의 차이(단일 값)를 나타내기 때문에 현재는 사용하지 않고 있다. 검사치의 병적인 이상을 식별하는 기본적인 척도이며, 단순히 병적인 이상 유무를 식별할 뿐만 아니라, 피검자의 검사치가 건강할 때의 검사치로부터 얼마만큼 벗어났는가를 판단하는 데도 이용될 수 있다. 기준범위는 검사치를 판독하는 데 없어서는 안 될 "기준"이다. 기준범위의 설정이 엄격하면 할수록 검사치의 임상적 해석 정확도가 높아진다. 그 설정은 국제적인 지침에 따르고 있다. 이로 인해 보다 정확한 "기준"을 준비할 수 있게 되었다.

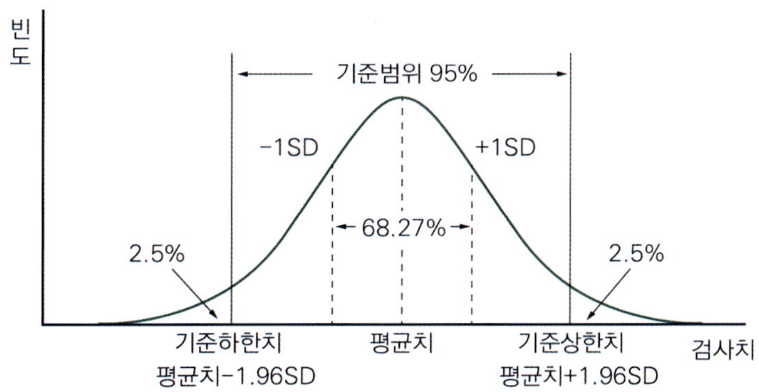

그림 13-20 기준치의 분포와 기준범위(정규분포에 속하는 경우)

한편, 이러한 "기준"에는 아래와 같은 한계가 있다는 것도 유의하여 적절하게 이용해야 할 것이다.

◎ 기준범위의 한계

① 수학적 한계 : 「95%를 포함하는 범위」라고 하는 것은 건강인(심신 장애가 없는 사람)이더라도 100명 중 5명 정도는 기준범위에서 벗어났다는 것을 의미한다.

② 개인의 변동 폭은 기준범위의 변동 폭보다 좁기 때문에 검사치가 기준범위 내에 있더라도 개인에 따라 임상적인 판단이 다른 경우도 있다.

③ 실제로는 건강한 사람과 병이 있는 사람의 검사치는 연속되며 그것의 분포에는 중복된 영역이 있다(그림 13-21).

④ 기준범위의 폭은 측정 오차(편차)의 영향을 받는다. 바이어스가 큰 측정법은 기준범위의 폭이 넓다.

⑤ 「건강인」의 정의가 곤란하다. 잠재적인 병태를 완전히 제외할 수 없다.

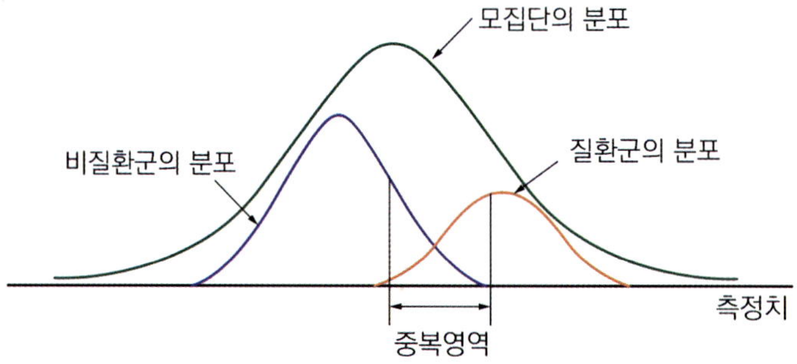

그림 13-21 비질환군과 질환군의 분포

(2) 기준범위와 임상 판단치의 차이

기준범위는 생리적으로 생체 내에 존재하며 다양한 병태나 질환에 의해 변동하는 성분에 대하여 설정된다. 구체적으로는 혈청 중의 단백질, 효소, 무기질 등의 생화학 검사, 말초혈액 검사, 응고 검사 등 많은 정량 검사가 그 대상이 된다. 시험지법에 의한 소변 검사나 대변 잠혈 검사 등의 정성 검사에서는 기준범위라고 하는 용어를 적용하지 않는다. 기준범위의 설정은 어디까지나 건강인의 검사치 분포로부터 이루어지며 특정 질환이나 병태를 지정하는 것은 아니다.

한편, 임상 판단치는 특정 질환을 가진 환자군과 비환자군, 각각의 검사치 분포의 대비로부터 양쪽 군을 가장 정확하게 식별할 수 있는 값으로 설정된다. 바이러스에 대한 항체, 자가항체, 각종 종양 마커 등, 건강인에게는 존재하지 않는 존재하더라도 매우 미량이어서 검출되지 않는 성분에 대하여 설정되는 것이 일반적이다.

2) 기준범위를 구하는 방법

1992년 NCCLS(National Committee for Clinical Laboratory Standards), 현재의 미국임상검사표준화협회(CLSI; Clinical and Laboratory Standards Institute)가 기준범위의 설정에 관한 지침을 내서, a. 기준범위에 관한 용어를 정의하였고 b. 기준범위의 설정 수순을 제시하였다. CLSI 지침은 2000년에 제2판(CLSI Documents C28-A2), 2008년에 제3판(CLSI Documents C28-A3)이 나와 현재에 이르고 있다.

(1) 기준범위에 관한 용어

① 기준개체(reference individual): 집단을 구성하는 개체 간에는 성별 · 개체차 · 민족차 등의 유전적 인자, 식습관 · 자세 · 운동 · 직업 · 지역 등의 생활환경 인자, 연령 · 일내 · 일차 · 계절 · 성주기 · 임신 등의 시간적 인자 등, 다양한 인자가 있다.
그래서 문진표 등을 이용하여 성 · 연령 · 생활습관을 명확하게 파악하고, 더욱이 건강 상태의 기준이나 제외 기준에 따라 개체를 선택할 필요가 있다. 이렇게 선택한 개체를 기준개체라고 한다.

② 기준모집단(reference population): 선택한 기준개체로 구성된 집단.

③ 기준표본군(reference sample group): 기준모집단으로부터 성 · 연령 · 생활습관에 기초하여 분류된 집단. 표본 수는 120 이상이 바람직하고, 기준표본을 구성하는 기준개체의 측정치로부터 기준범위가 구해진다.

④ 기준치(reference value): 기준표본을 구성하는 기준개체의 측정치.

⑤ 기준분포(reference distribution): 기준표본을 구성하는 기준개체로부터 계측된 기준치의 분포.

⑥ 기준범위(reference interval): 기준분포 중앙의 95%를 포함하는 범위(95% 신뢰구간). 기준범위의 상항치 및 하한치를 기준한계치(reference limit)라고 한다.

(3) 기준범위의 설정 순서(CLSI 지침)

① 사전조사

기준범위를 설정하고자 할 항목의 생리적 변동 요인이나 분석상의 간섭 인자를 문헌 등에서 조사한다.

② 문진표 작성

기준개체의 선택 기준, 개체간 변동 요인(연령, 성별, 인종 등)의 층별 기준, 제외 기준을 정한 문진표를 작성한다.

③ 기준개체의 추출과 기준모집단의 설정

키나 몸무게 등의 기본적인 정보와 문진표의 내용에 대해 조사를 실시하여 기준개체를 추출하고 기준모집단을 설정한다.

객관적으로 건강해 보이더라도 검사치를 변동시키는 요인인 유전적 요인(성차, 개체차, 인종차 등), 생활환경 요인(식습관, 운동, 직업, 지역, 기호식품의 섭취현황 등), 시간적 요인(일내변동, 일차, 연령 증가, 계절 등)이 명확하고 그것에 관한 제외 기준과 층별 기준에 기초하여 선택된 개인을 기준개체로 한다.

일반적으로는 건강검진자나 헌혈자를 대상으로 성, 연령, 지역 등에 대하여 치우침이 없도록 무작위로 추출을 실시한다.

④ 기준표본군의 설정

기준모집단으로부터 제외 기준에 따라 부적절한 개체를 제외하고, 더욱이 층별 기준에 기초하여 대상으로 되는 측정 항목의 기준범위의 설정에 과학적으로 어울리는 기준개체를 선택하여 기준표본군으로 한다.

기준범위의 설정에 이용하는 표본수는 기준범위의 신뢰성과 관련이 있다. CLSI 지침에서는 적어도 120예의 표본수를 가질 것을 주장하고 있다. 남녀별 등 다른 층별 기준범위를 설정할 때도 각 층별로 120예 이상의 표본수를 갖는 것이 바람직하다. 또한 정규분포를 나타내지 않는 경우나 이상치가 섞여있을 가능성이 있는 경우에는 보다 많은 표본수(300예 이상)를 필요로 한다.

⑤ 분석 전의 배려사항

분석 전 변동을 제어하기 위해서는 검체 채취를 위한 적절한 준비를 잘하여 적절한 상태에서 검체를 채취하여 처리할 필요가 있다. 채혈은 이른 아침 공복 시(채혈 전날 밤부터 12시간 이상 금식한 상태)에 하는 것이 기본이다. 특히, 많은 검사치에 영향을 주는 ① 식사 · 음주, ② 채취 체위(서 있는 상태, 앉아있는 상태, 누워있는 상태), ③ 운동, ④ 스트레스, ⑤ 일내변동, ⑥ 채혈 조건 등의 영향을 고려하여, 이들을 배제하는 것이 필요하다. 검체 처리(채혈 후의 혼합, 원심분리 등)와 측정은 일상 검사와 같은 조건 · 방법으로 한다. 또한 검체 채취나 측정은 며칠 이내에 하는 것이 부담도 적고, 측정의 일차변동도 줄어들어 오히려 실용적인 기준범위를 설정할 수 있다.

⑥ 기준치의 수집

충분하게 타당성이 평가된 분석법으로 각 기준개체로부터 채취된 검체를 분석하고, 기준치를 수집한다.

⑦ 기준분포의 검토

수집한 기준치로부터 히스토그램을 작성하고 도수분포곡선으로부터 기준분포형을 조사한다.

기준분포형은 측정 성분에 따라 거의 일정하며 정규분포형과 대수정규분포형으로 나뉜다. 정규분포형은 총 단백질(total protein, TP)처럼 도수분포곡선이 좌우대칭으로 종을 엎어놓은 형태를 나타내며(그림 13-22a), 평균치와 최빈치가 일치하는 분포형이다. 한편 대수정규분포형은 아스파르트산 아미노기 전이 효소(aspartate aminotransferase, AST)처럼 평균치나 최빈치가 한쪽으로 치우쳐 있는 비대칭형이며, 평균치와 최빈치는 일치하지 않는다(그림 13-22b). 하지만 횡축의 측정치를 대수로 하면 정규분포를 나타낸다. 많은 혈중 성분이 대수정규분포나 변형 분포형을 나타낸다(표 13-5).

표 13-5 건강인의 혈중 성분 측정치의 분포형

분포형	검사 항목
정규분포 유사형	TP, Alb, UA, Na, Ca, IP, HbA_{1c}, RBC, Hb, Ht 등
대수정규분포 유사형	AST, ALT, ALP, LD, AMY, ChE, UN, K, Cl, T-Bil, D-Bil, TC, WBC, PLT 등
대수정규분포보다 더 변형된 분포형	GGT, TG, CK(특히 남성) 등

TP(total protein), Alb(albumin), UA(uric acid), Na(sodium), Ca(calcium), IP(inorganic phosphate), HbA_{1c}(hemoglobin A_{1c}), RBC(red blood cell), Ht(hematocrit), AST(aspartate aminotransferase), ALT(alanine aminotransferase), ALP(alkaline phosphatase), LD(lactate dehydrogenase), AMY(amylase), ChE(cholinesterase), UN(urea nitrogen), K(potassium), Cl(chloride), T-Bil(total bilirubin), D-Bil(direct bilirubin), TC(total cholesterol), WBC(white blood cell), PLT(platelet), GGT(gamma glutamyltransferase), TG(triglyceride), CK(creatine kinase)

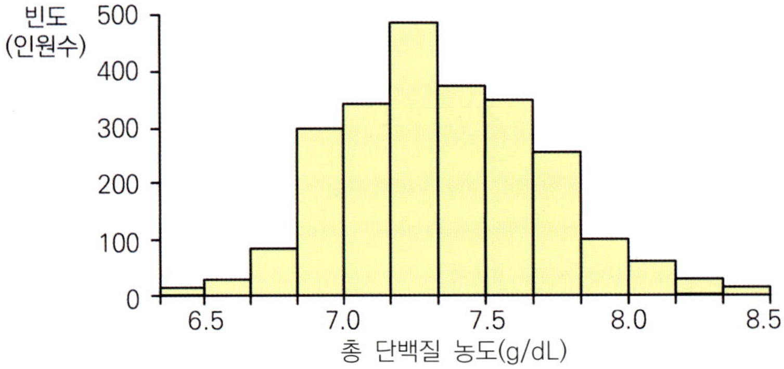

a. 혈청 총 단백질 농도 분포

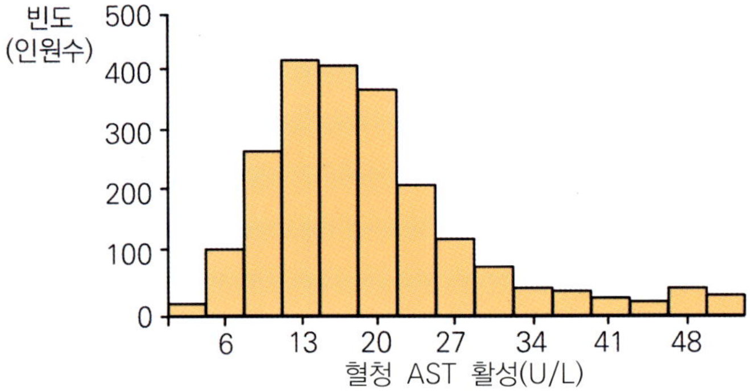

b. 혈청 AST 활성 분포

그림 13-22 전형적인 기준 분포형

⑧ 기준치 해석

얻어진 기준치에는 기준범위의 설정에 적합하지 않은 것들이 있다. 즉, 문진으로는 제외시킬 수 없는 잠재 병태를 가진 개체의 값, 측정 오차를 포함한 값, 극단을 벗어난 값 등이 포함되어 있을 가능성이 있기 때문에 그러한 것들을 객관적으로 검출하고 제외할 필요가 있다.

CLSI 지침에서 권유하고 있는 제외 방법은 Dixon 검정법이다.

◎ Dixon 검정법

n개의 측정치가 있을 때, 그것을 크기 순서로 나열한다.

$$x_1 \leqq x_2 \leqq x_3 \cdots\cdots \leqq x_{n-2} \leqq x_{n-1} \leqq x_n$$

이때 x_n이 벗어났는가 아닌가는 그 전의 측정치 x_{n-1}과의 차이(x_n-x_{n-1})를 전체 측정치의 범위(x_n-x_1)로 나눈 값 (x_n-x_{n-1})/(x_n-x_1)을 계산하고, 이 값이 1/3 이상일 때 벗어난 값으로 판단한다. Dixon의 검정법은 어디까지나 통계적인 관점으로부터 벗어난 값을 검출하는 것이며, 벗어난 값이 실제로 질병 등의 이상 원인에 기인하는 것인가를 확인할 필요가 있다.

⑨ 기준범위의 설정과 확인

기준한계, 기준범위의 추정법을 정하고 기준범위를 설정한다. 기준범위의 적합도 확인은 약 20명 정도의 기준개체를 대상으로 한 소규모 조사법으로 시행한다.

⑩ 문서화

모든 단계의 수순을 문서화한다.

(4) 통계처리법

기준범위를 설정하기 위한 통계처리법은 우선 기준분포에 정규분포나 대수정규분포 등의 이론분포를 가정한 파라메트릭법(parametric method)과 기준분포를 가정하지 않은 비파라메트릭법(nonparametric method)이 있다.

① 파라메트릭법

◎ 확률지법

확률지의 종축에 상대누적도수(%)를 놓고 각점을 플롯하여 기준분포 형태를 확인함으로써 기준범위를 구하는 방법이 확률지법이다. 그림 13-23에 나타낸 혈청 알부민의 농도와 같이, 플롯한 점이 직선이면 분포형이 정규분포형이며, 종축 2.5~97.5%에 대응하는 횡축 값의 범위[평균치 ± 1.96 × 표준편차(SD)]가 기준범위이다. 2.5%점의 값과 97.5%점의 값은 각각 기준하한치와 기준상한치이다.

또한, 플롯한 점이 직선을 나타내지 않고 위쪽으로 볼록한 곡선이 형성된 경우는 우측으로 완만한 경사를 이끌어내는 대수정규분포를 예상하고(그림 13-24a), 반대로 아래쪽으로 볼록한 곡선이 형성된 경우는 좌측으로 완만한 경사를 이루는 대수정규분포가 예상된다(그림 13-24b). 이러한 경우에는 대수확률지로 플롯하여 직선으로 전환시킨 후 동일하게 처리하여 기준범위를 구한다.

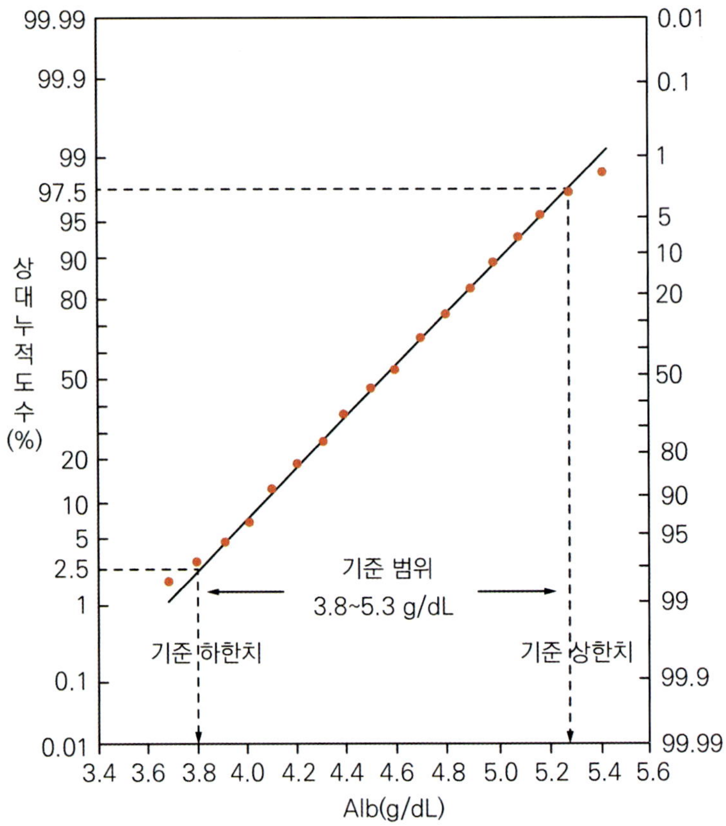

그림 13-23 정규확률지에의 건강인 혈청 알부민 농도(BCG법) 플롯

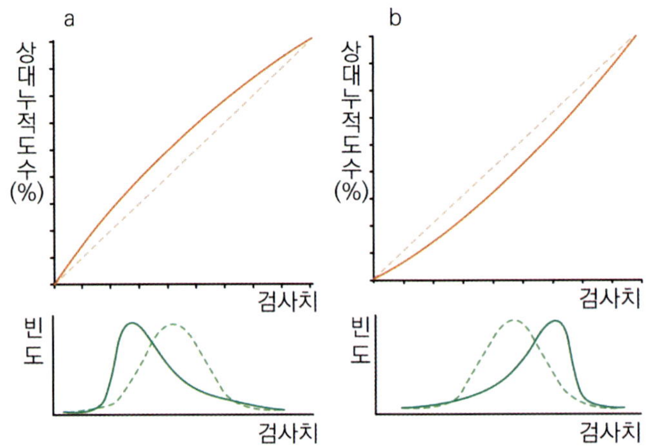

그림 13-24 확률지플롯과 분포형(점선은 정규분포)

② 비파라메트릭법

기준분포형을 가정하지 않은 방법이기 때문에 분포형의 변형이 크다는 이유에 따라, 적당한 분포형을 예상할 수 없는 경우에 유효하다. 한편 분포형을 가정하는 방법에 비해 추정치의 정도가 떨어지기 때문에 표본수를 늘려야 하는 단점이 있다. 간편한 방법으로서 백분위수법(percentile method)이 있다.

◎ 백분위수법

데이터를 크기 순서로 배열하여 큰 쪽의 2.5%와 작은 쪽의 2.5%를 제거하고 나머지 데이터의 양단(상한치와 하한치)에 포함된 95%를 범위로 한다. 50%인 점이 중앙치가 된다.

(5) 기준범위에 영향을 주는 요인

검사치에 영향을 주는 기술적 변동 요인과 생리적 변동 요인은 당연히 기준범위도 변동시키기 때문에, 이러한 것을 염두에 두고 기준범위를 설정하는 것이 매우 중요하다.

① 기술적 변동 요인

◎ 분석전 과정의 요인

검체 채취 조건, 검체 수송 조건, 검체 보존 조건, 원심분리 조건

◎ 분석 과정 요인

측정 원리, 시약, 표준물질, 검량 방법, 분석장치 등에 기인하는 다양한 측정 오차나 시설간 오차

② 생리적 변동 요인

임상적인 판단에 영향을 주는 생리적 변동 요인에 대해서는 층별화하여 기준범위를 설정할 필요가 있다. 현저한 성차가 확인되는 헤모글로빈(Hb)의 농도(그림 13-25)가 그 전형적인 예이다.

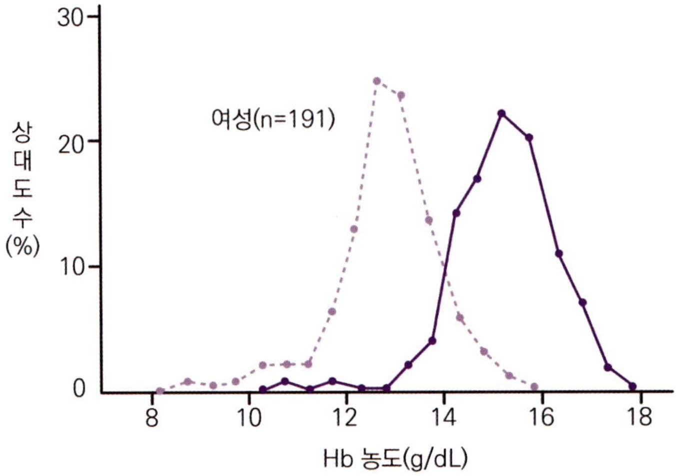

남성의 기준 범위 : 12.9 ~ 17.4(g/dL)
여성의 기준 범위 : 10.7 ~ 15.3(g/dL)

그림 13-25 건강인 헤모글로빈 농도의 분포도

◎ 유전적 요인

성차

성인의 남녀 간에 검사 값이 유의하게 차이가 나는 검사 항목이 몇 가지 있으며 그러한 것들은 기준 분포의 차이에 따라 2종류로 크게 나눌 수 있다. 하나는 헤모글로빈, 크레아티닌(creatinine, CREA), 요산(UA), 적혈구 수(RBC), 헤마토크릿(Ht) 등과 같이 분포의 평균에 차이가 있으며, SD는 별로 차이가 없는 항목, 즉 남녀 평균치의 차이를 SD로 나눈 값이 큰 항목이다. 다른 하나는 CK나 GGT처럼 분포의 넓이에서 남녀 간에 차이가 있는 항목으로, 남녀별 SD의 비율이 큰 항목이다. 이러한 것들은 남녀별로 기준범위를 설정한다(표 13-6).

근육량, 생식샘(성선) 호르몬, 성주기, 흡연 · 음주습관의 차이 등의 영향을 반영하여 많은 항목의 검사치는 '남성 〉 여성'이며, HDL-C, IgM, 크레아틴(crea- tine), 에스트로겐(estrogen), 프로락틴(prolactin) 등은 '여성 〉 남성'이다.

표 13-6 남녀별 기준범위의 설정이 필요한 검사 항목

항목	남녀 평균치의 차/SD_{F+M}	SD_M/SD_F
Ht	1.54	0.97
Hb	1.54	0.93
RBC	1.45	1.15
CREA	1.55	1.28
UA	1.38	1.32
ALP	1.00	1.57
CK	0.97	1.65
ChE	0.97	1.09
TG	0.93	1.96
GGT	0.90	4.87
ALT	0.86	1.97
Fe	0.74	0.85

SD_{F+M} : 남녀 전체 건강인의 표준편차

인종차

대부분은 생활습관(식습관 등)이나 지역 특성(기후, 표고 등)에 기인하는 것이다. 그러나 혈액형의 분포와 같이 유전적 요인에 기인하는 인종차가 확인되는 검사 항목도 있다.

◎ 시간적 요인

연령

많은 임상검사 값은 나이가 들어감에 따라 변화한다. 즉, 신생아기 → 유아기 → 학령기 → 사춘기를 거치면서 거의 일정하게 되는 성인치에 도달한다. 예를 들어, 신생아기의 Hb 농도는 성인에 비해 유의하게 높으며 생후 수주 사이에 급속히 감소하고, 유아기에 최저로 된다. 그후 증가하여 학령기부터 사춘기에 걸쳐 거의 성인치에 도달한다(그림 13-26a). 알칼리성 포스파테이스(ALP) 활성은 뼈 형성이 왕성한 신생아기, 유아기, 학령기에 고치로 되며 사춘기에 최고치를 나타내고, 그 후 급속히 저하하여 성인치로 되고 개체간의 차이도 작아진다(그림 13-26b).

한편, 성인이 되어도 나이가 들어감에 따라 변화하는 항목도 적지 않다. 알부민(Alb)과 Hb 등은 나이의 증가와 함께 저하하고, GGT나 ALT 등은 상승한다. 또한 나이와 성차가 함께 영향을 주는 검사 항목도 있다. 예를 들어, 남성에서는 고령이 되면 Hb 농도나 RBC는 저하하지만, 여성에서는 거의 변화하지 않는다. 한편, 성주기, 임신, 폐경은 여성 특유의 시간적 변동 요인이며, 생식샘(성선) 호르몬이 현저하게 변화하는 것은 물론이고 다음과 같은 영향을 끼친다.

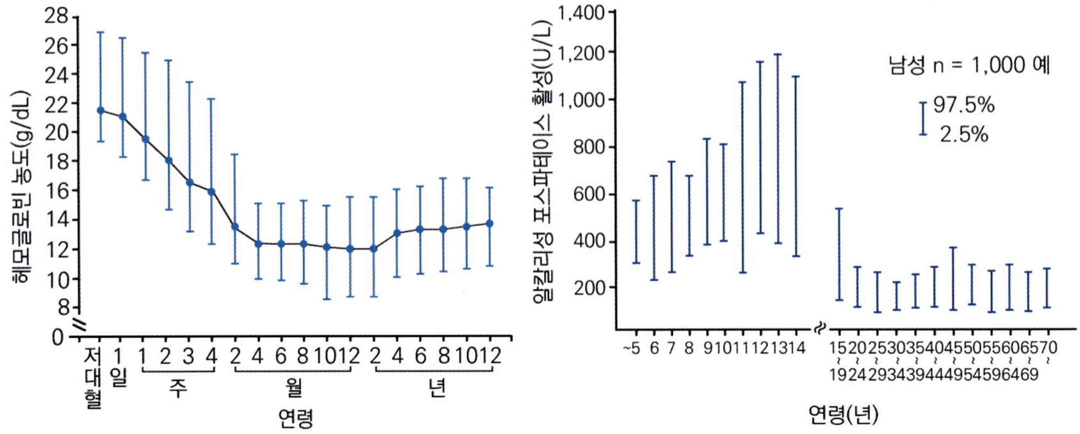

a. 헤모글로빈 농도의 연령별 추이

b. 혈청 알칼리성 포스파테이스

그림 13-26 연령에 따른 검사치의 변화

◎ 임신의 영향

ALP, UA 등은 임신 초기에 낮고 후기에 상승한다. TC(total cholesterol), TG 등은 임신 후기에 상승하고, TP, Alb, Na, K 등은 임신 후기에 저하한다.

일내변동

하루에 성분이 변화하는 것을 일내변동이라고 하며, 일내변동을 나타내는 성분은 표 13-7에 정리하였다. 변화의 패턴에는 개인차가 있다는 것도 고려해야 한다.

표 13-7 일내변동이 큰 혈중 성분

- **아침에 고치이고 밤에 저치인 것**
  부신피질 자극 호르몬(ACTH), 코르티솔, Hb, Fe 등
- **오전 중 고치인 것**
  총 단백질(TP), 알부민(Alb), K 등
- **오후에 고치인 것**
  무기인산염 등
- **야간~수면 시 고치인 것**
  프로락틴, 항이뇨 호르몬(ADH), 성장 호르몬(GH) 등

◎ 생활 환경 요인

식사

식사의 영향은 단기적인 것과 식습관에 의한 장기적인 것으로 나누어 생각할 필요가 있다.

가. 단기적 영향

· 식후 상승하는 혈청 성분: 글루코스, 인슐린, TG 등

· 식후 저하하는 혈청 성분: 유리지방산, 무기인산염(IP) 등

나. 장기적 영향

과식에 의한 과영양은 비만을 가져오며, 비만의 지표인 BMI(body mass index)가 증가한다. TC, TG, UA, Hb, ALT, GGT, ChE, CRP(C-reactive protein) 등은 BMI와 정(+) 상관을 나타내며, 확실하게 상승한다. 한편, HDL-C(high density lipoprotein-cholesterol)는 BMI와 부(-) 상관을 나타낸다.

음주

GGT, TG의 상승이 현저하다. 단, GGT의 상승 정도에는 유전적인 개인차가 있다. 기타 HDL-C, ALT, ChE, UA, Hb, MCV(mean corpuscular volume)도 상승한다. 반대로 음주량에 따라 AMY나 LDL-C(low density lipoproteincholesterol)는 저하하는 경향을 나타낸다. 현재 HDL-C는 단기간에 과음했을 때 저하하는 것으로 알려지고 있다.

흡연

(1) 상승하는 항목: 백혈구 수, Hb, Ht, MCV, MCH(mean corpuscular hemoglobin), CEA(carcinoembryonic antigen), CRP 등

(2) 저하하는 항목: TP, IgG, HDL-C 등

운동

운동의 영향을 받아 검사치가 상승하는 항목이 있으며, 상승 기전에 따라 2가지로 나뉜다.

(1) 근육조직에서 일탈하여 상승하는 것: CK, AST, LD 등

(2) 에너지 대사 성분: 젖산, 피루브산, 암모니아 등

◎ 채취 조건

채취 시 체위의 영향

채취 시의 체위(자세)에 의해 검사치가 변화한다. 일반적으로 외래에서 하는 채혈은 앉아서 하며, 입원 시에는 누운 상태에서 채혈한다. 좌위(혹은 입위)에

서는 순환혈액의 농축이 일어나며, 혈관벽을 통과할 수 없는 고분자 성분의 농도가 상승하기 때문에, 누운 상태에서 채혈한 것에 비해, 혈구 성분이나 알부민 등의 큰 분자 성분의 검사치는 5~15% 고치를 나타낸다. 칼슘이나 빌리루빈도 서있을 때가 누워있을 때보다 고치를 나타내는데, 이것은 알부민의 변동 때문이다. 한편, 전해질, 요산, 요소질소 등과 같은 작은 성분의 검사치는 체위의 영향을 받지 않는다.

채취 시의 지혈, 클렌칭(clenching)의 영향

채혈 시에 혈관을 긴장시키기 위해 지혈대를 매며, 더욱이 혈관의 긴장이 불충분할 때는 손을 쥐었다 폈다 하는 동작[클렌칭(clenching) 또는 전완운동이라고 함]을 하는 경우가 자주 있다. 장시간 지혈대를 매거나 클렌칭을 반복하면, 근육 세포로부터 K^+이 유출되어, 혈청 K^+이 이상 고치로 되는 일이 있다.

4. 평가 및 검증 방법

1) 시약 로트변경 시 병행시험(parallel test)

시약이 다른 회사 제품으로 변경되거나 시약의 로트(lot) 번호가 변경될 때는 병행시험(parallel test)를 시행하여야 한다. 병행시험에 대한 지침 및 서식, 시약관리 장부가 비치되어 있어야 한다.

적절한 수의 환자 검체 사용을 원칙으로 하되 환자 검체를 구할 수 없거나 환자 검체에서 불안정한 검사인 경우 표준물질이나 정도관리 물질을 사용할 수 있다.

정성 및 반정량 검사의 경우에는 최소한의 점검 방법으로 기존 시약으로 검사를 시행한 환자 검체 중 적어도 한 개 이상의 양성 및 음성 검체를 이용하여 새로운 로트의 시약으로 재검한 결과가 동일한지 확인한다. 정성검사에서 약양성 결과를 보고하는 검사의 경우 양성 및 음성검체와 함께 약양성 검체도 사용한다.

정도관리 물질이 포함된 키트를 사용하는 경우 키트에 포함된 정도관리 물질도 함께 검증해야 한다. 병행시험 프로그램으로는 CLSI 가이드라인 EP26을 근거로 하여 진단검사의학재단에서 개발한 통계 프로그램을 사용하는 것이 권장되나, 기존의 엑셀, EP evaluator 등의 통계 프로그램을 사용할 수도 있다. 평가 방법은 상관 회귀분석과 백분율 차이(percentage difference)를 산출하여 각 기관에서 설정한 기준과 비교 평가한다. 새로운 로트의 시약이 기준에 맞지 않는다면 이에 대한 조치가 지침서에 명시되어 있고 지침대로 시행한 기록을 보관해야 한다.

2) 장비간 비교 평가

동일 검사에 대하여 서로 다른 방법이나 두 대 이상의 장비로 검사를 시행하는 경우, 매 6개월마다 검사결과를 비교 평가하여야 한다. 또한 장비간 및 방법간 일치도에 대한 기준이 마련되어 있어야 한다.

동일한 기종의 장비와 동일한 정도관리(QC) 물질(제조사, 로트 lot 번호 동일)을 사용하는 경우에는 이 정도관리(QC) 데이터를 장비간 비교에 이용할 수 있다.

동일 기종, 동일 정도관리(QC) 물질이 아닌 경우는 시판되는 정도관리 물질보다는 환자의 신선한 검체 사용을 권장한다.

그리고 정도관리 물질 또는 표준물질을 사용하는 경우에는 환자 검체와 동일한 반응을 보임을 검증해야 한다. 사용하는 모든 장비에 대해 평가하여야 한다, 비교 후 평가 프로그램으로는 CLSI 가이드라인을 근거로 진단검사의학재단에서 개발한 통계 프로그램을 사용하는 것이 권장되나, 기존의 엑셀, EP evaluator 등의 통계 프로그램을 사용할 수도 있다. 평가 방법은 상관회귀분석과 백분율 차이를 산출한다.

3) 직선성(linearity), AMR(analytical measuring range) 평가

분석측정가능범위(AMR; analytical measuring range)이란 희석이나 농축 등의 과정 없이 검체를 측정하여 얻을 수 있는 타당성 있는 결과 범위를 말한다. 새 기기나 새로운 시약으로 검사를 도입할 때는 시약설명서에 AMR이 명시되어 있어도 검사실 자체에서 이 범위를 검증하여야 한다.

모든 정량검사의 측정가능범위가 주기적으로 검증되고 있으며 검증한 과정이 문서화되어 있어야 한다.

연 2회 실시하여야 하며, AMR 검증에 대한 판정기준이 있어야 한다. 판정 기준은 각 기관에서 정한다. AMR 검증은 적합한 기질(matrix)을 갖는 물질로 시행하여야 하며 사용 가능한 물질은 다음과 같다.

(1) 적합한 기질(matrix)을 갖는 직선성 물질(linearity material)
(2) 신빙도 조사 물질(proficiency testing material)
(3) 전에 사용했던 환자 검체
(4) 전에 사용했던 환자 검체를 다른 농도의 검체와 혼합 또는 희석한 검체
(5) 적합한 기질(matrix) 성상과 목표치를 알고 있는 1차 혹은 2차 표준물질
(6) 측정 기기를 교정(calibration)하기 위해 사용하는 표준물질(calibrator)
(7) AMR 범위에 해당되는 정도관리 물질이다.

그리고 AMR을 실시하지 않아도 되는 경우는

(1) 교정(calibration) 주기가 6개월 미만으로 표준물질(calibrator)의 수가 3개 이상이며 AMR 범위와 동일한 경우와

(2) 정성 혹은 반정량 검사인 경우에는 시행하지 않아도 된다.

AMR이 추가로 필요한 경우는

(1) 장비 또는 주요 부품이 교체되었거나

(2) 시약이 변경되었을 때

AMR 검증 방법으로서

(1) AMR 범위와 동등한 물질을 구입 혹은 환자 검체를 사용하며

(2) 권장 농도 값은 AMR의 최저값(±50%), 중간값, 최고값(±10%)으로 조정하며

(3) AMR의 신뢰성을 증가시키기 위하여 5가지 이상의 농도값 사용을 권장한다.

(4) 자동희석 장비는 본래의 측정범위만을 검증하면 되고

(5) AMR 범위가 넓은 검사는 환자 검체간의 비율적 희석이 아닌 여러 단계의 농도로 검증할 것을 권장한다(예, AST, ALT, LD 등).

분야별/장비별 AMR 검증에 관한 유의사항을 살펴보면

(1) 일반혈액검사(CBC) 장비: 장비 최초 설치 시에만 검증하면 된다.
또한 AMR 실시 대상에 일반혈액검사(CBC) 장비만 있는 경우에만 '해당 없음'으로 평가한다.

(2) 혈액응고장비: 응고법으로 시간을 측정하는 경우 필요 없으나,
발색(chromogenic)법이나 효소면역법(EIA) 등의 방법으로 정량측정을 하는 경우는 검증을 해야 한다.

(3) 혈액가스 장비: 매 6개월마다 하여야 한다.
또한 제조회사에서 검정(verifier) 물질을 공급하여 검증을 필요로 하는 경우에는 교정검정(calibration verification)을 실시하여야 한다. 이는 AMR로 대체할 수 있다.

4) 검사 수행 전후 평가

(1) 검사방법 평가

신규 검사의 도입 전 검사의 성능을 검증해야 하며 문서화된 결과로 보관하고 있어야 한다.

검사 방법 또는 시약의 큰 변화가 있거나 장비가 변경된 경우에도 검사의 성능을 검증해야 한다.

(2) 교정(Calibration) 과정

교정(Calibration)과 교정 검정(calibration verification)의 시행 시기 및 검사실 허용범위에 대한 기준이 있어야 한다

보편적인 교정, 교정 검정의 시행 시기의 기준은 다음과 같다.

(1) 시약의 변질이 의심될 때

(2) 정도관리가 실패할 때

(3) 중요한 유지보수 후에

(4) 제조사가 권고할 때

(5) 적어도 6개월 내에

또한 각 검사에 대한 교정 과정이 적절하여야 하고, 교정결과는 문서화되어 있어야 한다.

재교정(recalibration) 여부 등이 기록되어야 한다.

교정을 위해서는 교정용으로 명시된 제품(stick calibrator 포함)을 사용하여야 한다. 정도관리 물질을 사용하여서는 안 된다.

정성검사에 이용하는 표준물질(calibrator)은 최소 한 개 이상의 양성 표준물질을 포함해야 한다. 또한 한 개의 표준물질만 사용하는 경우에는 표준물질 값이 명확해야 한다.

교정 검정(calibration verification) 결과가 검사실의 허용범위를 벗어날 경우에는 다시 calibration을 하여야 한다.

표준물질은 로트(lot)관리를 하여야 하며, 로트(lot)가 변경되는 경우에는 병행시험(parallel test)을 시행하여야 한다.

5) 검사결과 보고

(1) 기준범위

정량검사의 기준범위(reference interval)는 검사실에서 직접 설정하였거나 검증과정을 거쳐야 하며 성별, 연령 등을 고려하여 정한다.

다음과 같은 경우 기준범위를 재평가하여야 한다.

(1) 새로운 검사의 도입

(2) 검사방법(시약 또는 기기)의 변경

(3) 환자유형의 변경

적절한 근거가 있는 기존의 기준범위(제조사, 타 검사실, 교과서, 문헌 등)를 그대로 사용하기 위해서는 검사방법과 검사대상군이 동일해야 하고, 20개의 정상인 검체 중 제시한 참고구간을 벗어나는 경우가 2개(10%) 이하임을 확인해야 한다. (CLSI EP28-A3c).

(2) 임계값(critical value)

환자 치료방침에 즉각적으로 영향을 미치는 검사인 경우, 임계값(critical value)이 정해져 있어 담당 의료진에게 즉시 보고하여야 한다. 따라서 임계값 기준이 지침서에 명시되어 있고, 검사 결과를 검토하여 담당의료진에게 보고하는 담당자의 작업대에 비치되어 있어야 한다. 장부 혹은 대장에는 보고 일자 및 시각, 보고자, 보고를 받은 의료진의 성명, 보고 내용 등이 기록되어 있어야 한다.

경고치(panic value) 검증을 실시하는 검사실의 경우, 경고치 검증과 임계값 확인을 동시에 실시하는 것이 효율적이다.

부적합 검체로 검사하는 경우, 보고서 및 장부에 검체의 특성을 표시하여야 한다.

부적합 검체 거절 기준 및 부득이하게 부적합 검체로 검사를 시행할 경우, 이에 대한 지침이 문서화되어 있어야 한다.

검사를 시행하는 경우에는 검체 상태 및 영향을 받은 검사 결과 등에 대하여 담당의사에게 알려주어야 하며, 보고서에 검체 상태를 표시해야 한다.

6) 일반기구 및 장비

일반기구 및 장비에는 유리용기 및 피펫, 자동 및 반자동 피펫(마이크로 피펫), 분석평형저울, 온도관련기구, 원심분리기, 현미경 및 oculometer, 생물학적 안전상자, 후드, pH 측정기, 분광광도계가 해당된다.

(1) 자동 및 반자동 피펫

- 자동 및 반자동(예; 마이크로 피펫) 피펫은 비중 혹은 비색법을 이용하여 사용 전에, 그리고 주기적으로 교정(calibration)의 정확성을 점검하고 자료를 보관하여야 한다.
- 지침서에 자동 및 반자동 피펫 점검 지침이 마련되어 있어야 하며, 최소한 1년에 2회 이상 실시해야 하며 분기별 점검을 권장한다.
- 자동 및 반자동 피펫의 정확성을 비중법으로 검증하는 경우, 합당한 표준분동을 이용한 분석평형저울 점검이 선행되어야 하며, 그 점검기록을 확인할 수 있어야 한다.

  자동 및 반자동 피펫을 처음 구입하였을 때 점검한 자료 및 분기별 점검 자료를 비치하고 있어야 한다.
- 피펫의 경우, 검사실에서 직접 수행한 점검기록만을 인정하며 회사에 의뢰하여 얻은 점검 결과인 경우 우수검사실 인증심사에서 부적합인 '0점'으로 평가한다.

(2) 온도관련 기기

온도관련 기기에는 다음 장비가 포함된다.

(1) 수조

(2) Dry baths(heating blocks)

(3) 인큐베이터

(4) 오븐

(5) 냉장고

(6) 냉동고

- 각 장비별로 온도 점검표에 온도를 기록하고 서명한다. 이러한 온도 점검표처럼 매일 기록해야 하는 경우 해당 기기에 기록부를 붙여두고 기록한 후 매월 장부로 이동하여 보관하는 방법이 권장된다.

- 온도 점검표는 반드시 수기로 기록되어야 한다(단, 지속적 모니터링 시스템으로서 자동기록하는 경우, 수기로 기록할 필요가 없다).
- 온도 점검표에는 실제 측정된 온도와 표준 온도계와의 차이가 반영된 온도가 표시되어야 한다.
- 검사실의 모든 일반 온도계는 설치 시 표준 온도계로 점검한 후 사용하여야 한다. 일반 온도계는 표준 온도계와 비교하여 연 1회 이상 주기적으로 점검한 기록이 있어야 한다.
- 일반 온도계는 사용하는 전 범위에 걸쳐 비교, 점검하여야 한다.
  일반 온도계에는 고유번호, 점검필증, 사용처(이는 점검 온도 범위가 국한될 때 필요하다) 및 수정사항이 부착되어 있어야 한다.
- 기기에 내장된 디지털 온도계 역시 점검해야 한다.
- 모든 온도 관련 기기(냉장고, 냉동고 등)에는 온도의 허용범위가 정해져 있어야 한다.
- 장비별 온도 점검표에 허용범위를 표시해야 한다.
- 온도 관련 기기의 온도가 허용범위를 벗어났을 경우, 취하여야 할 조치 등에 관한 지침 및 시행기록이 있어야 한다(수정조치 내용에는 냉장고나 냉동고에 보관하였던 정도관리 물질, 시약, 교정물질 등에 대한 평가기록이 있어야 한다).
- 제조사의 규정에 맞게 시약이나 검체 상태가 영향을 받지 않는 범위 내에서 온도가 유지되고 기록되고 있는지에 대한 지침과 기록이 있어야 한다.
- 일반장비 및 검사장비의 온도 점검은 매일 또는 검사 시행일마다 이루어져야 한다.

(3) 이월오염(carryover)평가

검사장비에 부속된 자동 피펫 시스템의 이월오염(carryover)을 평가한다.

농도를 알고 있는 고농도의 환자 검체를 검사한 후 저농도의 환자 검체를 검사하여 평가할 수 있다. 지침서에 이에 대한 기준이 설정되어 있어야 한다.

주기적(6개월 간격)으로 평가할 것을 권장한다. 단, 기기 도입시와 대규모 기기점검 혹은 보수 후에는 반드시 이월오염을 평가해야 한다. 제조사에 의해 시행된 carryover 평가방법이 적절하다면 제조사의 평가 자료를 인정할 수 있다.

일회용 팁을 사용하는 경우에는 '해당없음'으로 평가한다.

(4) pH 미터

pH 미터의 교정(calibration)에는 증명된 양질의 완충 용액을 사용하여야 한다.

(5) 비색계, 분광광도계

- 필터광도계인 경우, 필터의 상태는 주기적으로 점검되어야 한다.
  필터는 깨끗하고 흠집이 없어야 한다.
- 필터를 직접 육안으로 관찰하고, 기타 부속품을 정기적으로 닦아주는지 확인한다.
- 비색계(colorimeter)인 경우, 상태를 점검하는 것이 매우 중요하다.
- 제조회사의 권장사항에 따라 필터나 표준 용액으로 흡광도의 직선성을 주기적으로 점검하여야 한다.
- 광도계 점검기록부에 주기적인 흡광도 점검 기록이 있어야 한다.
- 최소한 1년에 2회 이상 실시하여야 하며, 매 분기마다 점검하는 것을 권장한다. 지침서의 점검기준에 의하여 점검을 하여야 한다.
- 제조회사의 권장사항에 따라 적절한 용액, 필터, 중수소방전관이나 수은 램프로 파장 교정을 주기적으로 실시하여야 한다.
- 제조회사의 권장사항에 따라 빛 흡수 필터나 적절한 용액으로 미광(stray light)을 주기적으로 점검하여야 한다.
- 교정곡선(calibration curve)을 이용하는 검사의 경우, 교정곡선을 주기적으로 또는 장비의 수리 및 재교정(recalibration) 후에 확인하여야 한다.

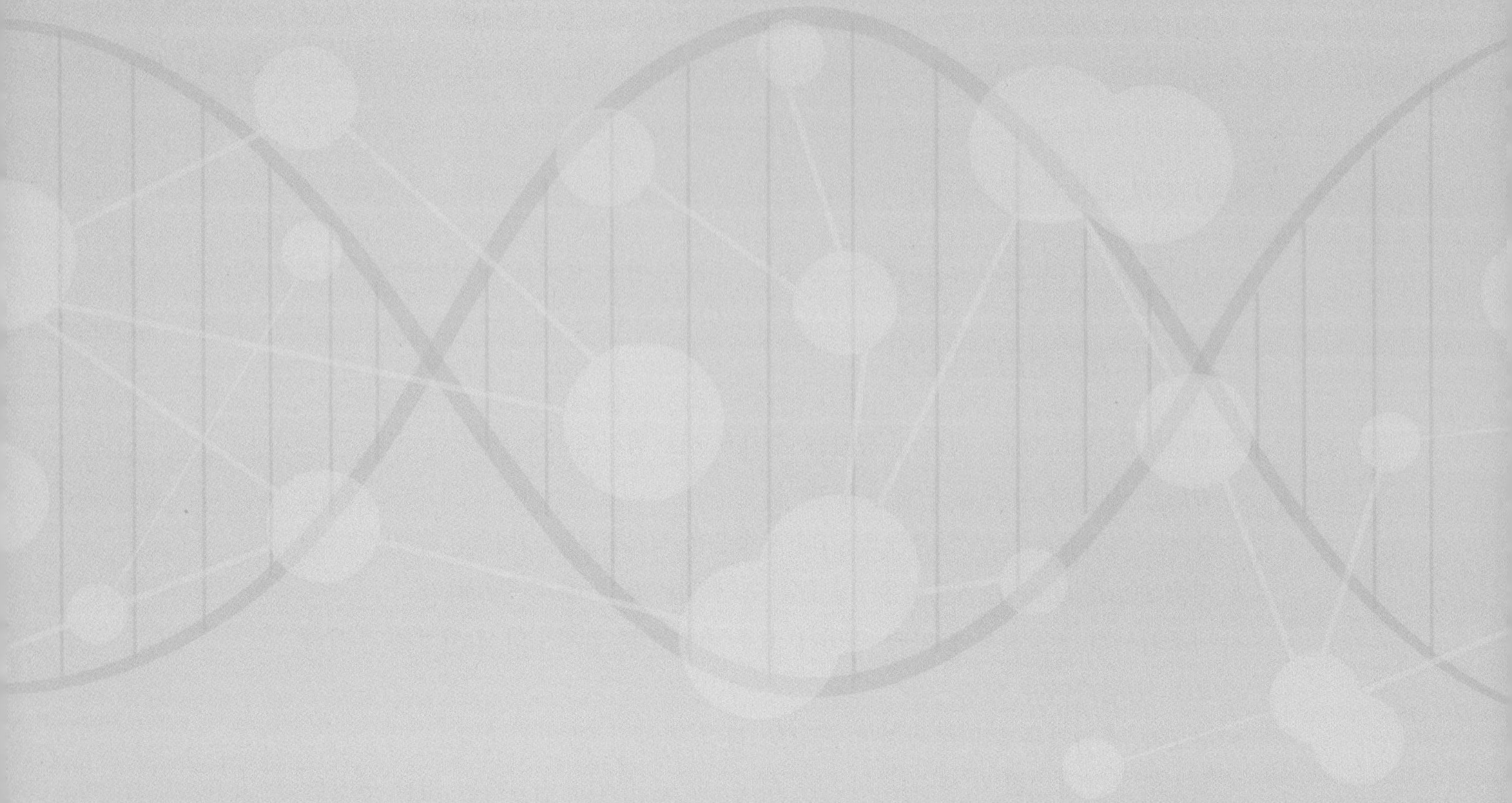

Chapter 14

자동 분석과 검사실 자동화

Automatic Analysis and Laboratory Automation

■ 핵심용어

자동분석기, 유동 방식, 개별 방식, 일괄 진행 방식, 원심 방식, 필름 방식, 검사실 자동화

■ 학습목표

임상화학 자동분석기의 구성과 종류 알아두기

자동분석기의 장단점에 대해 설명하기

다항목 자동분석기의 구성에 대해 이해하기

검사실 자동화에 대해 이해하기

1. 자동 분석(Automatic Analysis)

임상검사에 최초로 도입된 자동분석기(autoanalyzer)는 1957년 미국의 테크니콘(Technicon)사에서 개발한 테크니콘 AA-I 라는 임상화학 검사용 자동분석기이다. 이것이 신호가 되어 이후 매우 빠른 속도로 자동분석기의 개발이 이루어져 오늘에 이르렀다. 최근의 자동분석기는 컴퓨터화되어 있어서 데이터의 저장이나 접근 또는 전송이 매우 용이해졌다.

자동 분석의 도입은 검체 처리수와 속도를 높였으며, 검체와 시약이 적게 들어가고, 재현성의 증가 및 노동력 감축으로 인한 비용의 절감을 통하여 경영상의 효율성을 제고시켰다. 하지만 자동 분석은 검체가 많을 때만 경제적 효율성이 있으며, 또한 검사 과정에서 인간성의 소외를 초래할 우려가 있다.

최근의 검사실은 각 분야의 자동분석기를 연결한 전체 검사실 자동화(total laboratory automation, TLA) 시스템을 구축하고 있다. 이를 보통 검사실 자동화라고도 부른다.

1) 자동 분석 방식의 분류

임상화학 검사용 자동분석기는 검체와 시약을 채취하는 방식에 따라 유동 방식(Continuous-flow system), 개별 방식(Discrete system), 필름 방식(Film System) 등이 있고, 좀 더 세부적인 분류는 다음과 같이 분류한다.

1) 유동 방식(Flow System)
- (1) 연속 유동 방식(Continuous Flow analytical system, CF 방식)
- (2) 유동 주입 방식(Flow Injection Analytical system, FIA 방식)

2) 개별 방식(Discrete System)
- (1) 일괄 진행 방식(Batch Process System) - 폐쇄형, 개방형
- (2) 임의 접근분석 방식(Random access system)
- (3) 팩 방식(Pack System)
- (4) 원심 방식(Centrifugal System)

3) 필름 방식(Film System)

유동 방식은 반응액이 가는 관내를 흐르면서 반응이 진행된다. 검출은 반응이 평형 상태에 도달하여 안정화되었을 때 행하는 연속 유동 방식(CF형)과 반응이 평형에 도달하기 전에 행하는 유동 주입형이 있다. 개별 방식은 수기(손을 사용하는 방법)에 의한 화학 분석을 그대로 기계화한 것으로 반응 용기의 형상에 따라 일괄 진행(Batch) 방식, 팩 방식, 원심 방식이 있다. 필름 방식은 사진 기술에 의해 반응 시약을 다층막으로 필름화하고, 거기에서 반응을 순차적으로 시행시키는 것이다.

임상화학 자동분석기는 아래와 같은 장치 및 준비 과정을 거쳐 검사를 수행하게 된다.

① 검체 준비
② 검체 흡입 후 시약과의 혼합
③ 일정한 온도와 시간 동안 인큐베이션
④ 검출기로 농도 정량
⑤ 결과의 정리와 전달

(1) 유동 방식

① 연속 유동 방식

연속 유동 방식(continuous flow analytical system, CF 방식)은 자동 분석 장치의 출발점이 된 것으로 자동분석기라는 명칭을 사용했으며, 그 시스템의 기본 구조는 그림 14-1과 같다.

그 특징은 일정한 직경의 합성 고무관을 일정한 속도의 롤러로 훑어서, 정량적으로 시료와 시약을 흡입 수송하고(비례 칭량 펌프), 투석에 의해 단백질을 제거하고(투석기), 기포에 의해 시약의 오염을 제거하면서 반응시키고, 주로 비색 분석법으로 정량하는 것이다. CF 방식은 현재도 효소를 고정화시킨 칼럼을 장착한 분석시스템이나 면역 반응용 시약을 사용한 면역 분석 방식 등에 이용되고 있다.

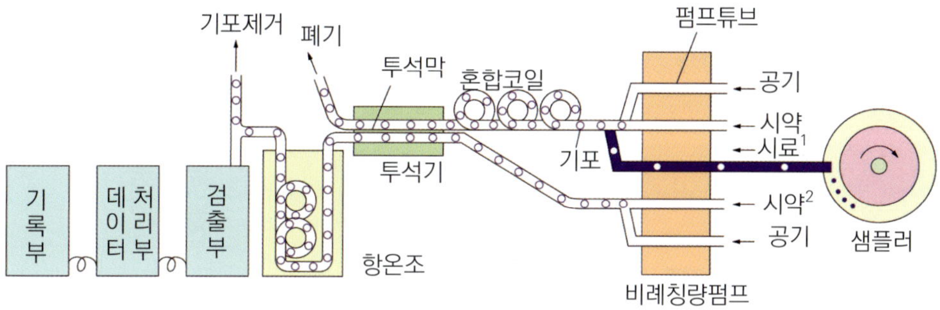

그림 14-1 연속 유동 방식 자동분석기 구성

② 유동 주입 방식

유동 주입 방식은 펌프에 의해 수송되는 물의 유동 중에 시약과 시료를 순차적으로 주입하고 이것을 유동 셀(flow cell)에 유도하여, 흡광 분석법, 비탁법, 형광 분석법 등의 검출법으로 측정한다.

(2) 개별 방식

각 검체는 각각 다른 반응 용기에 가해지고 여기에 반응 시약들이 각각 첨가된 후 혼합되고 반응이 완료되면 비색 정량하는 방식이다. 이 방법은 수기(manual, 손을 사용하는 방법)를 충실하게 자동화시킨 것으로 가장 수기와 흡사한 방식이다. 분리 분석기는 한 개의 검체로 다양한 검사를 하거나 한 가지 검사를 다양한 검체에 실행할 수 있다.

Hitachi series, Toshiba series, Beckman series, Siemens series, Olympus series 등 근래에 개발되는 자동 분석 장비들은 개별 방식이다.

개별 방식은 분리독립 방식, 간단히 D방식이라고도 부르며 분석의 속도나 정밀도가 좋아 가장 많이 보급되어있는 자동분석기이다.

① 일괄 진행(Batch) 방식

개별 방식 중 일괄 분석기는 검사 종류가 같은 검체들을 묶음으로 분석하는 기기이다. 검체마다 많이 의뢰되는 검사들을 그룹으로 묶어 분석하면 짧은 시간 내에 분석할 수 있으나 검체 수가 한정되어 있는 것이 단점이다(그림 14-2).

일괄 진행 방식은 연속된 반응 관에 시료, 시약을 순차적으로 첨가하고 일정한 시간 동안 항온조에서 반응시켜, 그 변화를 검출한다(그림 14-3). 여기서 사용하는 반응 관은 측정이 끝난 후 세척하여 다시 사용하는 것이 있고 일회용이 있다.

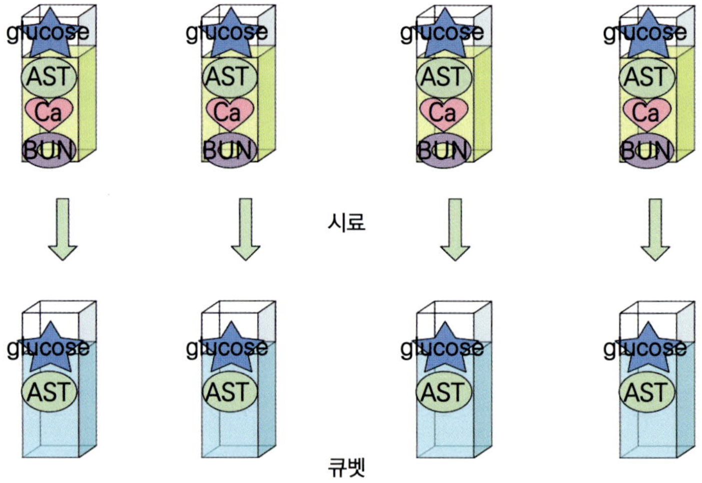

그림 14-2 일괄 진행 방식 개념

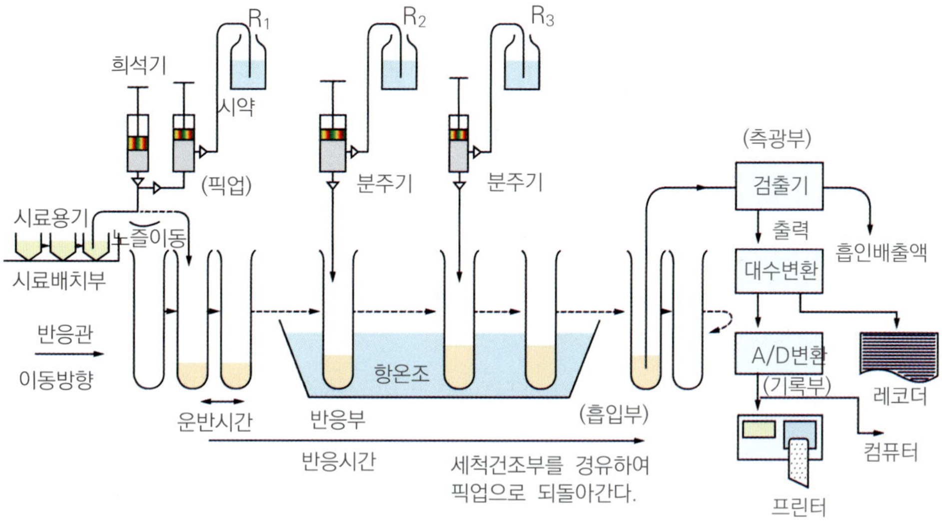

그림 14-3 일괄 진행 방식 분석기 구성

일괄 진행 방식의 구성은 그림 14-3과 같이 복잡하며 기종도 다양하다. 검출 방법은 흡광광도 분석법, 전도도 전극법, 산소 전극법 등이 있으며, 그 때문에 각종 데이터 처리 기능이 장착되어있다. 이 시스템을 사용한 장치로는 히타치(Hitachi) 시리즈가 있다.

② 임의 접근(Random access) 방식

최근에 개발된 자동분석기는 분석하고 싶은 물질만 선택적으로 분석할 수 있는 장치를 마련하고 있다(그림 14-4). 이렇게 하면 개인별 "Dwell time", 즉 검체를 채취하여 분석 결과를 얻을 때까지 소요되는 시간[이것을 Turn Around Time(TAT), 동일 장소 체류 시간]을 줄일 수 있다. 예를 들면 글루코스 한 가지만 분석하는 단일 검사 분석기는 Dwell time이 15초이고, 검사 종류가 많으면 60초 또는 15분이 될 수도 있다. 효소 활성을 이용한 초속도 분석(kinetic assay)이나 항원 항체를 이용한 효소면역 검사(enzyme immunoassay, EIA) 검사는 Dwell time이 길어질 수 있다. 혈액 가스 분석의 Dwell time은 짧으나 비타민 분석의 Dwell time은 며칠이 될 수도 있어 검사 결과에 영향을 주기 때문에 Dwell time이 짧을수록 바람직하다. 최근에는 Modular E-170, Integra 800, Centaur-XP, Beckman DXI 등이 출시되어 많이 사용하고 있다.

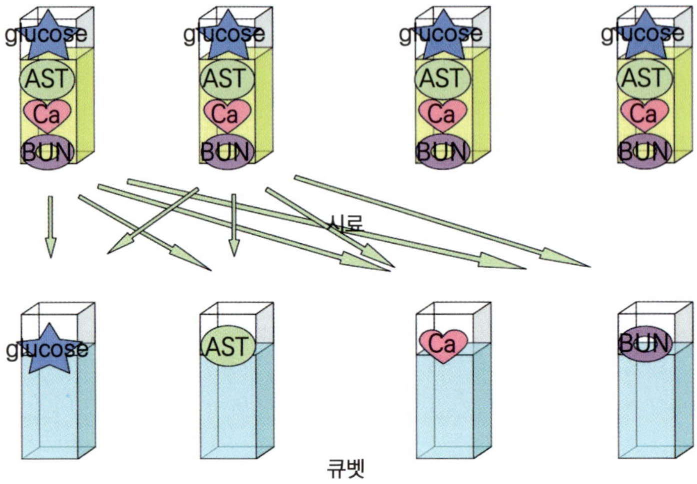

그림 14-4 임의 접근 방식 개념

③ 팩 방식

팩 방식은 정제한 시약을 필름 팩에 붙여 그림 14-5와 같은 시스템으로 한 항목씩 순차적으로 측정한다. 시약 팩에는 필요에 따라 크로마토그래피 칼럼이 붙어있으며, 이온교환 등에 의해 시료 중의 반응 저해물질이 제거된다. 반응은 시료와 시약이 팩에 주입되고, 물리적인 가압 장치에 의해 용해된 다음, 일정 시간 동안 가온된 후 측광부에 의해 측정된다. 팩 방식에 aCa Ⅲ 등이 있다.

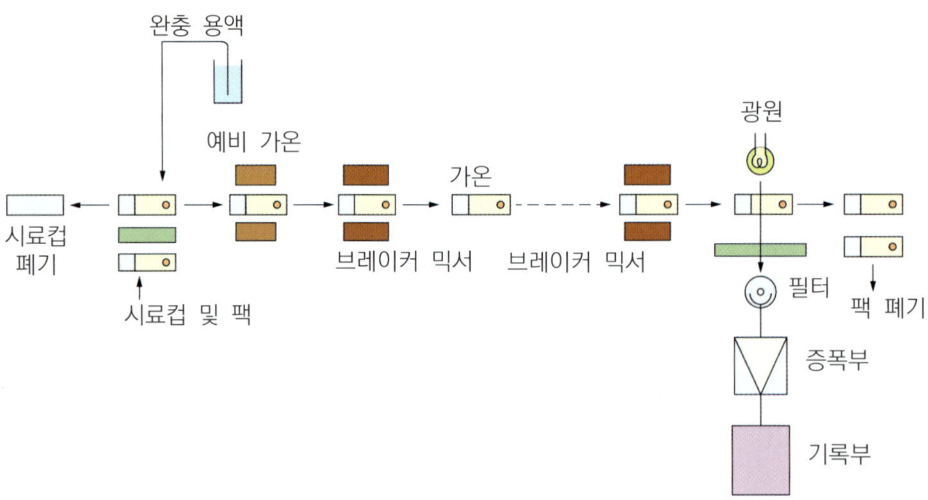

그림 14-5 팩 방식 분석기 구성

④ 원심 방식

앤더슨(Anderson)에 의해 1969년에 소개된 원심 방식(centrifugal system)은 원심력을 이용하여 반응시키는 것으로 그림 14-6과 같은 시스템으로 구성되어 있다. 이것은 로터라고 하는 수지제의 원반에 다수(16~36개)의 홈을 설치하여 이것에 시료와 반응 시약을 분주기로 일정량씩 넣은 다음 1,000 혹은 2,000 rpm에서 회전시킨다. 수초 후에 원심력에 의해 시료가 시약에 의해 세척되면서 혼합·반응한다. 이것의 흡광도를 초단위로 측정하여 데이터를 산출한다. 이 장치를 신속 분석기(fast analyzer)라고도 부른다.

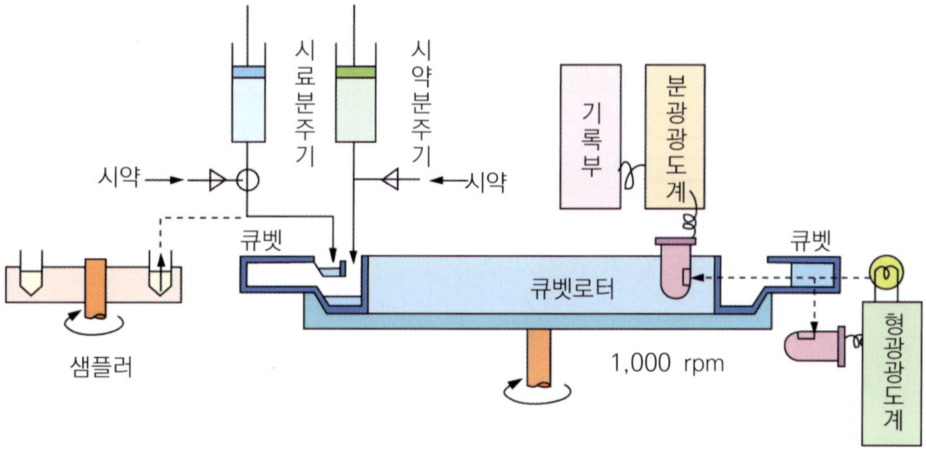

그림 14-6 원심 방식 분석기 구성

본 장치에는 분광광도계 외에 형광광도계가 부가되어 있어서 약물, 면역단백질, 응고인자 등의 분석에 사용되고 있다. 대표적인 장치로는 센트리퓨켐(Centrifuchem), 코바스파라(Cobas Fara) 등이 있는데 최근에는 Modular E-170, Integra 800, Centaur-XP, Beckman DXI를 이용한 임의 접근분석 방식(Random access system)으로 많이 대체하여 사용하고 있다.

(3) 필름 방식

필름 방식(film system)은 드라이 케미스트리(dry chemistry)에 의한 분석법으로 폴라로이드카메라에 의한 즉석 사진기술을 응용한 것이다. 반응용 슬라이드는 그림 14-7과 같이 전개층, 시약층, 투명지지층으로 구성된 다층필름으로 시약층은 반응 단계에 따라 수층으로 분리되며, 전개층을 통과한 시료가 여기서 반응한다. 필름 하면의 투명지지층에 빛을 조사하여 그 반사광을 검출한다. 엑타켐(Ektachem)이 여기에 속한다.

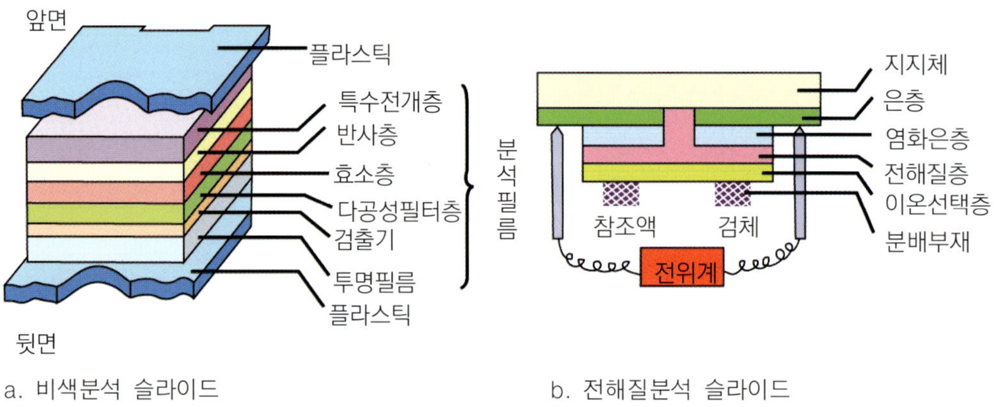

그림 14-7 필름 방식의 반응 슬라이드 구성

2. 자동분석의 장점과 단점

(1) 장점

① 재현성이 높다.
② 검체처리속도가 빠르다.
③ 검사자에 따른 개인오차가 없다.
④ 오차빈도가 적다.
⑤ 검체량이 미량이다.
⑥ 시약 소요량이 미량(1항목 0.3~0.5 mL)이다.
⑦ 비용이 절감되어 경제적이다.
⑧ 데이터의 정밀도가 높다.
⑨ 많은 데이터를 장기적으로 보존할 수 있다.
⑩ 데이터의 검색이나 전송이 용이하다.
⑪ 인력 감축의 효과가 있다.
⑫ 초속도법(kinetic assay, rate assay)으로 측정할 수 있다.

(2) 단점

① 반응 종류를 제한해야 한다.
② 반응을 관찰할 수 없다.
③ 반응 조건을 고정해야 한다.
④ 효소 항목의 정상치가 기종마다 다르다.
⑤ 다항목 기종으로 소수 검체를 분석할 경우 비용이 높다.
⑥ 단백질이 공존하면 분석이 정확하지 못하다.
⑦ 용수법에 비해 반응의 직선범위가 제한되기 쉽다.
⑧ 다항목 기종에서는 손이 미치지 못하는 경우가 많다.
⑨ 인간성이 소외되기 쉽다.

3. 자동분석기의 종류

(1) 채널수와 항목

채널(반응라인)수와 분석항목수를 조합시키면 다음과 같은 것들이 있다. 또한 다항목 분석의 경우, 어떤 항목만을 선택하여 측정할 수 있는 것과 전체 항목을 측정할 수 있는 것이 있다.

- 단일채널 단일항목 분석 장치(다항목 전용)
- 단일채널 다항목 분석 장치(중소시설용)
- 다채널 다항목 분석 장치
  - 항목 선택용
  - 전항목 측정용

(2) 다항목 자동분석기의 종류와 특성

다항목 자동분석기(그림 14-8~14)를 선택할 때는 각 검사실에서 임상화학 검사를 수행하기 위한 검사실의 공간과 검사량 등 여러 가지 상황을 파악하고 그에 알맞은 분석기를 선택한다.

각각의 분석 장비를 조합하여 최소 공간에서 최대의 검사를 소화해내는 시스템으로 탈바꿈 하는 추세며 최근에는 검체 흐름의 효율성과 질적인 향상을 위하여 검체 전처리 부분에서의 통합과 분석 장비간의 합병으로 장비의 능률을 극대화하는 추세다.

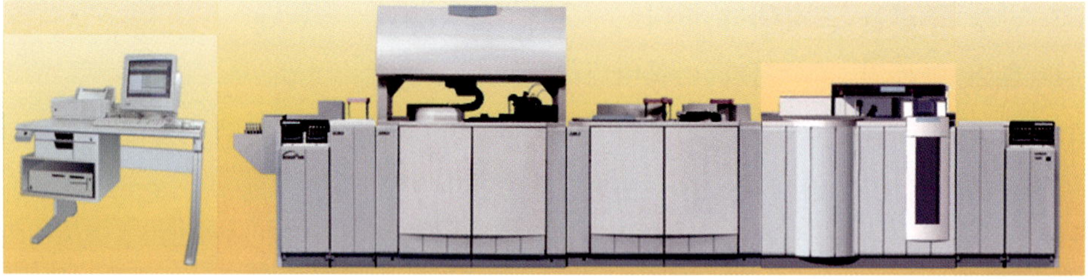

Control Unit	Core Unit	ISE 900 module	D 2400 module	P 800 module	E 170 module	Core Unit
Window NT Touch screen Remote Diagnostics Access	300 Sample Start Point	Na K Cl 900 T/hour	Clinical Chemistry, 2400 T/hour 16 Channel 4000 T/bottle	Clinical Chemistry Homogeneous Immunoassays 800 Test/hour 44 Channel 1200 T/bottle	Heterogeneous Immunoassays 170 Test/hour 25 channel 100/200 tests/packs	Rerun buffer 300 sample Unloading

그림 14-8 HITACHI & MODULAR 시스템 개념

	Modular D-2400	Modular P-800	Modular ISE-900
동시 분석 항목 수 (채널 수)	16개	44개	3개
주요 검사 항목	효소, 대사물질	효소, 대사물질, 특수 단백질	전해질 검사, ISE(Na, K, Cl)
검사 원리	효소법, 비색법, 비탁법	비탁법	이온 선택 전극법(간접)
결과 보고 시간(TAT)	2400 tests/시간	800 tests/시간	900 tests/시간
검체량	2-50 μL	2-35 μL	2-35 μL
검체 장착 수	300개/회	300개/회	300개/회
검사 방식	분주형, 임의 접근	피펫형, 임의 접근	피펫형, 임의 접근
특징(장단점)	1일 검사량이 많은 항목에 적합	1일 검사량이 적은 항목에 적합	
제조사	독일 & 일본(HITACHI)		

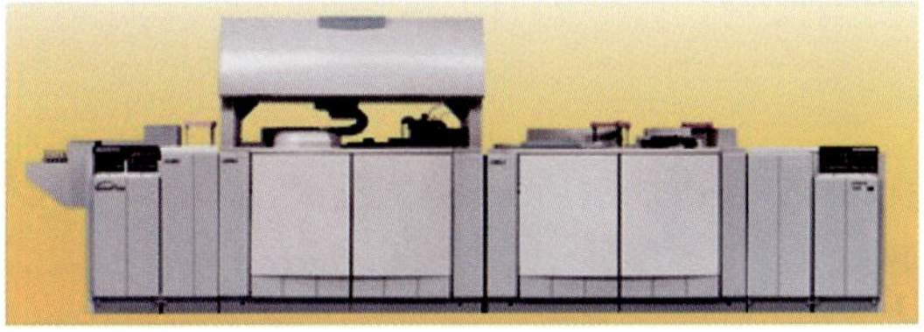

ISE 900, DP

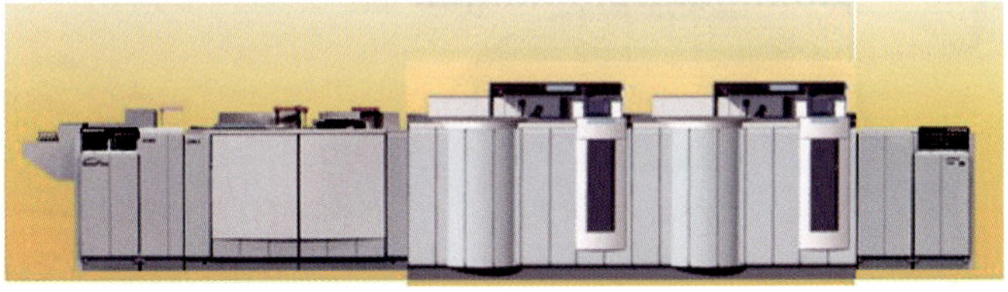

ISE 900, PEE

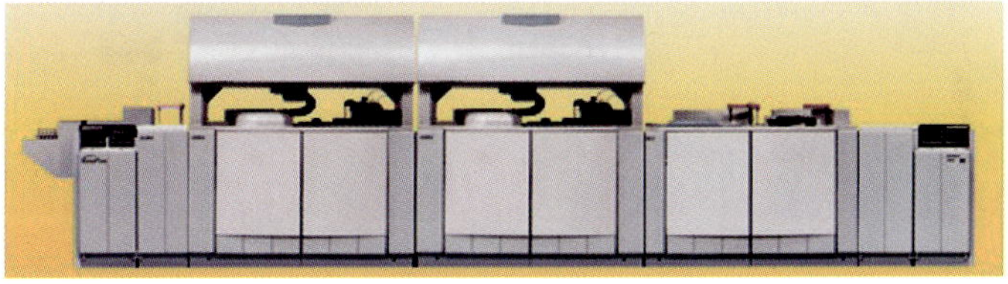

ISE 900, DDP

그림 14-9 Hitachi & Roche Modular 임상화학 분석기

	Cobas c-311	Cobas c-501	Cobas Integra 800
동시 분석 항목 수 (채널 수)	40개	60개	60개
주요 검사 항목	효소, 대사물질, ISE(Na, K, Cl)	효소, TDM, 대사물질, ISE(Na, K, Cl)	효소, TDM, 대사물질, ISE(Na, K, Cl)
검사 원리	비탁법 ISE(간접)	효소법, 비색법, 비탁법, ISE(간접), 면역비탁법	효소법, 비색법, 비탁법, ISE(간접), 면역비탁법
결과 보고 시간(TAT)	300 tests/시간	600 tests/시간	800 tests/시간
검체량	2-10 μL	2-10 μL	2-50 μL
검체 장착 수		150개/회	75개/회
검사 방식	피펫형, 임의 접근	피펫형, 임의 접근	피펫형, 임의 접근
특징(장단점)	검사 중 시약 장착 가능	HbA_{1c} 전혈 검사 가능, 검사 중 시약 장착 가능	HbA_{1c} 전혈 검사 가능, 검사 중 시약 장착 가능
제조사	독일		

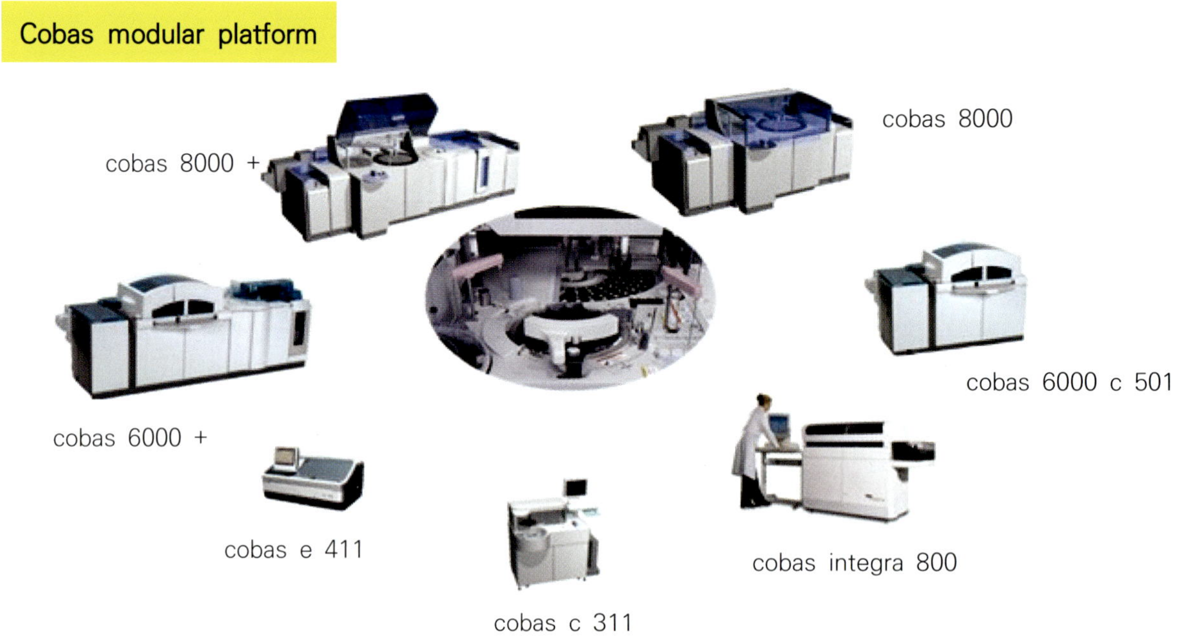

그림 14-10 Roche Cobas 임상화학 분석기

	Accute	TBA-120FR	TBA-200FR
동시 분석 항목 수 (채널 수)	35개	100개	100개
주요 검사 항목	효소, 대사물질, ISE(Na, K, Cl)	효소, 대사물질, ISE(Na, K, Cl)	효소, 대사물질, ISE(Na, K, Cl), 특수 단백질
검사 원리	효소법, 비색법, 면역비탁법	효소법, 비색법, 면역비탁법	효소법, 비색법, 면역비탁법
결과 보고 시간(TAT)	400 tests/시간	1200 tests/시간	2000 tests/시간
검체량	2-25 μL	2-35 μL	2-35 μL
검체 장착 수		127개/회	200개/회
검사 방식	피펫형, 임의 접근	피펫형, 임의 접근	피펫형, 임의 접근
특징(장단점)			이중 샘플러 방식
제조사	일본		

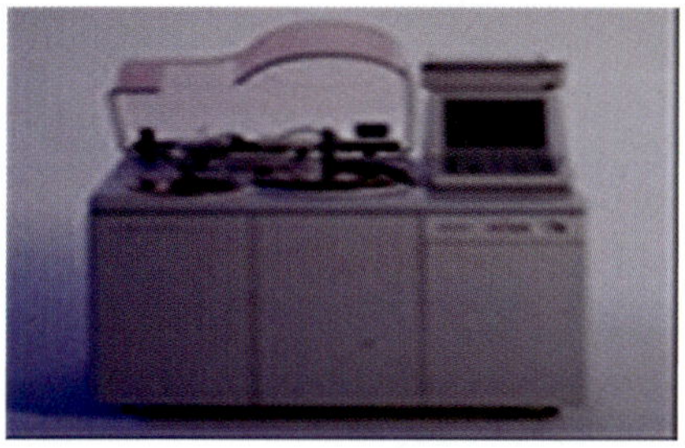

TBA-30FR

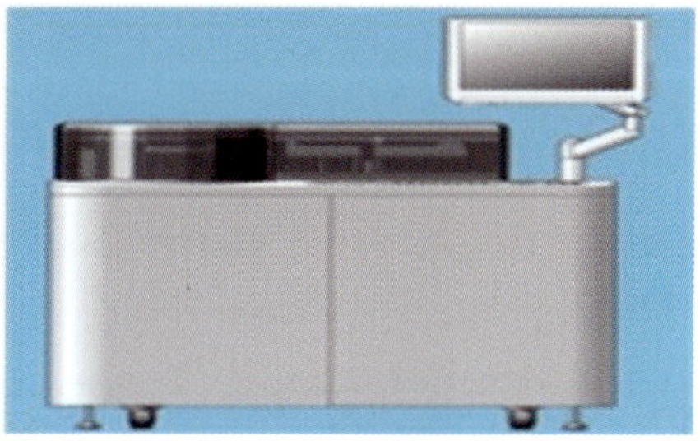

ACUTE

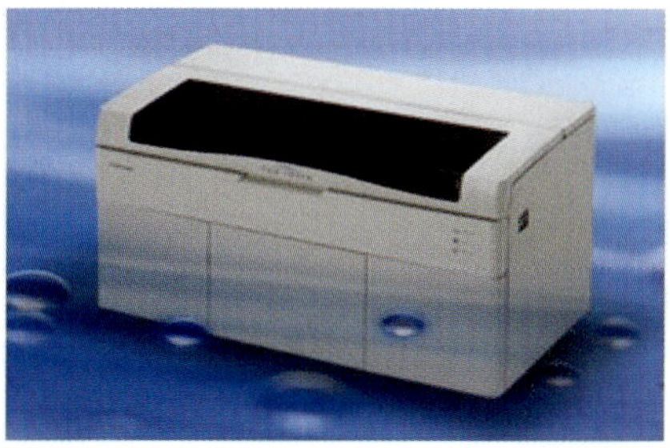

TBA-120FR

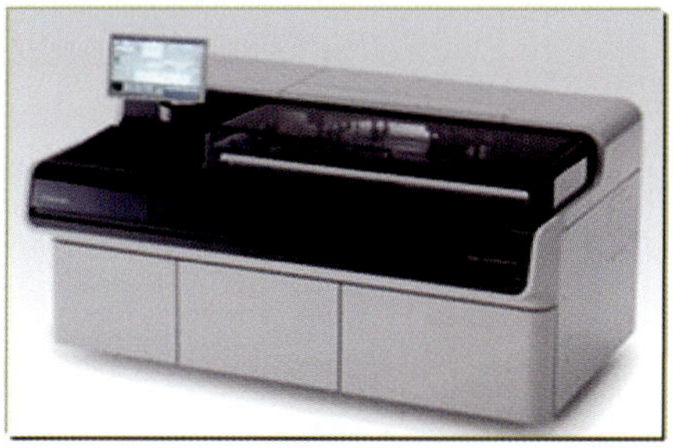

TBA-2000FR-NEO

그림 14-11 Toshiba 임상화학 분석기

	LX-20, DXC-800
동시 분석 항목 수(채널 수)	70개
주요 검사 항목	효소, 대사물질, ISE(Na, K, Cl), 특수 단백질
검사 원리	비색법, ISE(간접 전위차계법)
결과 보고 시간(TAT)	1440 tests/시간
검체량	5-62 μL
검체 장착 수	140개/회
검사 방식	피펫형, 임의 접근
특징(장단점)	응급 검사에 적합
제조사	미국

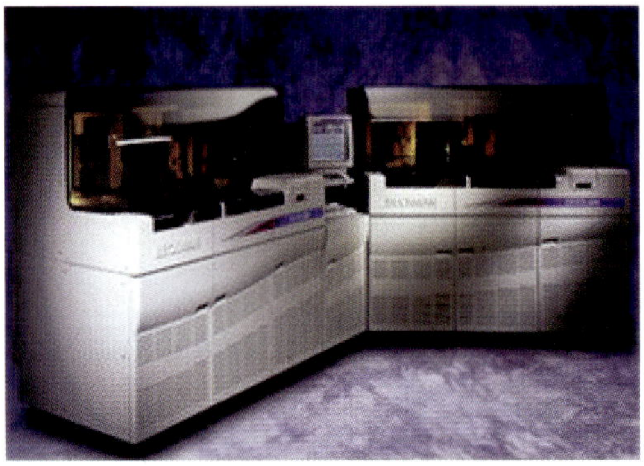

UniCel® LX-20

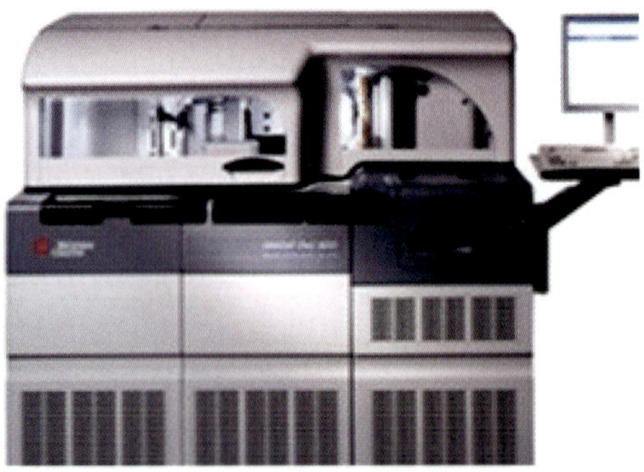

UniCel® DXC 800

그림 14-12 Beckman 임상화학 분석기

	ADVIA 2400	Dimension Vista 1500
동시 분석 항목 수(채널 수)	100개	166개
주요 검사 항목	효소, 대사물질, ISE(Na, K, Cl)	효소, 대사물질, ISE(Na, K, Cl), 특수 단백질
검사 원리	효소법, 비색법	효소법, 비색법, 면역비탁법, 화학발광법
결과 보고 시간(TAT)	2400 tests/시간	1500 tests/시간
검체량	1-25 μL	
검체 장착 수	84개/회	200개/회
검사 방식	피펫형, 임의 접근, 일괄 진행	피펫형, 임의 접근
특징(장단점)	응급 검사에 적합	
제조사	독일	

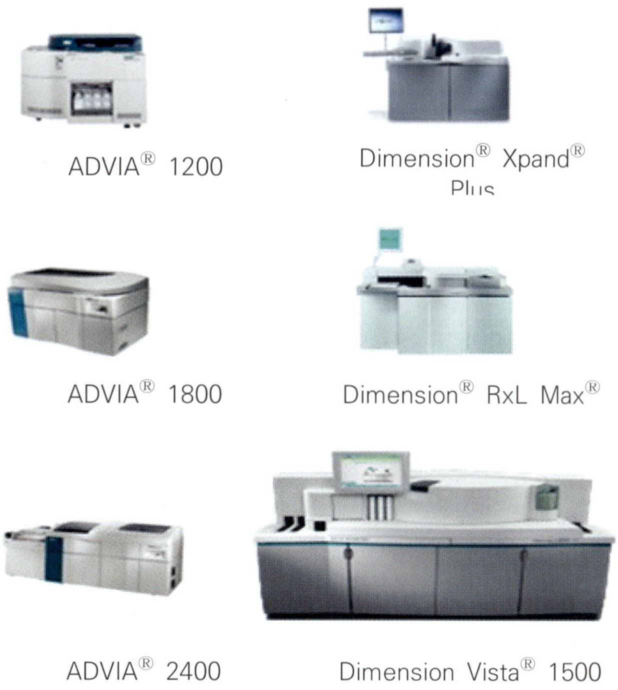

그림 14-13 Siemens 임상화학 분석기

	AU-480	AU-5400 Plus
동시 분석 항목 수(채널 수)	30개	48개
주요 검사 항목	효소, 대사물질, 특수 단백질, ISE, TDM	효소, 대사물질, 특수 단백질, ISE, TDM
검사 원리	비색법, 비탁법, 전위차계법 (간접 ISE)	효소법, 비탁법, 전위차계법 (간접 ISE)
결과 보고 시간(TAT)	400 tests/시간	1600 tests/시간
검체량	1.6-25 μL	1.6-25 μL
검체 장착 수	80개/회	300개/회
검사 방식	피펫형, 임의 접근, 일괄 진행	피펫형, 임의 접근
특징(장단점)	응급 검사에 적합	대용량 검사에 적합
제조사	일본	

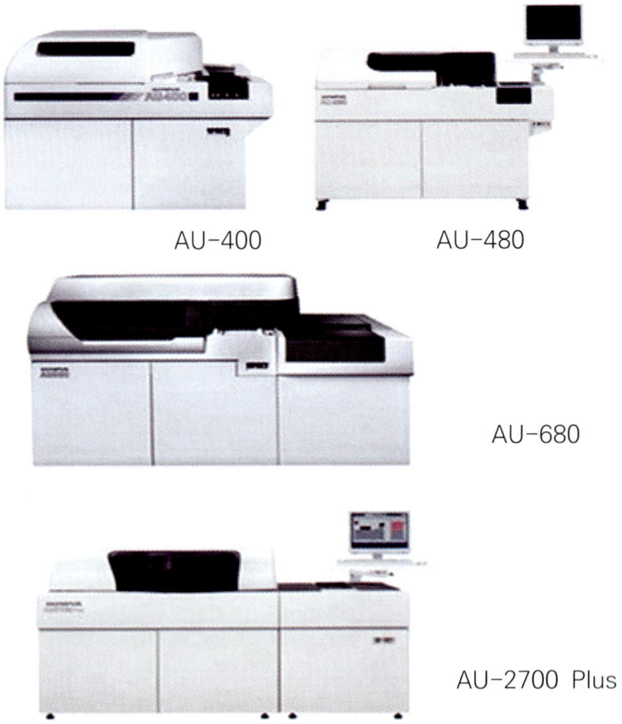

그림 14-14 Olympus 임상화학 분석기

4. 단일항목 자동분석기 관찰

검사의 원리나 방법 또는 검체가 다른 항목과 차이가 있어 묶어서 검사할 수 없는 항목으로 특정 검사만을 위해 분석하는 자동분석기이다.

당뇨환자 관리를 위한 지표로 쓰이는 당화헤모글로빈(HbA_{1c}) 검사가 대표적이라 할 수 있다(그림 14-15, 16).

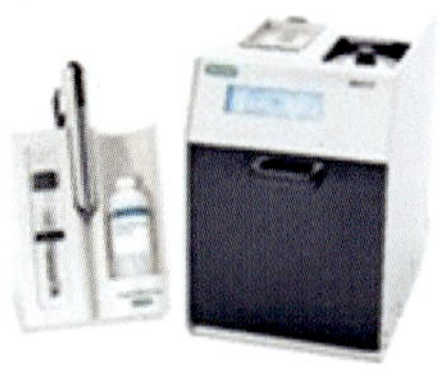

Bio-rad 60 Dispenser

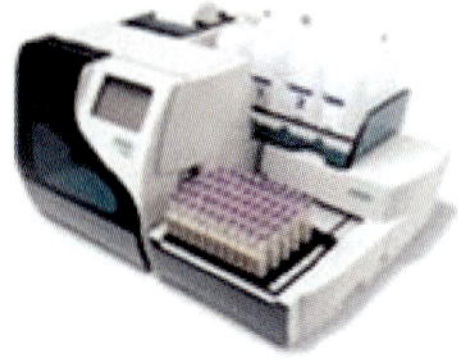

Bio-rad 60

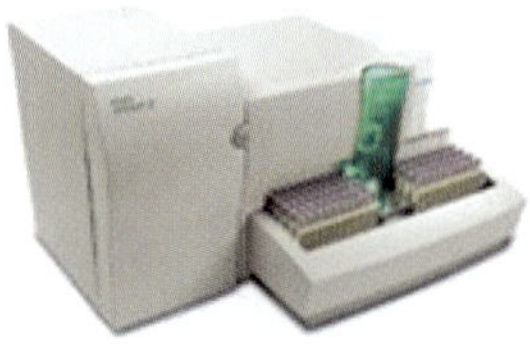

Bio-rad Variant Ⅱ-Turbo

그림 14-15 HbA_{1c} 분석기(BIO-RAD)

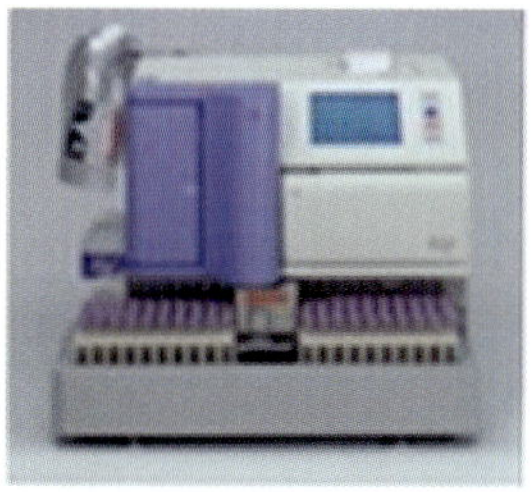

2000 TOSO H G7

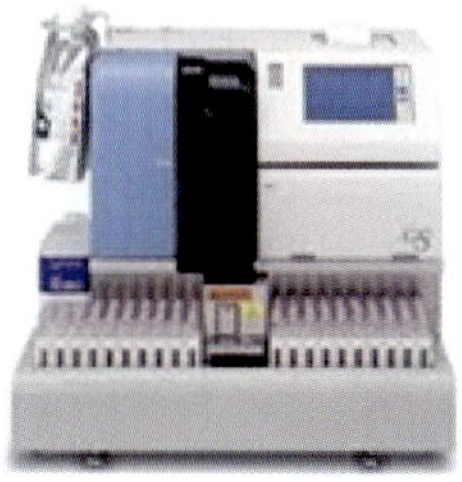

2000 TOSO H G8

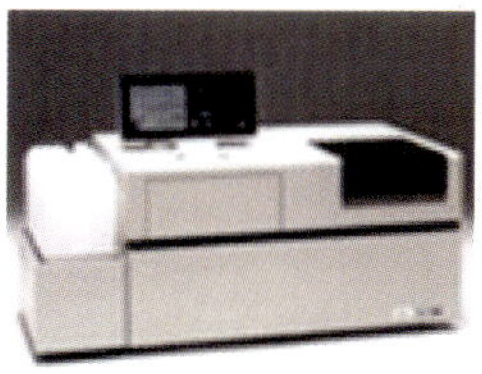

1983 GHb Ⅰ

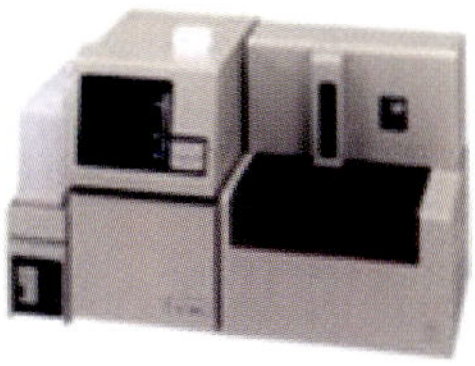

1991 GHb Ⅲ

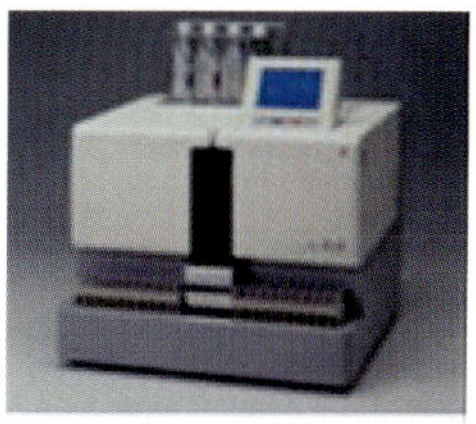

1996 GHb Ⅴ

그림 14-16 HbA_{1c} 분석기(TOSOH)

5. 다항목 자동분석기 관찰하기

두 가지 이상의 항목을 분석하는 자동분석기로 제조사에 따라서 전용시약만 사용해야 하는 장비와 제조사와 상관없이 범용 시약을 사용하여 분석이 가능한 장비로 구분할 수 있다.

다항목 자동분석기의 일반적인 구성을 보면 그림 14-17, 18과 같다.

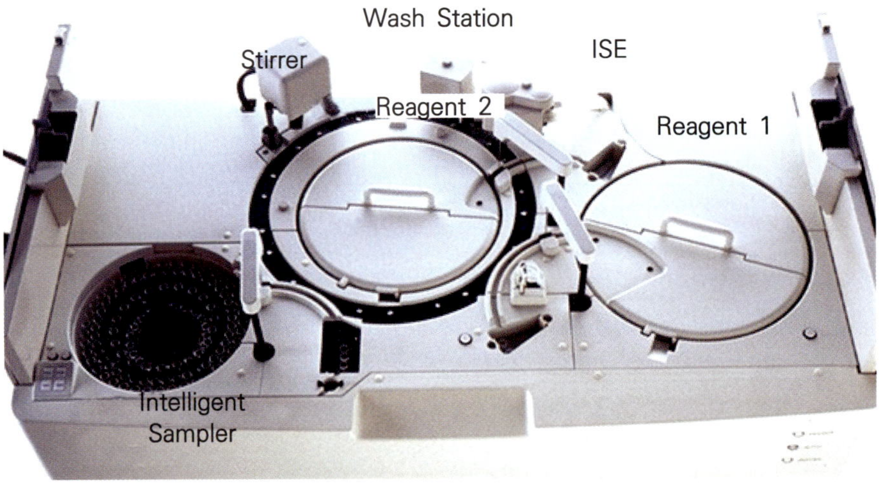

그림 14-17 Toshiba TBA -120FR 분석기의 내부 사진

(1) 검체의 준비와 확인 장치

많은 검체를 분석하기 위해서는 검체의 라벨링, 원심분리 그리고 검체의 분주 등 검체의 준비 과정을 수동으로 수행하는 경우에는 라벨을 잘못 부착하거나 검체의 분류 착오 등에 의하여 여러 가지 오차를 유발할 수 있다. 따라서 최근에는 검체의 준비, 운반, 분류, 보관까지 검사 전, 후의 모든 처리 과정을 자동화하고 있다. 이런 검체의 전처리가 확인되면 아래 사진과 같은 분석 장비의 시스템을 거쳐 검사를 수행하게 된다.

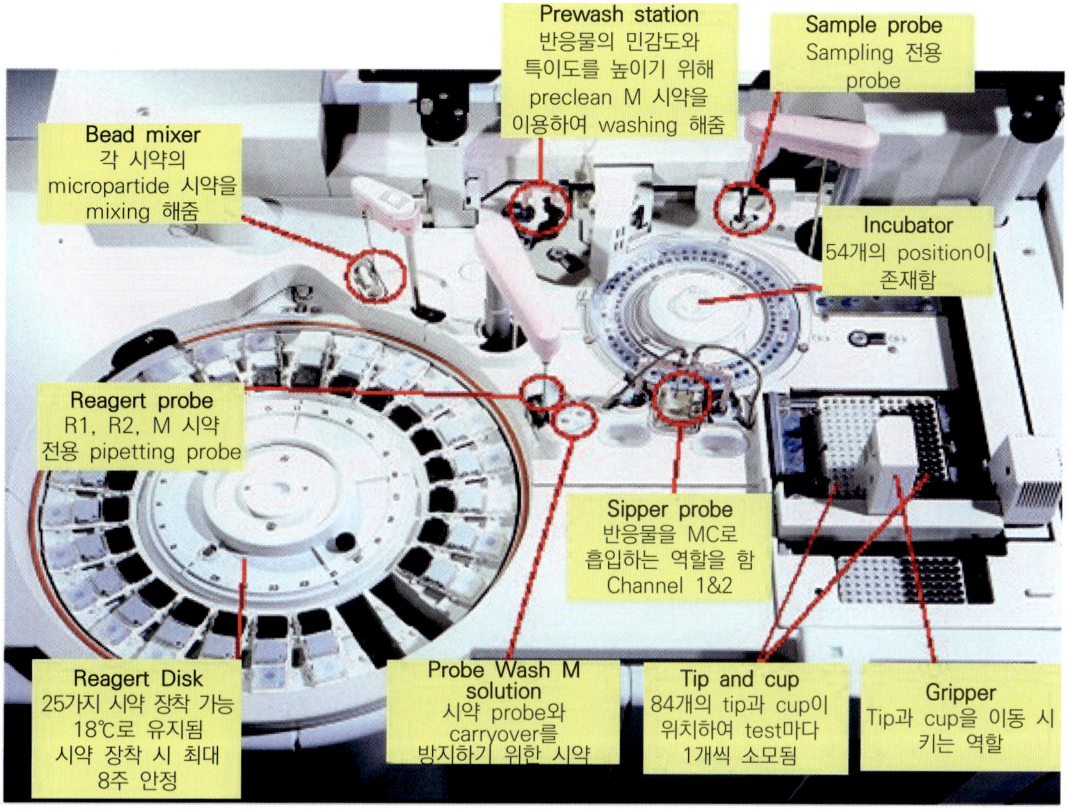

그림 14-18 Roche Modular E-170 분석기의 내부 사진

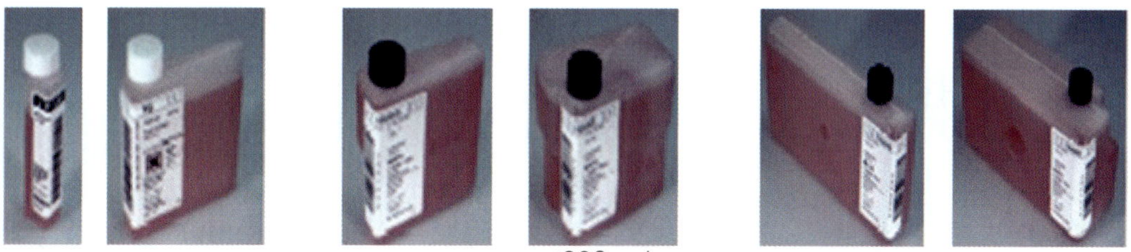

20 ml up to 100t	70 ml up to 300t	130 ml up to 600t	290 ml up to 1200/1300t	330 ml R2 to 720t	720 ml R2 to 3500t

그림 14-19 시약 카트리지(R1 & R2)

(2) 시약 보존 장치

검사실에서 사용되는 시약들은 과거에는 검사자가 직접 제조하여 사용을 많이 했지만 근래에 들어와서는 수작업으로 이루어지는 검사를 제외하고는 대부분 상품화된 시약을 사용하고 있다(그림 14-19). 대부분의 자동분석기에서 사용되는 분석

시약들은 액상 시약, 농축된 시약 또는 냉동 건조된 시약으로 시약회사로부터 공급받아 사용하는데 이렇게 공급된 시약들은 검사실에서 분석에 적당한 농도로 희석하여 사용하거나, 증류수나 완충 용액으로 용해하고 필요에 따라 다시 제조 혼합하여 사용하는 경우도 있다.

물질을 분석 시 오차를 유발하지 않고 정확한 검사 결과를 얻기 위해서는 시약의 유효 기간, 시약의 일련번호 등에 대한 관리를 철저히 하여야 한다. 검사실에서 시약을 준비하는 동안 발생할 수 있는 오차를 줄이기 위해서는 시약 혼합 과정 중에 발생하는 오류를 감소시킬 수 있는 단일 분석 시약이나 조제가 필요 없는 시약 사용이 중요하다.

단일 분석 시약은 한 검체, 한 물질만 분석할 수 있도록 시약을 준비하는 것을 의미하는데 드라이 케미스트리(건식 화학, dry chemistry) 분석 장치에 사용되는 드라이-필름처럼 흡수 건조된 시약으로 공급되고 습식 화학(liquid chemistry) 분석 장치에 사용되는 시약들은 플라스틱병이나 셀 등의 용기에 액상 혹은 건조된 분말 시약 형태로 공급되어 증류수나 완충 용액으로 용해하여 사용할 수 있다. 액상 혹은 건조 분말 시약 형태로 공급되는 대용량 시약은 단일 분석 시약에 비해 경제성이 좋지만 시약 보존에 있어서는 단점이 있다.

이와 같이 공급되는 시약들은 자동분석기 내에 시약 보관 장치에 저장하여 사용한다(그림 14-20).

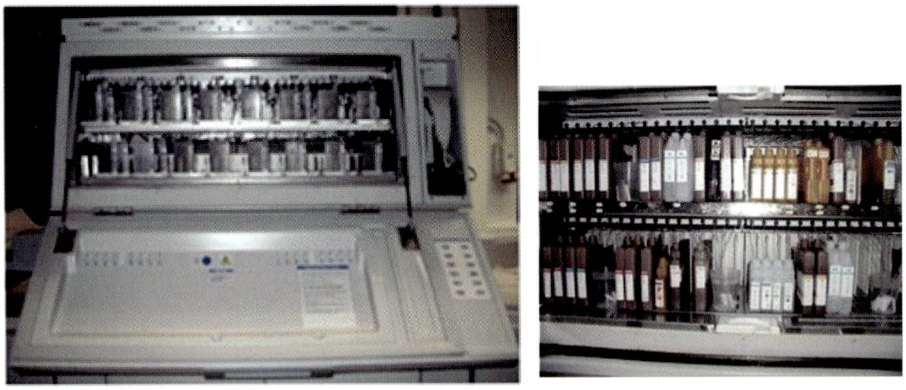

그림 14-20 Roche Modular D-110 시약 냉각 장치

(3) 검체와 시약의 첨가 장치

정확한 검사 결과를 얻기 위해 분석에 사용되는 시약의 반응 최종 농도는 중요한 요소가 된다. 적당한 시약 양과 검체 양이 혼합되어야 최상의 반응을 기대할 수 있는데 드라이 케미스트리에서 사용되는 드라이-필름은 이미 적당한 양의 시약을 첨가해 놓은 것과 포화시켜 놓은 두 종류가 있다. 이 드라이-필름에 검체가 첨가되면 흡수되거나 확산되어 건조된 시약을 용해하면서 반응이 일어난다(그림 14-21).

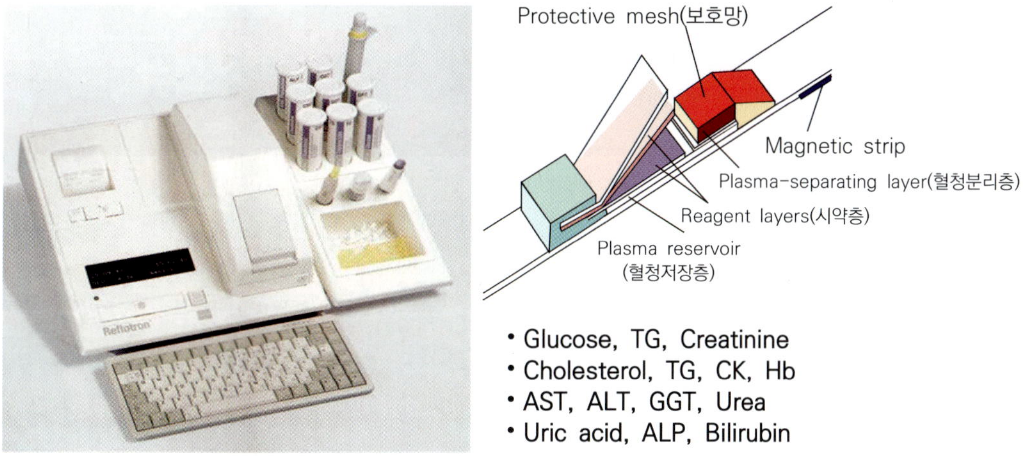

그림 14-21 드라이 케미스트리 원리를 이용한 Reflotron 분석기

대용량 시약을 공급하는 자동 분석 장치에서 시약과 검체의 첨가는 세 가지 방법에 의하여 양을 조절한다.

① 주사기 또는 volumetric over flow 장비를 이용하는 법

주로 분리 분석 방식에서 사용하는 방법으로 분석에 필요한 양의 검체와 시약을 시험관에 옮겨준다.

② 연동 펌프를 이용하는 법

연속 유동 방식 반응에 필요한 시약이나 검체는 연동 펌프를 이용하여 옮겨 준다. 시약과 검체의 양 그리고 운반 속도는 펌프 관의 직경에 의하여 조절된다.

③ 전기 밸브를 이용하는 법

전기적으로 밸브의 개폐를 조절하고 시약병 내의 공기 압력을 조절함으로써 시약의 양과 운반속도를 조절하는 방법이다.

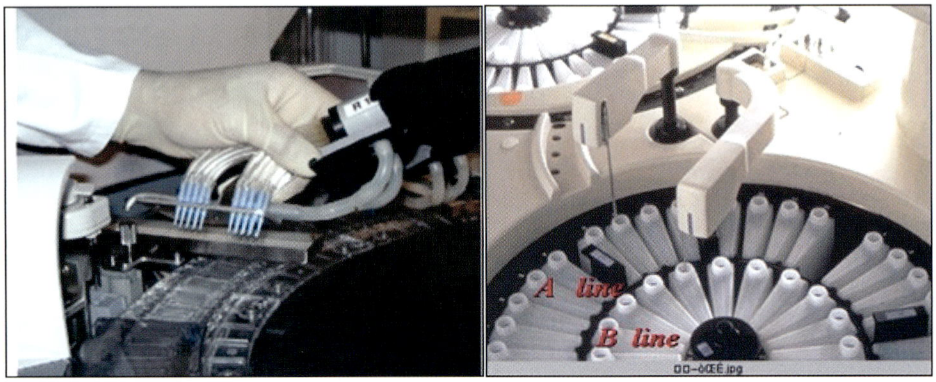

그림 14-22 시약을 반응 셀 및 반응 시험관에 옮기는 과정

대부분의 자동분석기는 가늘고 긴 시료 탐침(sample probe)을 사용하여 검체를 분주하며, 탐침에는 검체의 깊이를 감지할 수 있는 장치(level sensing device)가 있기 때문에 적당한 위치에서 혈액이 오염되지 않은 검체를 분주할 수 있다(그림 14-22).

탐침 내부의 직경은 검체의 양에 영향을 미치는데 많은 검체를 분주하기 때문에 탐침기내 오염이나 파이브린(fibrin)은 검체의 양이 적어지는 원인이 된다. 이와 같은 문제점을 제거하기 위하여 검체흡입 시 검체와 검체 사이에 깨끗한 증류수나 생리식염수를 흡입, 세척하거나 세척병에 있는 세척액을 탐침 밖으로 내보내는 역류 방법으로 세척하여야 한다.

검체를 흡입할 때 탐침 내에 검체가 오염되어 잔류함으로써 환자 검체 간에 분석 전, 후에 흡입된 검체 양의 차이로 인해 상호 오염이 일어나는 것을 이월(carry-over)이라고 한다.

이월은 저농도와 고농도의 검체를 분석한 후 고농도 앞에 분석한 저농도 검체로부터 얻은 결과와 고농도 검체 뒤에 분석한 저농도 검체 농도와의 차이를 말한다. 이월은 분석 결과에 대한 오차의 정도에 영향을 미칠 뿐만 아니라 검체가 탐침을 통과하는 속도와 1시간 동안에 처리할 수 있는 검체 수에 영향을 미친다.

(4) 혼합 장치

검체와 시약의 혼합은 시약과 검체가 반응시험관에 옮겨지면 시험관을 진동하여 혼합하는 방법, 패들(paddle)이나 스틱으로 혼합하는 방법, 공기방울이나 초음파로 혼합하는 방법 그리고 시험관에 검체를 강하게 첨가하여 혼합하는 방법 등에 의해 이루어진다. 드라이-필름은 검체가 가해지면 검체가 흡수되거나 확산됨으로써 시약과 혼합된다.

(5) 반응기의 항온 장치

임상화학 검사를 위해서는 일정한 온도로 일정한 시간 동안 반응을 유지해야 한다. 반응 온도를 일정하게 유지하기 위하여 가온 블럭, 공기, 물 등을 사용하여 반응기의 온도를 일정하게 유지함으로써 가능하며 열전지를 사용하여 이들의 온도를 일정하게 유지한다.

드라이 케미스트리에서는 검체가 첨가된 드라이-필름을 넣는 공간의 반응 온도를 일정하게 유지하며 분리 분석기는 반응 시험관이나 반응 비색관(cuvette)이 있는 항온조의 온도를 일정하게 유지한다.

(6) 반응 결과의 비색 장치

반응이 완료된 후 반응 용액의 농도를 측정하는 방법으로는 투과도나 흡광도의 변화로 비색 정량하는 광학법, 온도의 변화를 이용한 열 처리법, 전류나 전압의 변화를 이용한 전위차법 등을 활용한다(그림 14-23). 대부분의 자동분석기는 용혈, 지질 혼탁, 황달 등의 오차 원인을 확인하는 장치가 여기에 있다. 빛을 측정하는 광학 장비는 원하는 파장을 얻기 위해 단색화 장치인 필터, 회절격자, 프리즘을 사용한다. 비색 단계에서 반응 혼합물을 담고 있는 용기는 중요한 역할을 하는데 습식 분리 분석기의 경우 분석에 사용되는 큐벳은 동시에 반응 용기 역할도 한다.

반응 용기를 통과한 빛은 빛 검출기에 도달하면서 전기에너지로 전환된다. 광도계는 대부분의 분석기에서 연속으로 검체, 빛, 검출기의 출력 전압을 감지하고 기준 출력 전압과 비교한다. 전기 임펄스는 저장 및 재생을 위해 컴퓨터나 프린터 같은 판독 장치로 전송된다.

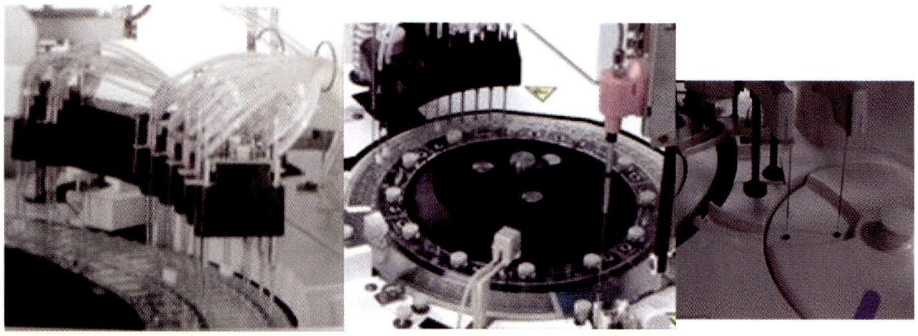

그림 14-23 검체와 시약이 반응 시험관에서 혼합되어 분석되고 있는 사진

(7) 빛 에너지를 전기적 에너지로 전환하는 장치

자동분석기에서의 빛 에너지를 전기적 에너지로 전환하는 장치로 광전지(photocell), 광전관(phototube), 광전자증배관(photomultiplier tube, PMT)과 반도체 광전소자(photodiode) 등이 사용된다.

광전관(phototube)은 반응액을 통과하는 빛의 양과 표준 반응액을 통과한 빛의 양을 감지하는 장치에서 발생하는 전압 또는 전류의 세기를 비교 분석하는 방법으로 여기에는 투과율을 흡수율로 전환시켜 분석 결과를 얻는다.

(8) 결과 판독 및 보고

검체의 결과를 화면에 나타나게 하는 장치는 LED(light-emitting diodes)나 TV 모니터 등이 이용된다. 화면에 나타난 검사 결과는 검사 결과 보고서에 인쇄되어 출력된다.

자동분석기에는 결과 옆에 참고치가 동시에 표시되고 델타 체크(delta check), 패닉 체크(panic check) 등을 자동적으로 수행할 수 있도록 프로그램화 되어 있다. 검사 결과가 일정범위를 벗어나면 검사자에게 주의를 환기시키기 위해 특정 표시(flag)가 나타나고 재분석 또는 가장 효과적인 방법을 선택하도록 한다.

6. 검사실 자동화

검사실 자동화는 그림 14-24에서 보는 것처럼 각 파트별 자동분석기가 서로 연결되어있다. 검체가 수송 벨트를 따라 이동하면서 필요한 시료를 자동으로 공급해 주고 분석하는 시스템이다.

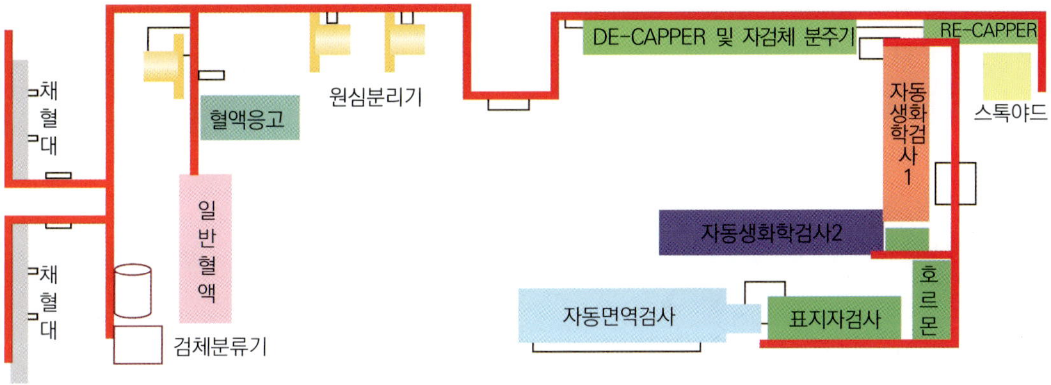

그림 14-24 검사실 자동화 시스템

1) 검사실 자동화 목적

검사실 자동화는 다음과 같은 목적을 위해 구축되고 있다.

① 검사 종목의 확대 운영

② 종합적 분석 체계 구축

③ 검사실의 공간 활용과 인적 활용의 효율성 증대

④ 신속한 검사 결과 취득

⑤ 분석 결과의 정확도 향상과 오차의 감소

⑥ 시약 및 인건비 등과 같은 비용의 감소

⑦ 감염으로부터 검사자의 보호

2) 검사실 자동화의 단계

검사실 자동화의 단계는 검사의 일련 과정을 모두 자동화하는 것을 말하며 그 단계는 다음과 같이 나눌 수 있다.

① 의사가 검사를 의뢰하는 과정
② 검체 채취 준비와 및 시약의 준비
③ 검체 채취 및 운반
④ 물질 분석
⑤ 검사 결과의 정리와 전달 등 모든 과정이 원활하고 오류 없이 이루어져야 한다.

검사실의 자동화 과정은 그림 14-25a~f와 같은 단계로 진행된다.

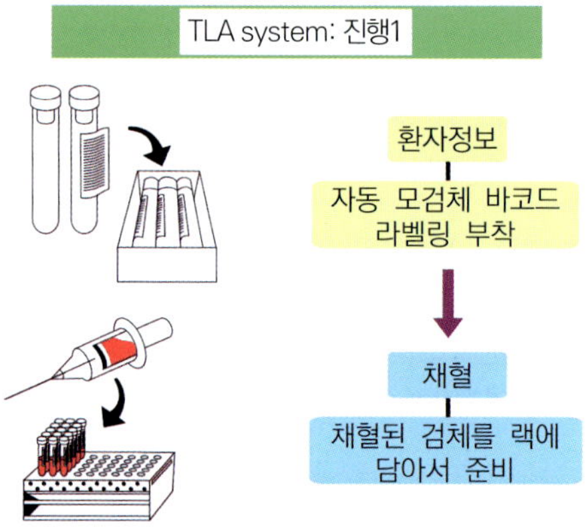

그림 14-25a 환자 확인 및 채혈

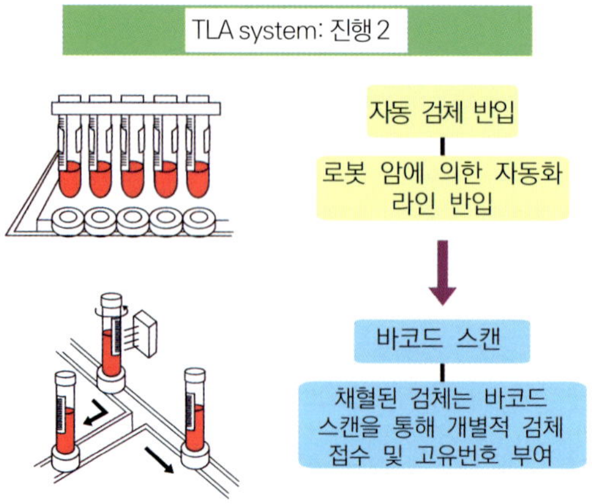

그림 14-25b 검체 운반 및 자동 검체 접수

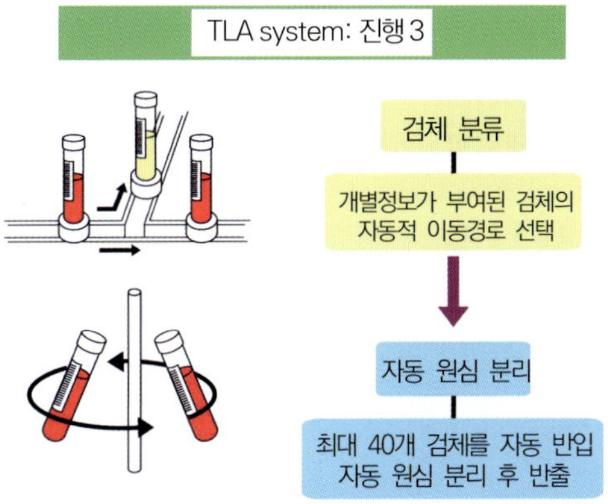

그림 14-25c 검사실 이동 및 자동원심분리

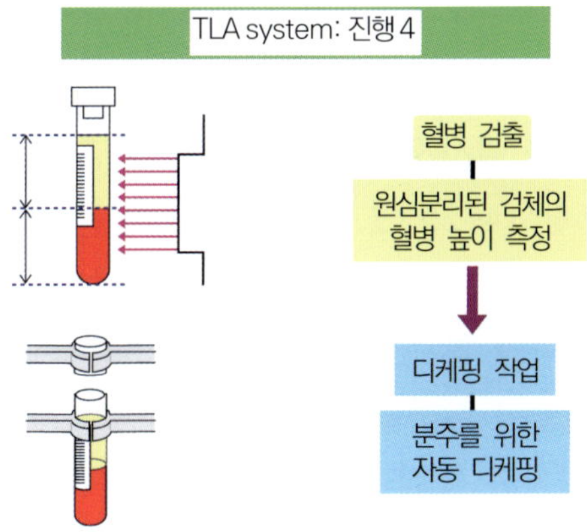

그림 14-25d 혈병 측정 및 검체 마개 제거

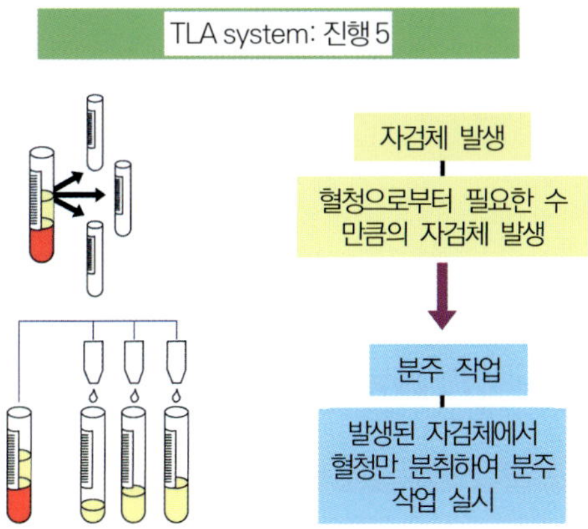

그림 14-25e 검체 분리 및 분주

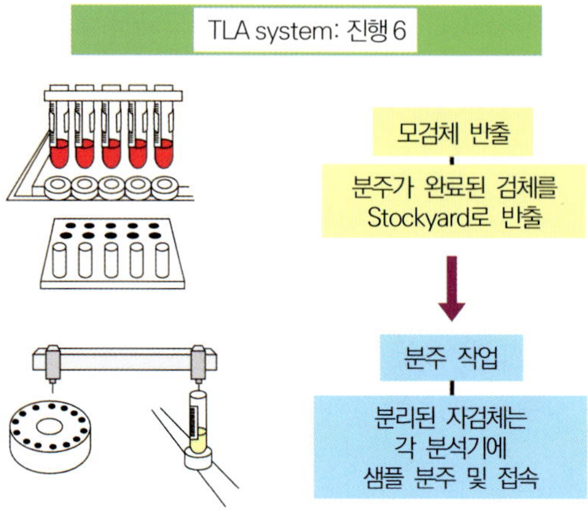

그림 14-25f 모검체 반출 및 자검체(시료) 분석

검사실 자동화의 목적은 검체 운반, 검체 접수, 원심분리, 마개 제거, 자검체 생성 및 분류, 검사 분석, 결과정리, 검체보관 등 전 분야에 걸쳐 자동화를 추구함으로써 검사의 오류를 줄이고 검사자가 감염에 오래 노출되는 부분에서도 해방될 수 있는 큰 장점이 있다(그림 14-26, 27).

또한 바코드가 부착된 검체가 컨베이어 시스템에 의해 각 검사실로 이동되면 일반화학 검사, 응급 검사, 약물 검사, 전해질 검사, 기타 특수 검사 등으로 검체가 분액 또는 분류되도록 함으로써 수작업으로 인한 업무 손실을 줄여 주고 검사 결과의 보고 시간도 단축되어 환자와 병원 모두 만족한 효과를 얻을 수 있다.

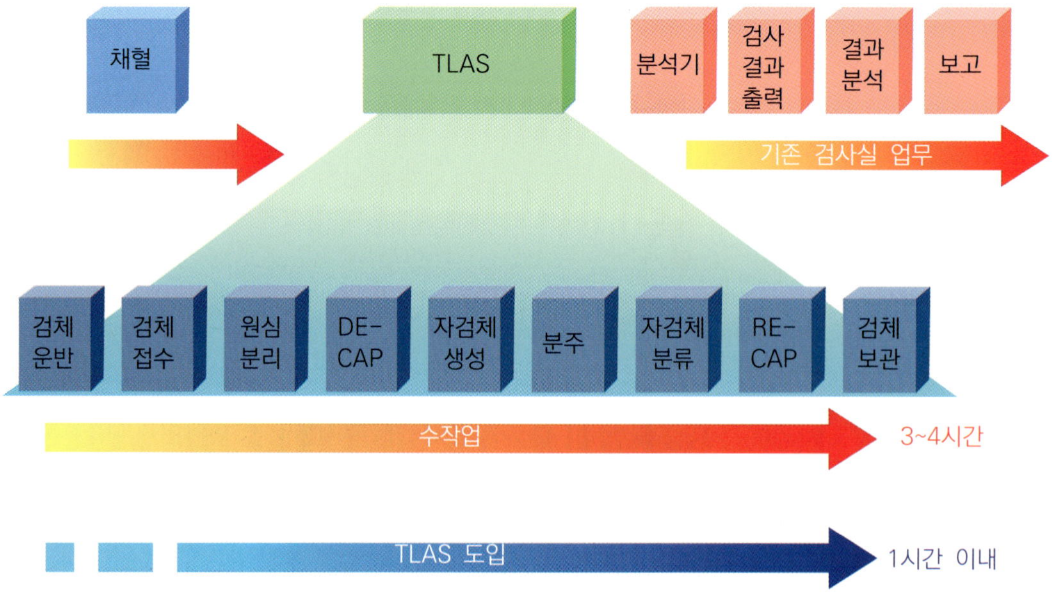

그림 14-26 자동화 시스템에 의한 분석 과정

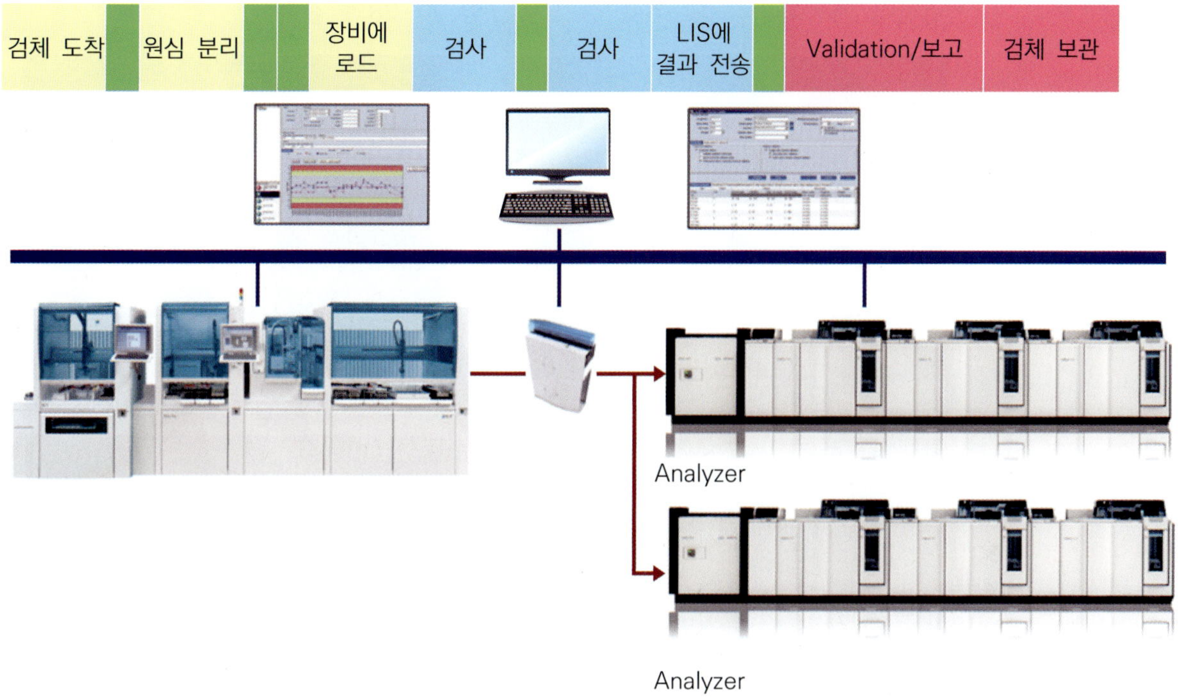

그림 14-27 Roche(cobas p612+p471) 자동화 시스템

검사실 자동화의 주요 부속 장치는 그림 14-28과 같다.

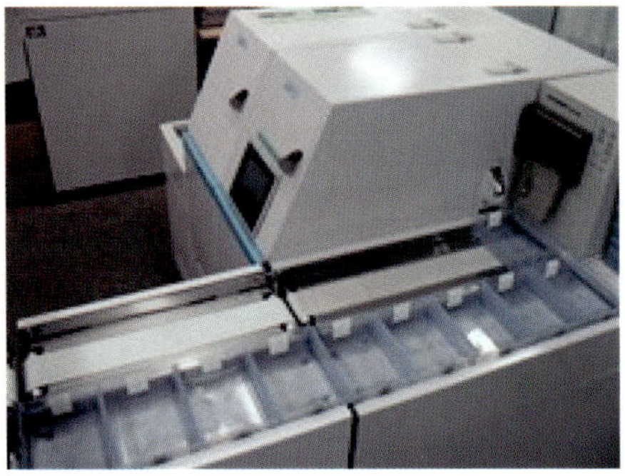

바코드 자동 부착기

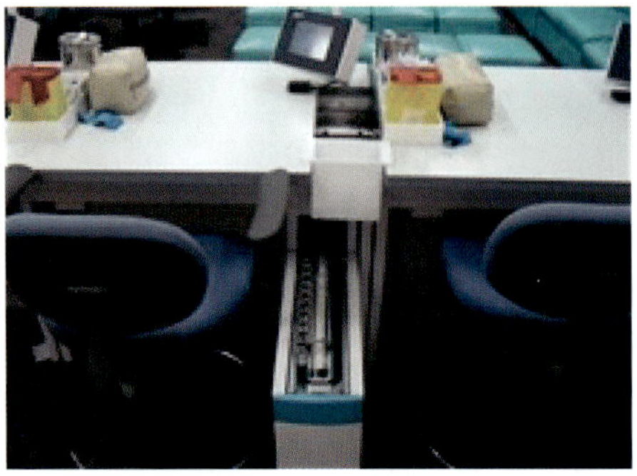

채혈대 및 검체 장착 시스템

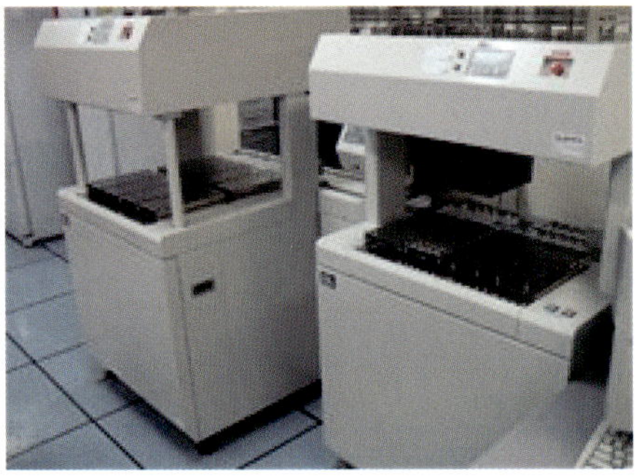

검체 반입 및 장착 장비

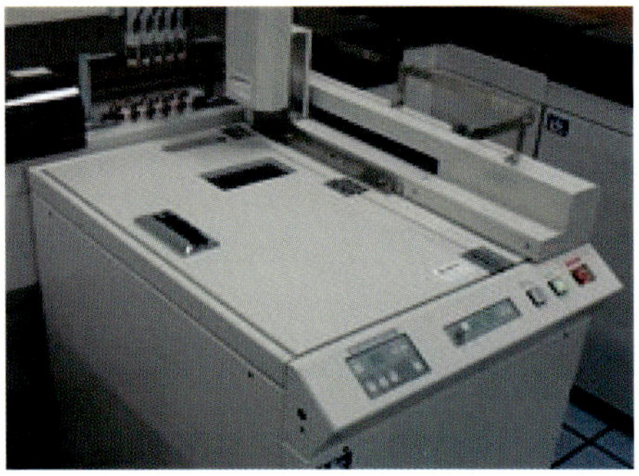

자동 원심분리기

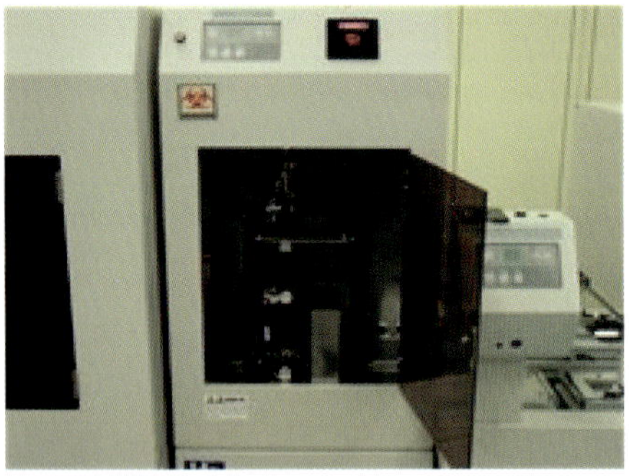

자동 마개 제거 장비

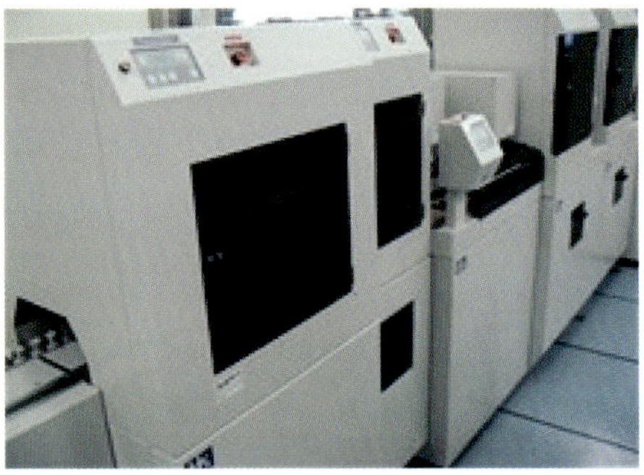

자검체(시료) 분리 장비

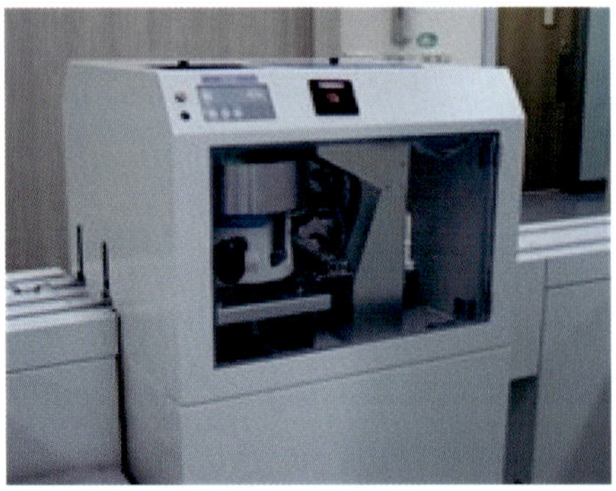

자동 마개 장착 장비

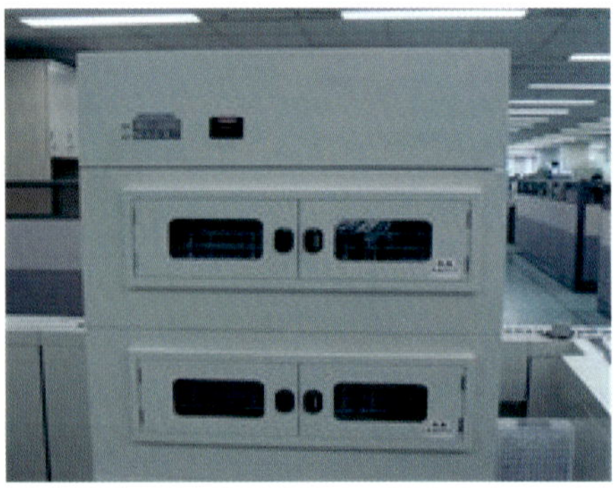

검체 보관 장비

그림 14-28 검사실 자동화 시스템을 구성하는 주요 장비

Chapter 15

검사실 안전
Laboratory Safety

■ 핵심용어

잠재적 위험요소, 감염 사슬, 물질안전자료

■ 학습목표

잠재적 위험요소 분류하기
각종 잠재적 위험요소에 대응하는 안전 대책 알아보기표
준예방대책 알아두기
개인보호장구의 종류와 용도 알아두기
NFPA의 위험물질 분류하기
위험을 나타내는 기호 알아두기
물질안전자료(MSDS) 알아두기

임상검사실에는 자동분석기, 원심분리기, 전기영동 장치, 크로마토그래피, 시약 냉장고, 냉동고 등의 각종 전기기구들과 인체에 해로운 독성 시약, 발암성 시약, 인화성 유기용매들이 있으며, 더욱이 감염성 검체를 다루고 있기 때문에 임상병리사는 여러 가지 잠재적 위험요소(hazards)에 항상 노출되어 있다고 말할 수 있다.

이러한 환경에서 안전하게 업무를 수행하려면 어떤 위험이 존재하며, 그것들과 관련된 기본적인 안전예방대책은 무엇이며, 그리고 안전에 필요한 기본적인 규칙이 무엇인지를 알아야 한다. 표 15-1에서 보는 바와 같이 어떤 위험은 의료 환경에서만 유일하게 존재하며, 또 어떤 것은 일상적인 생활을 통해 마주치게 된다.

표 15-1 안전위험의 종류

종류	위험원	가능한 상해
생물학적 위험	감염성 인자	세균, 진균, 바이러스 또는 기생충 감염
예리한 물건 위험	주사바늘, 란셋, 깨진 유리	베이거나 찔림, 혈액-매개성 병원체에의 노출
화학적 위험	방부제 및 시약	독성, 발암성 또는 부식성 인자에의 노출
방사능 위험	장비 및 방사성동위원소	방사선에의 노출
전기적 위험	비접지 또는 젖어있는 장비, 낡은 코드	화상 또는 쇼크
화재/폭발 위험	버너, 유기 화학물질	화상 또는 사지절단 등의 중상
물리적 위험	젖은 바닥, 무거운 박스, 환자	낙상, 염좌, 근육 긴장

1. 검사실의 잠재적 위험요소

1) 생물학적 위험요소

의료기관에는 잠재적으로 인체에 유해한 미생물이 존재한다. 이러한 미생물은 임상검사실에서 접수한 검체에 흔히 존재한다. 따라서 미생물이 어떻게 전파되는지(감염사슬, chain of infection)를 이해하는 것이 감염을 예방하는 데 필수적이다. 감염사슬은 감염원, 전파 방법 및 숙주 사이의 연속적인 연결을 필요로 한다. 유해한 미생물에 오염된 검체나 감염된 환자가 감염원이다. 미생물은 감염원으로부터 숙주에게로 전파된다. 이것은 직접 접촉(예: 숙주가 환자, 검체 또는 오염된 물건을 손으로 만지는 것), 감염된 물질의 흡입[예: 환자나 뚜껑을 닫지 않은 원심분리관으로부터 나온 에어로졸(aerosol)], 오염된 음식물과 물의 섭취, 그리고 동물이나 곤충 매개체에 의해 일어난다. 일단 감염사슬이 완성되면, 감염된 숙주는 또 하나의 새로운 감염원이 되어 다른 숙주에게 미생물을 전파한다.

검사실에서도 환자나 오염된 물건과 접촉할 수 있지만 검사실에서 가장 흔하게 일어나는 직접 접촉은 환자 검체를 만지는 것이다. 감염사슬의 완성을 막는 것이 생물학적 안전의 1차 목적이다. 그림 15-1은 생물학적 위험물질(biohazardous material)을 나타내는 세계 공통의 기호(symbol)로서 감염사슬의 각 요소마다 어떻게 감염을 예방할 수 있는지 그 실천사항을 설명하고 있다. 적절한 손 씻기와 개인보호장구(personal protective equipment, PPE)의 착용은 검사실에서의 가장 중요한 감염 예방법들 중 하나이다.

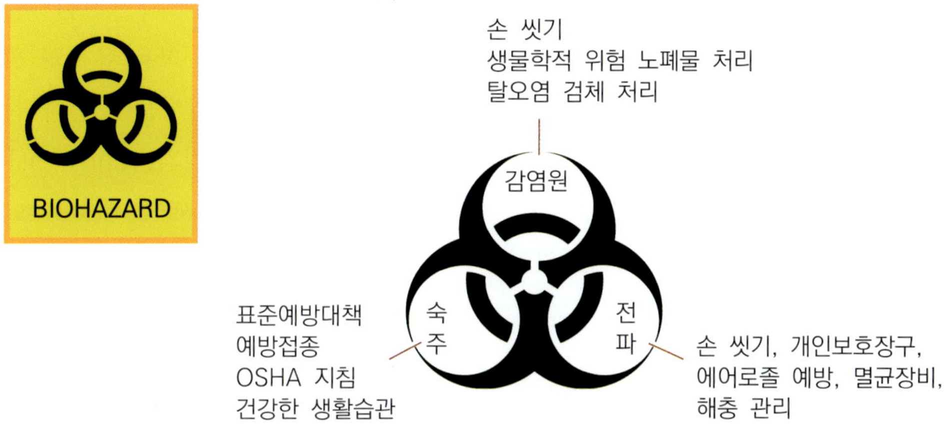

그림 15-1 생물학적 위험 기호와 관련된 감염 및 안전 실천의 사슬

미국의 질병관리예방센터(Centers for Disease Control and Prevention, CDC)와 직업안전보건국(Occupational Safety and Health Administration, OSHA)에서는 특히 혈액-매개성 병원체(blood-borne pathogens)인 B형 간염바이러스(hepatitis B virus, HBV)와 사람면역결핍바이러스(human immunodeficiency virus, HIV)에의 노출을 방지하기 위한 규정과 지침을 만들었다. 1987년 CDC에서 제정한 보편적 예방대책(Universal Precautions, UP)에 따르면 모든 환자는 혈액-매개성 병원체의 잠재적인 보균자로서 간주되고 있다. 지침서에는 혈액과 혈액으로 오염된 체액을 채취할 때나 취급할 때는 장갑을 끼고, 점막에 혈액이 튈 위험이 있을 때는 안면보호대를 착용하고, 그리고 모든 주사바늘과 예리한 물건은 구멍이 뚫리지 않는 용기에 버리도록 권장하고 있다. 육안적으로 혈액의 오염이 보이지 않는 검체라도 상당량의 혈액이 포함되어 있을 수 있지만, CDC는 육안적으로 혈액에 오염되지 않은 요와 체액에 대해서는 UP에서 제외하고 있다. 하지만 신체물질분리(Body Substance Isolation, BSI) 규정에서는 혈액-매개성 병원체뿐만 아니라 잠재적으로 감염의 위험성이 있는 모든 체액과 수분을 함유한 신체물질에 대해 UP와 동일하게 적용하고 있다.

1996년 CDC는 UP와 BSI의 주요 내용들을 묶어서 새로운 지침서인 표준예방대책(Standard Precautions, SP)을 내놓았다. 이것은 환자와의 접촉에 주안점을 둔 것으로서 대부분의 원칙은 환자 검체에 그대로 적용될 수 있는 것들이다.

표준예방대책의 세부 사항은 다음과 같다.

① 손 씻기

혈액, 체액, 분비물, 배설물 및 오염물을 만졌을 때는 장갑의 착용 유무와 상관없이 손을 씻는다. 환자와 접촉했을 때는 다른 환자나 환경에 미생물이 전파되는 것을 방지하기 위해 장갑을 벗자마자 곧바로 손을 씻는다. 손 씻기(hand washing)는 같은 환자라도 다른 신체부위를 만졌을 때는 교차감염(cross-contamination)을 방지하기 위해 반드시 손을 씻어야 한다.

② 장갑

혈액, 체액, 분비물, 배설물 및 오염물을 만질 때와 점막이나 환부를 만질 때는 장갑을 낀다. 미생물을 다량 포함하고 있는 물질을 만졌을 때는 같은 환자라 하더라도 새로운 장갑을 껴야 한다. 장갑은 사용 후 즉시 벗고, 손을 깨끗이 씻는다.

③ 마스크, 보안경, 안면보호대

혈액, 체액, 분비물 및 배설물이 튈 가능성이 있는 검사나 치료 행위 중에는 눈, 코, 입의 점막을 보호하기 위해 마스크와 보안경이나 안면보호대(face shield)를 써야 한다.

④ 가운

혈액, 체액, 분비물 및 배설물이 튀거나 분출이 일어나는 검사나 치료행위 중에는 피부를 보호하고 옷에 묻는 것을 방지하기 위해 가운을 입는다. 가운은 활동과 취급하는 액체의 양을 고려하여 적합한 것을 선택한다. 다른 환자나 환경에 미생물이 전파되는 것을 방지하기 위해 오염된 가운은 가능한 한 빨리 벗고 손을 씻는다.

⑤ 환자-간호장구

피부와 점막의 노출, 옷의 오염 그리고 다른 환자나 환경에 미생물의 전파를 어느 정도 예방해주는 환자-간호장비(patient-care equipment)를 사용할 경우에는, 이것에 혈액, 체액, 분비물 및 배설물이 묻었을 때는 이를 신속히 처리해야 한다. 재활용할 수 있는 장비는 적절한 방법으로 닦고 재생될 때까지는 다른 환자의 간호에 사용해서는 안 된다.

⑥ 환경 관리

병원에서는 침대, 보조침대, 병상 부속장비 및 그 밖의 자주 접촉하는 장소에 대해 청소와 소독이 적절한 절차에 의해 이루어지고 있는지 항상 확인해야 한다. 특히 환경호르몬의 영향도 세밀하게 체크해야 한다.

⑦ 리넨

피부나 점막이 노출되는 것을 막고 다른 환자나 환경에 미생물이 전파되는 것을 방지하기 위한 방법으로 혈액, 체액, 분비물 및 배설물이 묻은 리넨(아마섬유, linen)을 규정대로 처리해야 한다.

⑧ 직업적 건강 및 혈액-매개성 병원체

주사바늘, 수술용 칼(scalpel), 그리고 그 밖의 예리한 기구나 장치를 사용할 때, 사용 후 예리한 기구를 처리할 때, 사용한 장비를 세척할 때 그리고 사용한 주사기 바늘을 버릴 때는 상해를 방지하기 위해 특별히 주의를 기울여야 한다. 사용한 주사기 바늘은 뚜껑을 다시 끼우면 안 되는 것이 원칙이다. 만일 뚜껑을 끼우더라도 두 손을 사용하여 끼우면 안 된다. 다시 말하면, 한 손으로 뚜껑을 잡고 다른 한 손으로 주사기 바늘을 잡고 서로 끼우면 안 된다는 것이다. 이러한 행위가 검사실에서 일어나는 감염의 주요 요인 중 하나이다. 한 손으로 주사기 바늘을 잡고 놓여있는 뚜껑에 주사기 바늘을 넣거나 뚜껑을 잡아주는 기구로 뚜껑을 고정시킨 채 바늘을 뚜껑에 넣는다. 일회용 주사기를 사용했을 때는 뚜껑을 끼우지 않은 채 손으로 사용한 주사기 바늘을 제거하면 안 된다. 손으로 사용한 주사기 바늘을 구부리거나 부러뜨려도 안 된다. 사용한 주사기와 바늘, 수술용 칼 등 날카로운 물건들은 두꺼운 플라스틱으로 만들어진 관통-내구성 용기(puncture-resistance container)에 버린다. 소생술을 실시할 때는 구강 대 구강 소생술(mouth-to-mouth resuscitation)을 사용하지 말고 마우스피스, 소생술 백 또는 기타 환기 기구를 사용한다.

⑨ 환자 배정

환경을 오염시키는 환자나 적절한 위생 또는 환경관리를 유지하기가 곤란한 환자는 1인실에 배치한다. 만일 1인실이 없으면 환자 배정이나 기타 문제에 관하여 감염관리사에게 자문을 구한다.

혈액-매개성 병원체에의 직업적 노출은 OSHA의 규정에 따른다. 이러한 OSHA 규정에서 고용주(사용자)에게 요구하는 사항은 다음과 같다.

1. 모든 고용인(직원)들이 보편적 예방대책/표준예방대책(UP/SP)을 실천하도록 요구하라.
2. 고용인에게 실험복, 가운, 안면 및 호흡 보호장비, 장갑을 지급하고, 다시 사용할 수 있는 보호의류를 세탁할 수 있도록 세탁실을 설치하라.
3. 예리한 물건을 버릴 수 있는 일회용 쓰레기통을 제공하고, 바늘에 뚜껑을 다시 끼우지 못하게 하라.

4. 검사실 내에서 음식물이나 음료수의 섭취, 흡연 및 화장을 하지 못하게 하라.
5. 생물학적 위험성이 있는 물질과 용기에는 라벨을 부착하라.
6. HBV에 대한 예방접종을 무료로 제공하라.
7. 검사실에 대한 1일 소독계획을 수립하라. 혈액-매개성 병원체에 대한 소독약은 하이포염소산나트륨(sodium hypochlorite, 가정용 표백제를 1:10으로 희석함)을 사용하라.
8. 우발적으로 혈액-매개성 병원체에 노출된 고용인에 대해서는 의료조치를 제공하라.
9. 모든 고용인에게 정기적인 안전교육을 실시하고 그 서류를 비치하라.

(1) 개인보호장구

검사실에서 사용하고 있는 개인보호장구(Personal Protective Equipment, PPE)에는 장갑, 방수 가운, 눈 및 안면 보호대 등이 있다. 장갑은 환자, 검체, 검사장비나 시설물을 만질 때 낀다. 검체를 채취할 때는 환자마다 새로운 장갑을 껴야 한다. 검사실에서 눈에 띄게 오염되었거나 손상된 장비는 즉시 교체하고, 작업구역을 떠날 때는 항상 장갑을 벗는다. 장갑의 종류에는 멸균용과 비멸균용, 분말처리된 것과 분말 처리되지 않은 것 그리고 라텍스와 비라텍스 제품이 있다. 장갑을 꼈다고 손을 씻지 않아도 되는 것은 아니다. 장갑은 벗은 후에는 반드시 손을 씻어야 한다. 만일 장갑을 벗은 후에 알레르기 증상이 나타나면 향후 라텍스 제품은 사용하지 말아야 한다.

손목 커프스(소맷부리)가 달린 방수실험복은 환자의 신체물질이 피부나 옷에 묻는 것을 방지하기 위해 입는다. 실험복을 입을 때는 단추를 완전히 잠그고 장갑을 커프스 위까지 끌어올린다. 실험복은 환자 검체를 취급할 때마다 항상 착용하고 작업 구역을 벗어날 때는 벗는다. 실험복은 눈으로 봐서 더러워졌을 때 교체한다. 만일 일회용 실험복을 입었을 경우에는 생물학적 위험 쓰레기통에 넣고 일회용이 아닌 실험복은 세탁물수거함에 넣는다. 검체에서 튀긴 방울이나, 분출된 에어로졸이 눈, 코 및 입의 점막에 묻지 않도록 주의해야 한다. 이를 위해 보안경(goggle), 전체 안면 플라스틱 보호대(full-face plastic shield)가 사용되고 있다. 검체를 원심분리할 때는 뚜껑이 있는 시험관과 원심분리기를 사용해야 한다.

(2) 생물학적 폐기물의 처리

소변을 제외한 모든 생물학적 폐기물은 생물학적 위험 기호가 있는 적당한 용기에 담아야 한다. 이것은 검체뿐만 아니라 검체가 묻어 있는 모든 물질에도 적용된다. 폐기물은 기관별 정책에 따라 소각이나 고압멸균에 의해 탈오염화 처리를 하는데, 위험폐기물 처리회사에 위탁하여 처리하기도 한다.

소변은 검사실의 싱크대에 버린다. 버릴 때는 튀지 않도록 조심하고 검체를 버린 후에는 수돗물이 싱크대 밖으로 흘러넘치지 않도록 주의해야 한다. 싱크대는 1:5나 1:10으로 희석한 하이포염소산나트륨으로 매일 소독한다. 희석한 하이포염소산나트륨 용액은 조제 후 일주일 동안 유효하다. 실험대를 닦았거나 엎지른 것을 닦은 흡수재는 생물학적 위험 기호가 있는 용기에 버려야 한다. 요를 담았던 빈 용기는 비생물학적 위험성 폐기물로 취급하여 버린다.

2) 예리한 물건 위험요소

주사기 바늘, 란셋, 깨진 유리기구 등과 같이 신체에 상해를 입힐 수 있는 예리한 물건 위험요소(sharp hazards)는 혈액-매개성 병원체를 전파할 수 있는 잠재적인 생물학적 위험요소들이다. 모든 예리한 물건들, 특히 주사기 바늘은 전용 관통-내구성 폐기물통에 버린다(그림 15-2).

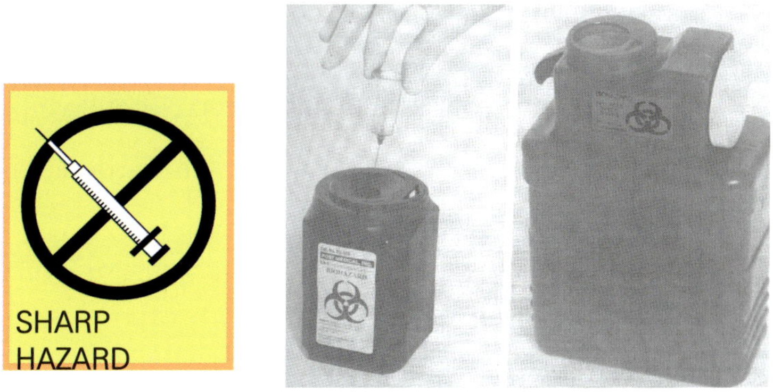

그림 15-2 예리한 물건 위험요소 기호와 관통-내구성 폐기통

3) 화학적 위험요소

화학적 위험 물질을 취급하는 일반적인 방법과 규정들은 생물학적 위험과 동일하게 적용된다. 실험 장소에 있는 모든 화학약품들은 위험성이 있는 것으로 간주한다.

(1) 화학약품 유출

화학약품이 피부에 묻었을 때 가장 적절한 대응방법은 묻은 부위를 물로 충분히 씻어내는 것이다. 따라서 모든 검사실 직원들은 응급샤워기와 눈 세척기가 있는 곳을 평소에 잘 숙지하고 있어야 하며 오염된 옷은 가능한 신속히 벗어야 한다. 화학약품으로 중화시키기 위해 피부에 화학약품을 발라서는 절대로 안 된다. 검사실에는 방호복, 비반응성 흡수물질 및 쓰레기봉투를 담고 있는 화학약품 유출 처리용 키트를 비치해야 한다.

(2) 화학약품 취급법

특별한 지시가 없는 한 화학약품을 동시에 한꺼번에 혼합하면 절대로 안 되며 혼합할 때에는 순서에 따라 실시하여야 한다. 특히 산(acid)과 물을 섞을 때는 항상 물에 산성 용액을 천천히 첨가해야 물이 튀거나 과열로 인한 폭발을 피할 수 있다. 시약준비는 보안경을 쓰고 증기후드에서 해야 안전하다. 그리고 용량 계측의 경우는 절대 입으로 피펫팅(pipetting)을 해서는 안 되며 피펫 필러 같은 안전 기구를 부착하고 해야 한다.

(3) 화학약품 위생계획

직업안전보건국(OSHA)은 모든 고용인이 이용할 수 있는 화학약품위생계획(Chemical Hygiene Plan, CHP)을 갖춘 후 유해성 화학약품(hazardous chemicals)을 사용하도록 모든 시설에 요구하고 있다.

이 계획에는 다음과 같은 내용에 대한 세부사항들이 포함되어 있다.

① 적절한 업무교육

② 표준운영방법

③ 개인보호장구

④ 증기후드 및 인화성 물질 안전캐비닛(방염캐비닛) 같은 장비의 사용법

⑤ 고용인 교육에 필요한 내용

⑥ 의학적 자문지침

각 기관은 이러한 계획을 이행하고 문서화하는 일을 담당하는 화학약품 위생관리자를 임명해야 한다. 화학적 위험기호, 필수 안전장비 및 안전정보의 예를 그림 15-3에 나타냈다.

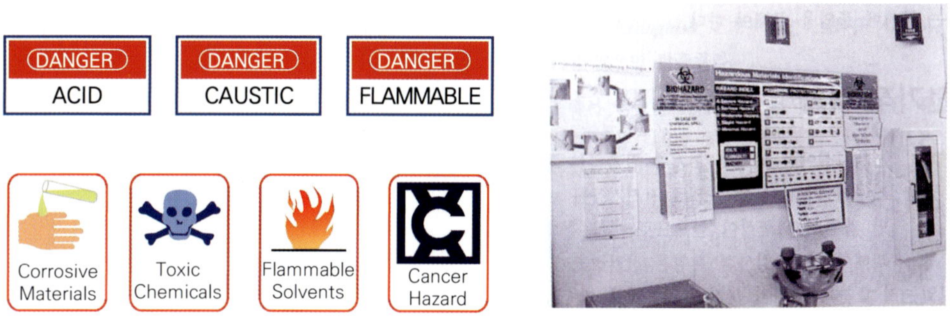

그림 15-3 화학적 위험 기호(A), 안전 정보 및 눈 세척기(B)

(4) 화학약품 라벨 부착

유해성 화학약품에는 유독성(poisonous), 부식성(corrosive) 또는 발암성(carcinogenic) 같은 특별한 위험을 나타내는 기호가 있는 라벨을 붙여야 한다. 미국의 국립화재예방협회(National Fire Protection Association, NFPA)는 화재 위험성 물질을 분류하는 표준시스템을 개발하였다. 이 부호 체계는 소방관들에게 위험요소들을 인지시키는 데 사용되고 있다. 다이아몬드 모양을 4가지 색으로 구분한 기호는 건강, 인화성, 반응성 및 개인 보호/특별 예방법에 관련된 정보들을 포함하고 있다. 각 항목마다 위험 정도를 0~4등급으로 나눈다. 이 분류표는 문, 캐비닛, 용기 등에 붙인다(그림 15-4).

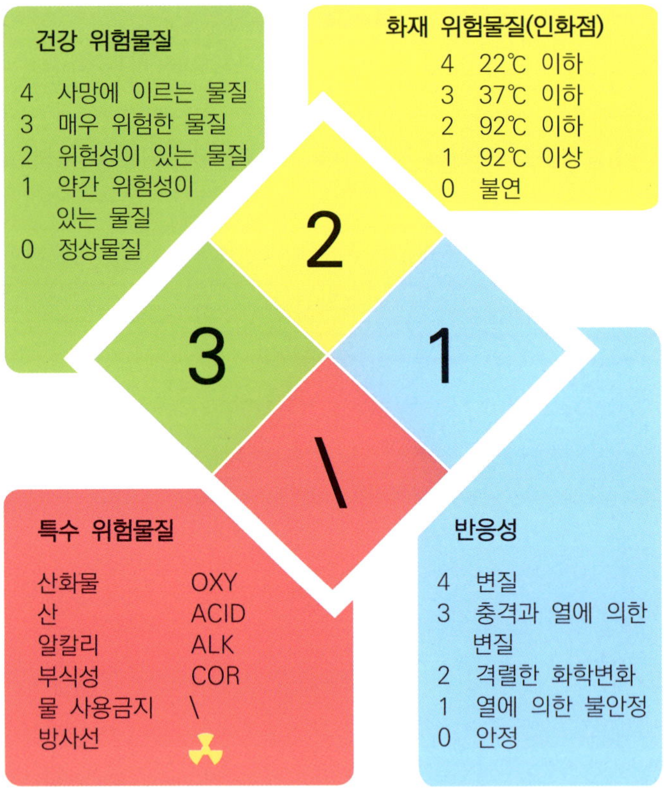
건강 위험물질
4 사망에 이르는 물질
3 매우 위험한 물질
2 위험성이 있는 물질
1 약간 위험성이 있는 물질
0 정상물질
화재 위험물질(인화점)
4 22℃ 이하
3 37℃ 이하
2 92℃ 이하
1 92℃ 이상
0 불연
2
3
1
\
특수 위험물질
산화물 OXY
산 ACID
알칼리 ALK
부식성 COR
물 사용금지 \
방사선
반응성
4 변질
3 충격과 열에 의한 변질
2 격렬한 화학변화
1 열에 의한 불안정
0 안정

그림 15-4 NFPA 위험물질 분류 시스템

(5) 물질안전자료

미국 노동성 산하 직업안전보건국(OSHA)은 모든 고용인들이 그들의 작업장에 존재하는 모든 화학적 위험요소들에 대해 알 권리가 있음을 밝혔다. 이 정보는 작업장에 있는 파일에 물질안전자료(Material Safety Data Sheet, MSDS)의 형태로 제공된다. 법적으로 제조사는 구입자에게 이 자료를 제공해야 한다. 사용기관은 고용인이 이용할 수 있도록 MSDS를 구입하거나 자체적으로 만들어서 비치해야 한다. MSDS에 포함된 정보는 다음과 같다.

① 물리적 및 화학적 특성
② 화재 및 폭발 가능성
③ 반응 가능성
④ 건강 위험요소 및 응급처치법
⑤ 안전 취급 및 처리 방법

4) 방사능 위험요소

방사능은 방사성동위원소를 사용하는 검사에서 나올 수 있다. 임상검사실에 존재하는 방사능의 양은 매우 적으며, 위험성은 거의 없다. 하지만 방사선의 효과는 노출에 비례하여 축적되며 방사선 노출의 정도는 시간, 거리 및 차폐물의 조합에 의해 결정된다. 방사능이 발생하는 환경에서 작업하는 사람들은 그들이 축적하고 있는 방사능의 양을 알기 위해 방사능감지용 필름배지 같은 것을 부착해야 하며, 방사능 물질이 있는 모든 구역의 출입문에는 방사능 위험을 나타내는 기호를 붙인다(그림 15-5).

임신 중에 방사선에 노출되면 태아에게 위험하기 때문에 임산부는 이 기호가 붙어있는 구역에 출입을 금해야 한다.

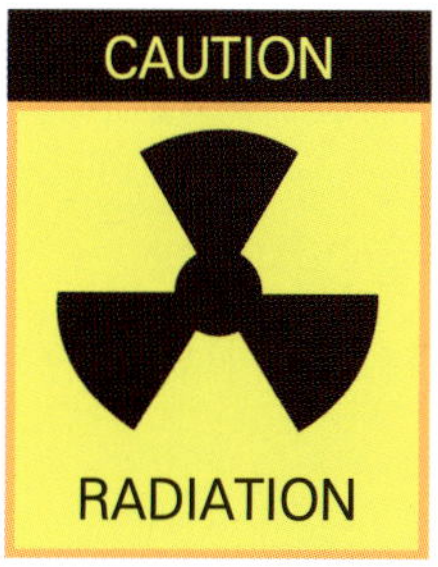

(A)

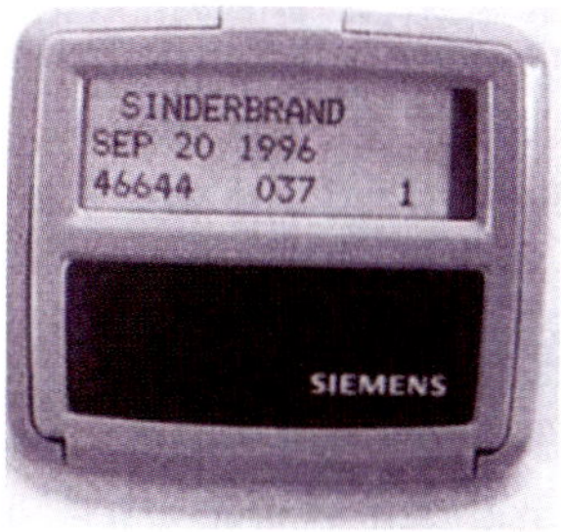

(B)

그림 15-5 방사능 위험 기호(A)와 필름배지(B)

5) 전기적 위험요소

검사실에는 자주 사용하는 전기기구가 많다. 젖은 손으로 전기기구를 만지면 감전의 위험성이 높으므로 이를 절대로 피해야 한다. 검사실 직원은 전기코드가 노후화되었는지 또는 과부하가 생기지 않는지를 지속적으로 관찰해야 한다. 기구가 젖어있을 때는 완전히 건조된 후 플러그를 꽂아야 하며 모든 전기기구는 접지장치가 있는 플러그를 사용한다. 전기쇼크를 포함한 사고가 일어나면 즉시 전원을 차단한다. 모든 전기기구에는 전기적 위험 기호가 붙어있다(그림 15-6).

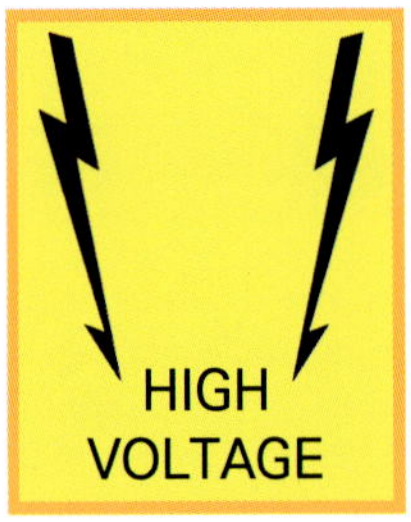

그림 15-6 전기 위험 기호

6) 화재/폭발 위험요소

미국의 의료기구인가합동위원회(Joint Commission on Accreditation of Health Care Organizations, JCAHCO)에서는 화재가 일어났을 때를 대비하여 탈출경로와 상세한 대처방안을 수립할 것을 모든 의료기관에 요구하고 있다. 검사실 직원은 이러한 실행방법에 익숙해져야 한다. 화재가 일어났을 때, 모든 고용인은 소위 'RACE' 지침에 따라 행동해야 한다.

① 구조(Rescue) - 위험에 처한 사람을 구조하라.
② 경보(Alarm) - 화재 경보시스템을 작동시켜라.
③ 봉쇄(Contain) - 영향이 미치는 곳의 모든 문을 닫아라.
④ 소화(Extinguish) - 가능하면 소화를 시도하고 그렇지 않으면 탈출하라.

앞에서 언급한 바와 같이 검사실 직원들은 특별한 취급과 보관을 필요로 하는 잠재적인 휘발성 또는 폭발성 화학약품을 사용하고 있다. 인화성 화학약품은 안전캐비닛과 폭발-내구성 냉장고에 저장한다. 압축가스통은 열 발생장치로부터 멀리 떨어진 곳에 놓는다. 방염 담요를 비치하여 옷에 불이 붙었을 경우에 담요를 덮어서 꺼야하며 소화기를 사용 할 때에는 사전에 라벨에 쓰여 있는 작동 요령을 잘 익혀야 한다. 작동 순서는 소위 약어로 'PASS' 과정에 따른다.

① 안전핀을 뽑는다(**P**ull in).
② 호스를 잡고 화염의 아래쪽을 겨냥한다(**A**im at the base of the fire).
③ 손잡이를 잡고 힘을 줘 조인다(**S**queeze handles).
④ 호스를 좌우로 돌리면서 분사한다(**S**weep nozzle side to side).

7) 물리적 위험요소

물리적 위험요소는 검사실에만 특이하게 존재하는 것은 아니다. 검사실 밖에서도 언제든지 일어날 수 있으며 예방대책도 상식적인 내용이다. 일반적인 예방대책으로는 바닥이 젖어있는지 살펴보고, 실내에서는 뛰지 말고, 무거운 물건을 들 때는 무릎을 굽히고, 긴 머리는 묶어서 뒤로 고정시키고, 긴 귀금속 목걸이는 매지 말고, 작업장은 항상 청결 상태를 유지해야 하는 것 등이다.

찾아보기

[ㄱ]

가수 분해 효소 / 219
가시광선 / 93
가역성 저해 / 227
각고정형 원심분리기 / 41
간섭 시험 / 271
간접 빌리루빈 / 72
감마-글루타밀기 전이 효소 / 220
감마선 / 93
감염사슬 / 356
개별 방식 / 323, 326
개인보호장구 / 356
개체내 생리적 변동폭 / 267
거절 규칙 / 294
검사 업무 처리 시간 / 201
검사 요원 / 203
검출 한계 / 273
검출기 / 101, 144
결합상 / 143
결합형 빌리루빈 / 72
경고치 점검 / 264
경쟁법 / 247
경쟁적 ELISA / 248
경쟁적 저해제 / 227
계량 피펫 / 30
계통오차 / 287, 291
고단백질 식이 / 67
고속액체크로마토그래피 / 98
고지방 식이 / 67
고탄수화물 식이 / 67
공업급 / 89
공역 반응 / 225, 236
과산화 효소 / 236, 238
관리물질 / 264
광검출기 / 101
광도 분석법 / 93
광원 / 98, 112
광전관 / 102
광전다이오드 / 102
광전자증배관 / 102, 346
광전지 / 101
광트랜지스터 / 102
광학 분석법 / 93
교차감염 / 358
구강 대 구강 소생술 / 359
국제단위 / 225
국제단위계 / 12
국제생화학회 / 217, 218
균일법 / 248
글루코스 산화 효소 / 178
글루코스 전극 / 178
기간당 변화비 / 297
기간당 변화차 / 297
기본 단위 / 12
기송관 시스템 / 202
기술오차 / 286, 292
기전력 / 170
기준 전극 / 169
기질 저해(억제) / 225
기질 / 220
끓는점(비등점) 상승 / 188

[ㄴ]

나이 / 72
내부 정도관리 / 275
네펠로미터 / 117
네펠로법 / 116, 117
노르말농도 / 18
노인 / 73
농도계 / 129
뇌성 나트륨 이뇨 펩타이드 / 214
누화 / 295
눈금 실린더 / 37
눈금 피펫 / 30
니트로셀룰로스막 / 246

[ㄷ]

다이노드 / 102
다이아포레이스 / 237
다이어트 / 67
다점 연속측정법 / 232
다중규칙 시스템 / 288
다채널 피펫 / 32
다클론 항체 / 243
다항목 자동분석기 / 340
단색화 장치 / 99
단위 / 12
단일광로 분광광도계 / 103
단일-접시 저울 / 43
단일채널 피펫 / 32
단일클론 항체 / 243
당신생 / 71
동류집단 / 263
동시재현성 / 266
드라이 케미스트리 / 330
등전점 전기영동 / 139

[ㄹ]

라이페이스 / 220
라이프스타일 / 70
라인위버-버크 / 222
람다 / 14
람베르트-베르 법칙 / 96
레지오넬라 소변 항원 / 214
리넨 / 359

[ㅁ]

마이오글로빈 / 214
마이크로 피펫 / 32
말론산 / 227
면역 전기영동 / 246
면역 크로마토그래피 / 214
면역계 / 241
면역글로불린 / 241
면역전기영동 / 246
모세관 겔 전기영동 / 136
모세관 띠 전기영동 / 135
모세관 전기영동 / 133
몰 용액 / 17
몰 흡광계수 / 96
몰 / 17
몰농도 / 17
몰랄농도 / 18
무경쟁적 억제 / 228
무경쟁적 저해 / 228
물리적 위험 / 355
물질안전자료 / 365
미국 국립표준기술연구소 / 81
미국 국제순수응용화학연합 / 81
미국 화학학회 / 88
미세 유리 전극 / 172
미셀 동전기 크로마토그래피 / 133
미카엘리스-멘텐 곡선 / 217, 221
미카엘리스-멘텐 / 221
민감도 / 263
밀도 / 15

[ㅂ]

바이오센서 / 178
반사율 광도 분석법 / 114
반사율광도계 / 114
반응률 측정법 / 232
반자동 마이크로 피펫 / 32
반전지 / 169
반치폭 / 99
발리노마이신 / 175
방사 면역 측정법 / 250
방사능 위험 / 355
버너 / 112
베르 법칙 / 96
베타딘 / 58
변동 계수 / 263
변동 계수비 / 263, 277
변동지수 점수 / 264, 278
변화비 / 297
변화차 / 297
변화치 점검 / 264
보조 단위 / 12
복합 전극 / 172
부식성 / 364
분광 분석법 / 107
분광광도 분석법 / 93
분광광도계 / 93, 98
분동 / 43
분리 겔 / 60
분리독립방식 / 326
분석 전 변수 / 202
분석 전 오차 / 292
분석 크로마토그래피 / 143
분석물질 / 143
분석시약급 / 88
분주기 / 35
분해·부가 효소 / 219
불균일법 / 248
불확실성 / 274

뷰렛 / 36
비결합형 빌리루빈 / 72
비경쟁법 / 249
비경쟁적 저해 / 227
비등점 상승 / 188
비만 / 74
비중 / 15
비중 / 187
비커 / 38
비탁법 / 116
빌리루빈 / 72
빙점 저하 / 188
빙점 / 189
빙점삼투압계측정법 / 189

[ㅅ]

사춘기 / 72
산 / 23
산란광 측정법 / 117
산성 포스파테이스 / 220
산화 환원 효소 / 219
삼각 플라스크 / 37
삼투압 상승 / 188
삼투압계 / 188
삼투압농도 / 187
상관 / 271
상대적 원심력 / 39
상승경향변동 / 287
상업급 / 89
샌드위치 ELISA / 249
생물발광 효소 면역측정법 / 257
생물학적 요소 / 72
생물학적 위험 / 355
생화학 검사 / 11
생활양식 / 70
서미스터 / 189
석신산 탈수소 효소 / 227
섭씨 / 15
성 / 73
성인 / 73
셀 / 100
소독약 / 58
소변 선별 검사 / 198
소아기 / 72
속일성 / 188
쇼크 / 75
수평형 원심분리기 / 41
수화염 / 22
스테른 전위 / 126
스트레스 / 75
스파이랄형 역삼투막 / 86
슬래브 겔 전기영동 / 127
슬릿 / 100
시간-분해 형광 / 108
시약급 화학약품 / 81
시약급 / 88
식사 / 67
식이 / 67
신뢰 한계 / 272
신생아 / 72
신속 분석기 / 329
신체 훈련 / 64
실습급 / 89
심장 트로포닌 I / 214
심장 트로포닌 T / 214
심지유동 / 127
심한 운동 / 64
쌍치법 / 294

[ㅇ]

아밀레이스 / 220
아스파르트산 아미노기 전이 효소 / 220
아포 효소 / 229
알돌레이스 / 220
알라닌 아미노기 전이 효소 / 220
알칼리성 포스파테이스 / 220
암모니아 전극 / 179
암포라인 / 139
양성자 공여체 / 23
양성자 수용체 / 23
어는점 삼투압계 측정법 / 189
어는점(빙점) 저하 / 188
에펜도프형 마이크로 피펫 / 46
엑타켐 / 330
엡실론 / 96
여행 / 66
역삼투 / 81, 85
역삼투막 / 86
역삼투수 / 81
연결 효소 / 219
연동 펌프 / 343
연속유동방식 / 325
열 / 75
열전대장치 / 191
염광 분석법 / 120
염기 / 23
염화물 측정기 / 180
영양실조 / 68
오스몰 / 187
오스몰농도 / 19, 187
오스몰랄농도 / 19, 187
오스몰랄용액 / 187
오스몰용액 / 187
오스드발트-폴린 피펫 / 29
오차 / 265
온도-민감성 열전대 장치 / 191
옹스트롬 / 14
완충용액 / 25
완충제염 / 25
외부 정도관리 평가 / 275
외부 정도관리 / 268, 276
외상 / 75
용량 피펫 / 29
용량플라스크 / 35
용출물 / 143
용출액 / 143
우발오차 / 291
원심 방식 / 329
원심분리기 / 39
원자 흡광 분석법 / 111
월경주기 / 66
웨스트가드 / 288
유도 단위 / 12
유도기 / 234
유독성 / 364
유동 방식 / 323
유리 전극 / 172
유리에이스 / 217
유미혈청 / 192
융합열 / 189
음주 / 70
응축열 / 191
이동상 / 144
이성질화 효소 / 219
이슬점 / 191
이온 교환 / 83
이온 선택 전극 / 169
이온선택전극법 / 120
이월오염 평가 / 318
이중(복) 광로 분광광도계 / 103
이중-접시 저울 / 43
인광 / 108
인산 전이 효소 / 218
인자 / 245
인종 / 74
일괄 진행 / 326
일괄진행방식 / 326
일내 변동 / 65
일내재현성 / 266
일주기 변동 / 65
일차재현성 / 267
임상검사 시약급 물 / 82
임상검사표준연구소 / 81
임상화학 검사 / 11
임상화학 / 11
임상효소학 / 217
임신 / 76
임의 접근 / 327
입사광 / 94

[ㅈ]

자동 마이크로 피펫 / 32
자동 분석 / 323
자동분석기 / 323
자세 / 63
자외선 산화 / 87
자외선 / 93
잡종 세포 / 243
장비 검정 / 200
재현성 / 279
저울 / 43
적외선 / 93
전기 임피던스 / 206
전기삼투 / 126
전기영동 지지체 / 128
전기영동 / 123
전기영동도 / 123, 132
전기화학 전지 / 169
전량 분석법 / 180
전립선 특이 항원 / 59

전압전류 분석법 / 177, 179
전위차 분석법 / 169
전이 효소 / 218
전자 저울 / 44
전자기파 / 93
전해질 농도 / 245
전혈 / 53
전효소 / 229
정도관리 / 261
정량 검사 / 12
정맥절개술 / 53
정맥천자 / 53, 54
정밀도 / 263
정제급 / 89
정지상 / 143
정체 시간 / 144
정확도 / 262
젖산 탈수소 효소 / 220
조절 꼭지 / 36
조제 크로마토그래피 / 144
조효소 / 229
종말점 분석 / 231
종합적 정도관리 / 275
중등도 운동 / 64
중량 측정 / 43
중화 / 24
증기압 삼투압계 / 191
증기압 저하 / 188
증류 / 82
증류수 / 81
지시 전극 / 169
직선성 한계 / 272
직업안전보건국 / 357
진공 채혈관 / 56
질 관리 / 261
질 보증 / 204
질량 분석기 / 159, 165
질량 분석법 / 159
질병관리예방센터 / 357
집광기 / 99

[ㅊ]

채식주의 / 68
체위 / 63
초고속 원심분리기 / 41
초속도 측정법 / 232
초순수 시약 / 89
총괄성 / 188
최대 반응 속도 / 221
측정 전극 / 169
칭량 / 43

[ㅋ]

카탈 / 225
카트리지 / 206
켈빈 / 15
콜린 가수 분해 효소 / 220
쿨롱 폭발 / 161
큐벳 / 100
크라운 에터 / 175
크레아틴 카이네이스 / 218, 220, 233
크로마토그래피 / 143, 145
크로마토그램 / 143

[ㅌ]

탁도 측정법 / 116
탁도법 / 118
탈수소 효소 / 236
테트라졸륨 색소 / 237
테플론 / 36
투과광 / 94
투과율 / 94
트랜스퍼 피펫 / 29
특이도 / 263
틴들 현상 / 116

[ㅍ]

판독기 / 102
팔오금중간정맥 / 54
팩 방식 / 328
평균 적혈구 용적 / 71
평균 / 263
평형 반응 / 245
평형 분석 / 231
포마잔 / 237
포비돈-아이오딘 / 58
폭발 반응 / 233
폴리에틸렌글리콜 / 245
표준기준물질 / 81
표준물질 / 264
표준편차 지수 / 264
표준편차 / 263
프로테오믹스 / 139
프로트롬빈 시간 / 214
피부 천자 / 53
피펫 필러 / 31
피펫팅 / 28, 363
필름 방식 / 323, 330
필터광도계 / 93

[ㅎ]

하강경향변동 / 287
합텐 / 242
항원 결합 부위 / 241
항원 / 241
항원-항체 결합 / 245
항체 / 241
허용오차 / 266
헨더슨-하셀바하 식 / 26
현장 검사 / 197
혈액 가스 분석기 / 183
혈액 가스 / 198
혈액 / 53
혈장 / 53
혈청 / 53
혈청학적 피펫 / 30
형광 면역 측정법 / 252
형광 분석법 / 107
형광 / 108
형광광도계 / 108
형질 세포 / 241
화씨 / 15
화재/폭발 위험요소 / 366
화학 발광 분석법 / 119
화학발광 면역 측정법 / 255
화학발광 / 119
화학적 위험 / 355
확장 불확실성 / 274
활성화 에너지 / 217
회로 / 171
회수 시험 / 270
효소 면역 측정법 / 251
효소 저해(억제) / 227
효소 / 217
효소법 / 217
효소위원회 / 218
효소활성 / 226, 231
흡광도 측정법 / 116
흡광도 / 95
흡연 / 70
희석 / 21

[기타]

%T / 95
%투과율 / 95
0차 반응 / 221
1 오스몰랄농도 / 188
1몰랄용액 / 188
1차 기준 물질 / 89
2차 기준 물질 / 90
Ⅰ형 / 87
Ⅱ형 / 87
Ⅲ형 / 87
γ-Glutamyltransferase / 220
ε / 96

[A]

A/Ex / 28
A / 95
AAS / 111
Abbott Vision / 206
ABGA-1 / 208
ABGA-2 / 208
absorbance / 95
accuracy / 262
Acid phosphatase / 220
acid / 23
ACS / 88
activation energy / 217
ADH / 75
Alanine aminotransferase / 220
Aldolase / 220
Alex Kaplan / 11
Alkaline phosphatase / 220
ampholine / 139
Amylase / 220
analyte / 143
analytical chromatography / 143
analytical reagent grade / 88
analytical variable / 202
angle-head centrifuge / 41
Ångström / 14
antibody / 241
antigen binding site / 241
antigen / 241
antigen-antibody binding / 245
apoenzyme / 229
AR / 88
Aspartate aminotransferase / 220
atomic absorption spectrophotometry / 111
autoanalyzer / 323
Automatic Analysis / 323

[B]

barrier cell / 101
base / 23
batch process system / 326
Batch / 326
Bayer DCA 2000 / 198
beaker / 38
Beer's law / 96
Betadine / 58
between-day reproducibility / 267
bioluminescence enzyme immunoassay / 257
biosensor / 178
BLEIA / 257
blood gas analyzer / 183
blow out / 28
BNP / 214
bonded phase / 143
brain natriuretic peptide / 214
buffer salt / 25
buffer solution / 25
buret / 36
burst reaction / 233

[C]

℃ / 15
calibration / 200
calibrator / 264
capillary electrophoresis / 133
capillary gel electrophoresis / 136
capillary zone electrophoresis / 135
Cardiac / 209
carryover / 318
cartridge / 206
CE / 133
Cech / 217
cell / 100
celsius / 15
Centers for Disease Control and Prevention / 357
centrifugal system / 329
centrifugation / 39
CF 방식 / 325
CGE / 136
chemiluminescence immunoassay / 119, 255
chemiluminescence / 119
chloridometer / 180
chromatogram / 143
chromatograph / 143
chromatography / 143, 145
circadian variation / 65
Clark 전극 / 177
CLIA / 119, 255
clinical chemistry / 11
clinical enzymology / 217
Clinical Laboratory Reagent Water / 82
Clinistat / 206
CLRW / 82
CLSI / 81
coefficient of variation ratio / 263, 277
coefficient of variation / 263
colligative property / 188
collimator / 99
combination electrode / 172
commercial grade / 89
competitive inhibitor / 227
competitive method / 247
conical flask / 37
conjugated bilirubin / 72
continuous flow analytical system / 325
control / 264
correlation / 271
corrosive / 364
Coulomb explosion / 161
coupled reaction / 236
coupling reaction / 225
creatine kinase / 218, 233
Creatine kinase / 220
cross-contamination / 358
crown ether / 175
cTnI / 214
cTnT / 214
Cumulative sum / 295
cuvette / 100
CZE / 135

[D]

D / 15
dehydrogenase / 236
delta check / 264
delta difference / 297
delta percent change / 297
densitometer / 129
density / 15
detector / 144
diaphorase / 237
dilution / 21
discrete analytical system / 326
Discrete System / 323
dispenser / 35
distillation / 82
distilled water / 81
diurnal variation / 65
double-pan balance / 43
downward trend / 287
Drug screenig / 209
Drug screening-1 / 210
Drug screening-2 / 210
dry chemistry / 114, 330
dynode / 102
D방식 / 326

[E]

E/In / 28
EC / 218
ECLIA / 255
EIA / 251
Ektachem / 330
elctroendosmosis / 126
electrochemical cell / 169
electrolyte concentration / 245
electromagnetic wave / 93
electro-motive force / 170
electrophoresis / 123
electrophoretogram / 123
ELISA / 248
eluate / 143
eluent / 143
EMF / 170
EMIT / 247
end point analysis / 231
endosmosis / 126
enzymatic method / 217
Enzyme Commission / 218
enzyme immunoassay / 251
enzyme multiplied immunoassay te-

chnique / 247
enzyme / 217
enzyme-linked immunosorbent assay / 248
EQA / 275, 276
equilibrium analysis / 231
equilibrium reaction / 245
Erlenmeyer flask / 37
error / 265
ESI법 / 161
evacuated blood tube / 56
external quality assessment / 275
external quality control / 268, 276

[F]

℉ / 15
factor / 245
fahrenheit / 15
fast analyzer / 329
FEIA / 253
FIA / 252
Film System / 323, 330
filter photometer / 93
fixed-angle centrifuge / 41
flame emission spectrophotometry / 120
flame photometry / 120
Flow System / 323
fluorescence immunoassay / 252
fluorescence / 108
fluorometer / 108
fluorometry / 107
formazan / 237
FPIA / 253
freezing point depression / 189
freezing point osmometry / 189

[G]

glass electrode / 172
Glucometer / 207
gluconeogenesis / 71
glucose oxidase / 178
GOD / 178
graduated cylinder / 37
gravimetry / 43
콜라겐 콜라젠

[H]

half bandpass / 99
half cell / 169
hapten / 242
HbA_{1c} / 198
hCG-임신 검사 / 198
heat of condensation / 191
Henderson-Hasselbalch / 27
heterogeneous method / 248
high performance liquid chromatography / 98
higher boiling point / 188
holoenzyme / 229
homogeneous method / 248
horizontal head centrifuge / 41
HPLC / 98
hybrid cell / 243
hydration / 22
hydrolase / 219

[I]

IEF / 139
IEP / 246
immobilized phase / 143
immune system / 241
immunoelectrophoresis / 246
immunoglobulin / 241
incident radiation / 94
increased osmotic pressure / 188
indicator electrode / 169
indirect bilirubin / 72
infrared radiation / 93
internal quality control / 275
International Biochemistry Union / 217, 218
International Unit / 225
ion exchange / 83
ion selective electrode / 120, 169
IQC / 275
IR / 93
ISE / 169, 176
isoelectric focusing electrophoresis / 139
isomerase / 219
i-STAT / 207
IUB / 218
IUPAC / 81

[K]

K / 15
Kap / 11
Katal / 225
kinetic assay / 232

[L]

Lactate dehydrogenase / 220
lag phase / 234
lambda / 14
Levey-Jennings 관리도 / 283
ligase / 219
light source / 98
Lineweaver-Burk / 222
lipase / 220
lipemic serum / 192
LOCI / 257
lower freezing point / 188
lower vapor pressure / 188
luminescent oxygen channeling immunoassay / 257
lyase / 219

[M]

MALDI-TOF-MS / 164
MALDI법 / 160
malnutrition / 68
malonic acid / 227
mass spectrometry / 159
maximum velocity / 221
MCV / 71
mean cell volume / 71
mean / 263
measuring electrode / 169
Mediscene Optium Xceed / 199
MEKC / 133
menstrual cycle / 66
mess cylinder / 37
micellar electrokinetic chromatography / 133
micro glass electrode / 172
micro pipet / 32
mobile phase / 144
Mohr 피펫 / 30
molal solution / 188
molality / 18
molar absorptivity / 96
molar solution / 17
molarity / 17
mole / 17
monochromator / 99
monoclonal antibody / 243
mOsm / 187
mouth-to-mouth resuscitation / 359
MS기법 / 159
multichannel pipet / 32
multipoint continuous assay / 232
multirule system / 288
Multistix / 198
myoglobin / 214

[N]

NAD / 229
nephelometer / 117
nephelometry / 116
Nernst식 / 170
neutralization / 24
NFPA 위험물질 분류 시스템 / 364
nicotinamide adenine dinucleotide / 236
NIST / 81
nitro blue tetrazolium / 237
nitrocellulose membrane / 246
noncompetitive inhibition / 227
noncompetitive method / 249
normality / 18

[O]

Occupational Safety and Health Administration / 357
OD / 95

optical density / 95
optical technique / 93
Osm / 187
osmolal solution / 187
osmolality / 19, 187, 188
osmolar solution / 187
osmolarity / 19, 187
osmole / 187
osmometer / 188
Ostwald-Folin pipet / 29
oxidoreductase / 219

[P]

panic value check / 264
parts per million / 17
$p$$CO_2$ 전극 / 174
peer group / 263
percent transmittance / 95
peroxidase / 236
personal protective equipment / 356
personal standard deviation / 267
pH 미터 / 182
pH 전극 / 172
pH 표준 용액 / 183
pH / 23
phosphorescence / 108
phosphotransferase / 218
photocell / 101
photodetector / 101
photometry / 93
photomultiplier tube / 346
pipetting / 28, 362
plasma cell / 241
plasma / 53
PMT / 102
pneumatic tube system / 202
POCT / 53, 197, 213
point-of-care / 53
poisonous / 364
polyclonal antibody / 243
polyethylene glycol / 245
postanalytical variable / 202
povidone-iodine / 58
ppm / 17
practical grade / 89
preanalytical error / 292
preanalytical variable / 202
precision / 263
preparative chromatography / 144
primary reference materials / 89
Production of Antibodies / 241
prostat specific antigen / 59
proteomix / 139
proton acceptor / 23
proton donor / 23
PSA / 59
Pseudocholinesterase / 220
purified grade / 89

[Q]

QA / 204
QC / 203
quality assurance / 204
quality control / 203, 261
quality management / 261
quantitative test / 12

[R]

radioimmunoassay / 247, 250
Radiometer ABL-800 / 198
Random access / 327
rate assay / 232
rate difference / 297
rate percent change / 297
RCF / 39
reagent grade chemicals / 81
reagent grade / 88
recovery test / 270
reference electrode / 169
reflectance photometer / 114
reflectance photometry / 114
reject rule / 294
relative centrifugal force / 39
reproducibility / 279
retention time / 144
reverse osmosis / 81
reversible inhibition / 227
RIA / 247, 250
rinse out / 32
RO water / 81
RO / 85

[S]

secondary reference materials / 90
selenide cell / 101
sensitivity / 263
seperator gel / 60
serological pipet / 30
serum / 53
Severinghaus 전극 / 174
SG / 187
shock / 75
SI base unit / 12
SI derived unit / 12
Siemens Clinitek Status / 198
single channel pipet / 32
single-pan balance / 43
skin puncture / 53
slab gel electrophoresis / 127
smoking / 70
SÖrensen / 23
SP / 267
specific gravity / 15, 187
specificity / 263
spectrophotometer / 93, 98
spectrophotometry / 93, 107
SRMs / 81
standard deviation index / 264
standard deviation / 263
standard / 264
stationary phase / 143
Stern potential / 126
stopcock / 36
substrate inhibition / 225
substrate / 220
succinate dehydrogenase / 227
supplemental unit / 12
support media / 128
swinging-bucket centrifuge / 41
systematic error / 287, 291

[T]

T / 94
TAT / 200
TC / 28
TD / 28
technical error / 286, 292
technical grade / 89
teflon / 36
temperature-sensitive thermocouple device / 191
thermistor / 189
time-resolved fluorescence / 108
to contain / 28
to deliver / 28
total quality control / 275
TQC / 275
transfer pipet / 29
transferase / 218
transmittance / 94
transmitted radiation / 94
trauma / 75
TRFIA / 254
turnaround time / 201
tyndall / 116

[U]

ultra pure reagent / 89
ultracentrifuge / 41
ultraviolet oxidation / 87
ultraviolet radiation / 93
uncertainty / 274
uncompetitive inhibition / 228
unconjugated bilirubin / 72
unit / 12
upward trend / 287
urease / 217
UV / 93

[V]

vacutainer phlebotomy tube / 56
vacuum tube / 56
valinomycin / 175
vapor pressure osmometer / 191
variance index score / 264, 278
Vegetarianism / 68

venipuncture / 53
visible light / 93
voltammetry / 177
volumetric flask / 35
volumetric pipet / 29

[W]

wash out / 32
weighing / 43
weights / 43
Westgard / 288
wick flow / 127
within-day reproducibility / 266

[X]

X선 / 93

[Y]

Youden Plot / 294

[Z]

zero order reaction / 221

집필위원

정헌근(편집위원장)
김명수(삼성서울병원)
김윤식(동강대학교)
김효신(대경대학교)
박성아(마산대학교)
박철인(대구보건대학교)
신경아(신성대학교)
윤중수(경동대학교)
이은주(대전보건대학교)
이헌모(동의과학대학교)
전선희(분당서울대병원)
차경호(서울성모병원)
강효찬(대구한의대학교)
김복조(경운대학교)
김재경(단국대학교)
남현수(의정부성모병원)
박용원(충북보건과학대학교)
성지연(극동대학교)
양승주(건양대학교)
이미화(진주보건대학교)
이인수(혜전대학교)
임 용(동의대학교)
정상희(호서대학교)
최우순(대구보건대학교)
권기상(원광보건대학교)
김성수(대전대학교)
김정선(동서대학교)
류정록(대전보건대학교)
박재승(前서해대학교)
성현호(동남보건대학교)
여영규(전주기전대학교)
이수만(김해대학교)
이준호(원광보건대학교)
임용광(송호대학교)
정석률(남서울대학교)
최정수(경남정보대학교)
김대은(경복대학교)
김수환(김천대학교)
김홍성(나사렛대학교)
박상남(경동대학교)
박지영(대전과학기술대학교)
성호중(을지대학교)
윤기남(안산대학교)
이승모(삼성서울병원)
이지웅(서영대학교)
임재원(부산가톨릭대학교)
조성석(신성대학교)
표상신(중원대학교)

임상화학 I

2014년 3월 10일 초판 발행
2015년 3월 30일 2판 발행
2016년 3월 10일 3판 발행
2018년 3월 10일 3판2쇄 발행
2019년 3월 10일 3판3쇄 발행
2020년 3월 10일 4판 발행
2022년 9월 20일 5판 발행

지은이 : 임상화학교재편찬위원회
펴낸이 : 이상태
펴낸곳 : 청구문화사
주 소 : (03706) 서울특별시 서대문구 성산로11길 15
전 화 : 02) 332-0541(代) FAX : 02) 337-9577
등 록 : 1990년 11월 2일 제9-247호

정가 35,000원

ISBN 978-89-5616-895-1 93510

1 H 수소 hydrogen 1.00794	원자 번호 원소 기호 원소 이름 원자량

- 금속 원소
- 비금속 원소
- 준금속 원소

족 / 주기	1	2	3	4	5	6	7	8	9
1	1 H 수소 hydrogen 1.00794								
2	3 Li 리튬 lithium 6.941	4 Be 베릴륨 beryllium 9.01218							
3	11 Na 나트륨 sodium 22.989770	12 Mg 마그네슘 magnesium 24.3050							
4	19 K 칼륨 potassium 39.0983	20 Ca 칼슘 calcium 40.078	21 Sc 스칸듐 scandium 44.9559	22 Ti 타이타늄 titanium 47.867	23 V 바나듐 vanadium 50.9415	24 Cr 크로뮴 chromium 51.9961	25 Mn 망가니즈 manganese 54.9380	26 Fe 철 iron 55.845	27 Co 코발트 cobalt 58.9332
5	37 Rb 루비듐 rubidium 85.4678	38 Sr 스트론튬 strontium 87.62	39 Y 이트륨 yttrium 88.9059	40 Zr 지르코늄 zirconium 91.224	41 Nb 나이오븀 niobium 92.9064	42 Mo 몰리브데넘 molybdenum 95.94	43 Tc 테크네튬 technetium (98)	44 Ru 루테늄 ruthenium 101.07	45 Rh 로듐 rhodium 102.906
6	55 Cs 세슘 caesium 132.905	56 Ba 바륨 barium 137.327	57 La* 란타넘 lanthanum 138.906	72 Hf 하프늄 hafnium 178.49	73 Ta 탄탈럼 tantalum 180.948	74 W 텅스텐 tungsten 183.84	75 Re 레늄 rhenium 186.207	76 Os 오스뮴 osmium 190.23	77 Ir 이리듐 iridium 192.22
7	87 Fr 프랑슘 francium (223)	88 Ra 라듐 radium (226)	89 Ac** 악티늄 actinium (227)	104 Rf 러더퍼듐 rutherfordium (261)	105 Db 더브늄 dubnium (262)	106 Sg 시보귬 seaborgium (266)	107 Bh 보륨 bohrium (264)	108 Hs 하슘 hassium (277)	109 Mt 마이트너륨 meitnerium (268)

란타넘족* lanthanoids	58 Ce 세륨 cerium 140.116	59 Pr 프라세오디뮴 praseodymium 140.908	60 Nd 네오디뮴 neodymium 144.24	61 Pm 프로메튬 promethium (145)	62 Sm 사마륨 samarium 150.36	63 Eu 유로퓸 europium 151.964
악티늄족** actinoids	90 Th 토륨 thorium 232.038	91 Pa 프로트악티늄 protactinium 231.036	92 U 우라늄 uranium 238.029	93 Np 넵투늄 neptunium (237)	94 Pu 플루토늄 plutonium (244)	95 Am 아메리슘 americium (243)

10	11	12	13	14	15	16	17	18	족 / 주기
								2 He 헬륨 helium 4.00260	1
			5 B 붕소 boron 10.811	6 C 탄소 carbon 12.011	7 N 질소 nitrogen 14.0067	8 O 산소 oxygen 15.9994	9 F 플루오린 fluorine 18.9984	10 Ne 네온 neon 20.1797	2
			13 Al 알루미늄 aluminium 26.9815	14 Si 규소 silicon 28.0855	15 P 인 phosphorus 30.9738	16 S 황 sulfur 32.066	17 Cl 염소 chlorine 35.453	18 Ar 아르곤 argon 39.948	3
28 Ni 니켈 nickel 58.6934	29 Cu 구리 copper 63.546	30 Zn 아연 zinc 65.409	31 Ga 갈륨 gallium 69.723	32 Ge 저마늄 germanium 72.64	33 As 비소 arsenic 74.9216	34 Se 셀레늄 selenium 78.96	35 Br 브로민 bromine 79.904	36 Kr 크립톤 krypton 83.798	4
46 Pd 팔라듐 palladium 106.42	47 Ag 은 silver 107.868	48 Cd 카드뮴 cadmium 112.411	49 In 인듐 indium 114.818	50 Sn 주석 tin 118.710	51 Sb 안티모니 antimony 121.760	52 Te 텔루륨 tellurium 127.60	53 I 아이오딘 iodine 126.904	54 Xe 제논 xenon 131.293	5
78 Pt 백금 platinum 195.078	79 Au 금 gold 196.967	80 Hg 수은 mercury 200.59	81 Tl 탈륨 thallium 204.383	82 Pb 납 lead 207.2	83 Bi 비스무트 bismuth 208.980	84 Po 폴로늄 polonium (209)	85 At 아스타틴 astatine (210)	86 Rn 라돈 radon (222)	6
110 Ds 다름슈타튬 darmstadtium (281)	111 Rg 뢴트게늄 roentgenium (272)								

64 Gd 가돌리늄 gadolinium 157.25	65 Tb 터븀 terbium 158.925	66 Dy 디스프로슘 dysprosium 162.50	67 Ho 홀뮴 holmium 164.930	68 Er 어븀 erbium 167.26	69 Tm 툴륨 thulium 168.934	70 Yb 이터븀 ytterbium 173.04	71 Lu 루테튬 lutetium 174.967
96 Cm 퀴륨 curium (247)	97 Bk 버클륨 berkelium (247)	98 Cf 캘리포늄 californium (251)	99 Es 아인슈타이늄 einsteinium (252)	100 Fm 페르뮴 fermium (257)	101 Md 멘델레븀 mendelevium (258)	102 No 노벨륨 nobelium (259)	103 Lr 로렌슘 lawrencium (262)